名老中医方药心得丛书

祁宝玉眼科方药心得

编　　著　祁宝玉
编写助理　周　剑
整　　理　袁　霞　吴鲁华
　　　　　疏欣杨　王　雁

科学出版社
北京

内容简介

本书基本归纳和总结了祁宝玉教授从事中医眼科临床工作近50年所积累的经验与心得，全书由三篇组成。绪篇简要介绍了祁宝玉教授的成才之路和学术思想。上篇介绍了祁宝玉教授在临床中常用的200余味中药的用药心得，药物分类上基本遵循传统，并结合眼科实际略有调整，如祛风药、退翳明目药。在药物分类项下比较精练地描述了此类药物在眼科临证中的使用要领，而具体药物项下除介绍了传统用法外，还补充了祁老的使用心得和适当评述。下篇按经方和传统名方、眼科专用方、自拟方分类共选方30首进行介绍。除介绍了该方的历史渊源、组成解析、使用宜忌之外，还附有祁老对该方的评述和相应的医案。

本书具有很强的实用性和知识性，适用于从事中医临床尤其是中医眼科专业的人员和中医爱好者。

图书在版编目(CIP)数据

祁宝玉眼科方药心得／祁宝玉编著．—北京：科学出版社，2010.4
(名老中医方药心得丛书)
ISBN 978-7-03-027035-1

Ⅰ．祁… Ⅱ．祁… Ⅲ．①眼病-中医学临床-经验-中国-现代 Ⅳ．R276.7

中国版本图书馆CIP数据核字(2010)第045167号

策划编辑：万　新　曹丽英／责任编辑：陈　伟　曹丽英／责任校对：桂伟利
责任印制：赵　博／封面设计：黄　超

科学出版社 出版
北京东黄城根北街16号
邮政编码：100717
http://www.sciencep.com
北京凌奇印刷有限责任公司印刷
科学出版社发行　各地新华书店经销
*
2010年4月第　一　版　开本：787×1092　1/16
2024年11月第八次印刷　印张：12
字数：264 000

定价：50.00元

(如有印装质量问题，我社负责调换)

序

祁宝玉教授受科学出版社之邀，编写《祁宝玉眼科方药心得》，付梓出版前，祁请我为该书作序。我与祁君相识相交已逾五十载，为其佳作作序，当不推辞，甚感为悦。回忆过去的50年，可以说是我与祁君共同为中医眼科事业继承和发扬的50年，其间可概括为四个阶段：上个世纪五六十年代，北京中医学院开办，我有幸被邀请给新中国官办首届中医大学生讲授《中医眼科》课程，当时祁即在其中，此后，祁因学习成绩优异留校担当眼科助教，并协助我继续为该校讲授眼科，故时至今日，祁还称我为唐老师；80年代，全国中医眼科学会成立，我被推举为主任委员，祁则被我推荐为秘书长，自此我和祁及全国中医眼科同仁为推动中医眼科的学术发展，以及维系推动全国中医眼科的继承与发扬而密切合作；90年代，《中国中医眼科杂志》创刊，我任主编，祁任编委，直至现在我们还在为这本中医眼科全体同仁自己的刊物审定稿件及如何发展扩大提高学术质量而辛劳工作；21世纪初，中医眼科医院建立，我特邀祁来我院作客座教授，为广大眼病患者实施医疗诊治工作，所以说，我和祁君不单单是师生而且是战友。

该书出版之前我有幸提前阅读了“心得”。首先令我感动的是，因祁君不谙计算机，又不肯请他人代笔，这一部20余万言书稿均是他本人用稿纸爬格子而写成的。看到他年逾七十高龄和厚如尺高的底稿，真是令人感慨钦佩不已。书中内容总的感觉无论方或药都是祁在继承前人的基础上，通过他本人近50年临证积淀学识的底蕴，经过消化吸收加以升华提炼铸就而成。在方剂方面具体体现“勤求古训，博采众方，古为今用”，而且有所发扬，对所举方剂均较准确地标出出处及渊源，剖析了方剂组成使用宜忌以及临证加减。在医案举例中，始终贯穿了“辨证与辨病相结合”和“四诊合参”，并巧妙地运用了现代检测手段，扩大了中医的望诊，而且也不排斥必要的西医配合。在中西医结合方面做到了“心知其意，不为所囿”。在药物方面则遵循着“发皇古义，融会新知”的原则。药物排列顺序是按“教材”格局，保持传统中药学的内涵以便于学习记忆，并根据眼科需要及特点融进了新的内容与必要的引申，如退翳药、祛风药、软坚散结药，等等。在药物使用上，前提是相信“中医药理论能够指导临床实践”，为此书中引用不少本草学家的相应综述，从而补充了每味药物的功能主治的内涵，扩大在治疗眼病中的使用范围。并结合作者本人多年临证经验，对其中不少药物提出了与过去眼科习以为常的不同看法，不落俗套，有咀嚼味道和新鲜感。

该书虽名为“方药”心得，但所论内容远远超过方药内容。相信此书一旦付梓刊行，其反响必著，同仁阅后必会从中得益，对推动中医眼科事业的继承与发展大有裨益，故乐之为序。

唐由之

2009年国庆前夕

序

前　　言

科学出版社为了发扬光大中医事业，推进中医学术进展，创意组织我院部分名老中医编写“方药心得”，我有幸被邀参加。因此举乃造福百姓之好事，便欣然接受。但动笔后想若要保证质量和出版时限，尚存难度，原由一为本人不谙电脑操作，二则诊务繁忙，三则年事已高，故有推脱之意。幸得袁霞、吴鲁华、疏欣杨诸君鼎立辅助，另则所好本人历年所撰书稿，其中不少可纳入“心得”中，故奋力爬格子以成积腋之作，或许对同道青年有所裨益，并借以自慰及向既往培育支持合作之领导、老师、友好致以谢忱。

全书20余万言，除主要参考《中医眼科全书》、《中药学》(教材)、《中华本草精选本》等书外，其中也有部分本人发表的文章，特向读者说明。该“心得”分绪篇和上、下两篇，绪篇中所介绍的个人简历、学术发展形成过程仅供参阅，而治学格言“辨证辨病互参、临证医理相促”12个字，对业医者或可借鉴。上篇中所载的中药共计200余种，其重点是个人使用该药之心得，特别是针对眼科的使用技巧，并相应地引述了众多本草学家及临床巨匠的精辟论述，以兹证明“中医药基本理论能够指导临床实践”，而近代药理研究仅供参考借鉴，从而引起同行对中医药基础理论的重视。下篇“方”中分三类，即“经方、传统名方”12张、“眼科专用方”10张、“自拟方”8张，共30张。每张方子均侧重论述临证使用心得，除附病案外，还较详细地列举了该方的沿革出处、学术渊源、功能主治及所用药物加减。看起来所记载的方剂数目不多，但基本概括了眼科方剂产生的源流，希望起到“抛砖引玉”的作用。

在本“心得”出版之际，余再次向科学出版社表示感谢。国医大师程莘农院士赐予题辞，国医大师唐由之研究员作序，令拙作增光生辉，谨致以诚挚谢意。对袁霞、吴鲁华、疏欣杨、王雁医师，周剑教授及东方医院眼科同仁对稿件协助编排、打印、修改等辛勤劳作一并付此志念。

祁宝玉

2009年8月22日于北京

前言

目　　录

下篇　用方心得

绪　　篇

第一章　祁宝玉老中医学术思想

中医学术思想形成，是一个漫长的过程。不是从学校毕业后，或学徒出师后，自学初期所能形成的。这其中需要一个较长的年限，在这个过程中由浅入深，不断修正，不断升华。通过知识和实践逐渐堆积，螺旋式上升，修炼到一定火候，才能言其某某人的学术思想，下面试从三个方面谈谈这个问题。

（一）祁老的学医和行医过程

祁老高中时期就对文、史课程有所偏好。1956 年高中毕业后受其叔父的影响，考入了新中国成立后首创建立的国办、正规的北京中医学院，原来学制 5 年，后改为 6 年。虽然办学经验不足，条件简陋，但授课老师可谓不同凡响，其中有内经大家秦伯未，伤寒大家陈慎吾、刘渡舟，温病大家赵绍琴、董建华，医史文献专家任应秋、宋向元，内科专家方鸣谦、印会河，妇科专家王慎轩、马龙伯，针灸专家程莘农、杨甲三，中药本草大家朱颜、颜正华，方剂专家王绵之，正骨大家刘寿山，儿科专家刘弼臣等老前辈。由于诸老的教诲，兼之祁老的天赋和勤奋，其中医基础、临床各科均成绩优良。毕业前被学院有目的派到中医研究院（现中国中医科学院）西苑医院随眼科名老中医唐亮臣学习，定向毕业实习中医眼科达 10 个月之久。唐老是卫生部主管中医领导点名由上海调往中医研究院的专家之一。唐老强调眼病论治，必须以全身辨证为基础，眼睛的任何病变都是由于人体脏腑、经络、气血功能失调所致，极力推崇“目之有轮，各应乎脏，脏有所病，必现于轮”之说，诊治处方用药之前必遵守四诊合参，辨明八纲；并善用内外各科通用方剂施于眼病，强调重视七情致病，尤以眼病为甚。而且对实习者要求甚严，每每提出问题，指出学习书籍。由于当时研究院系统重视科研，其下属医院均上午门诊，下午学习，故在此环境下，祁老有机会对中医基础理论及眼科等有关书籍进一步深入学习，而获益匪浅，为毕业后步入临床教学打下基础。

毕业后祁老被留校，学院当时为了筹备中医眼科教研室及开设眼科门诊，特派他到中医研究院广安门医院眼科进修，此间得以继续随诊唐老，并有机会随名老中医韦文贵学习，并在中西医结合眼科专家杨维周、唐由之指导下，掌握了眼科检查诊断方面的西医技能。在这一年里，由于唐老、韦老闻名遐迩，医技医德双馨；故眼病应诊者每多盈门，其中疑难棘手眼病甚多，很多眼病特别是眼底病变，西医效果不显时，多求治于中医。由于众多患者对二老信任度高，又兼二老态度和蔼可亲，循循善诱，每每多能遵照医嘱，慎调起居，坚持服药，而取得意想不到的疗效。这使初入中医眼科殿堂的祁老，奠定了从事中医眼科的信心和坚实的医疗技能。

1963年进修结束后，祁老回到北京中医学院附属东直门医院，与李颖秀医师共同开始了眼科门诊及教研室的筹备工作。这些工作对祁老来说，是崭新的，而且是渴望的。由于眼科门诊及带教学生临床实习，从而更促进了祁老在中医眼科临床教学方面的刻苦学习，而且也培养锻炼了他本人如何阐述和运用中医理论来指导临床实践，进一步证明中医理论能够指导临床，使学到的基础理论得到进一步充实和实用技巧。

到1985年，通过20多年中医眼科医、教、研工作实践，祁老深切地感到中医眼科是中医学中的一枝奇葩，但由于中医教育侧重不同，而造成中医某些专科后继乏人，如不设法解决，恐有断档可能。为此祁老向当时学院领导，提出了在高等教育开设“中医五官科定向班”的倡议，以及开班的工作程序、课程设置、培养目标等。此倡议很快得到了学院领导的同意，经过简短有序的筹备，在附属医院全体五官科同仁的支持下，即从当时四年级同学中经过自愿挑选了12名，进行后两年的定向学习培养。此间祁老组织了五官科部分骨干成员夜以继日地在短短的两个月的时间里，史无前例地编写了近200万字的《中医五官科定向教材》，后装订成册供同学们使用。祁老回想当时情景可以说是热情与血汗的交织，是忠诚于中医教育事业的体现。定向班通过两年的学习，12名同学均分配到相应的岗位，至今东方医院、东直门医院的口腔科主任，均系定向班的同学。但可惜的是，由于种种原因，定向班仅办了一届即夭折了，而其他中医学院继定向班开班之后，五官科、眼科专业获准招生。祁老回忆此事连同200万字的《中医五官科定向教材》感叹不已。

在祁老中医眼科学术思想形成的过程，有两本眼科专著对其影响甚大，其一是元末明初倪维德所著《原机启微》。其书主导思想是“师承李杲，重视调补脾胃、升阳益气”。贡献是倪氏把眼病与人体功能和外界环境联系起来，从而改变了认为眼病与整体没有联系的传统看法，而跳出了唐宋以来的眼科的思路。为此祁老于1982年撰文《〈原机启微〉对中医眼科的影响》一文发表于《北京中医学院学报》1982年第3期上，于1992年撰文《试论〈原机启微〉的学术思想渊源与影响》，发表于《中国中医眼科杂志》1992年2卷(3期)上。另一本是已故现代中医眼科大师陆南山所著的《眼科临证录》，在学习此书体会到：没有深厚的中医功底，就不可能当好中医眼科医生，更谈不上医治疑难眼病；中医理论确能指导临床；诊治眼病必须要辨证与辨病相结合。为此祁老还写出读书笔记，制成光盘，给中国中医科学院眼科医师作了学习《眼科临证录》辅导讲座。

(二) 祁老的治学格言

“辨证辨病互参，临证医理相促”，祁老认为只有遵循以上12个字，才能使中医乃至中医眼科有所发展和建树，所以祁老的中医学术思想也是沿着这条轨迹逐渐积淀升华而形成的。

对于辨证在中医学中的地位祁老从不否认，认为它是中医特色之一，但作为眼科治疗疾病仅靠辨证是不够的，因为眼部病变，特别是内障眼病，外不伤轮廓，内不损瞳神，往往无证可辨，而近代以来特别是改革开放以来大量检测仪器引进中医眼科，使中医在望诊方面得到延伸和扩大。例如，眼底血证以往只依靠患者的主观描述，如《张氏医通·七窍门》在“珠中气动”一条写道：“视瞳神深处，有气一道，隐隐袅袅而动……”。现在依靠现代检查不仅可以确诊为眼底出血，连出血的程度和部位都可以发现和确定。这样再根据中医整体四诊合参，特别是依靠扩大了望诊所得到的病理改变综合辨证为脾虚不摄，或瘀血阻络，或虚火上炎，或热迫血行，或痰瘀互阻等，而后给以相应的方药。同时还可以根据眼底出血的认知程度，如新旧、色泽，选加不同的药物，如收敛止血，或清热凉血，或益气活血，或温经止血等，参伍在相应的方剂中。尤其值得注意的是，千万不能依据西医对眼底出血的认识对号入座，例如：眼底视网膜静脉栓塞，西医认为瘀血阻络，而不辨血瘀之因，妄用大剂量活血化瘀之品，此举恐难收到理想效果，而应遵照老中医徐衡之之训，即“心知其意，不为所囿”。

“临证”即要多临床常接触病人，而“医理”即为原汁原味的中医传统理论。它们两者的关系应是理论→实践→理论，即中医理论能够指导实践（临证），经过临证实践提炼出心得体会，再上升到理论（医理）。在阅读《眼科临证录》后，深刻的感觉陆老之所以能医治很多疑难棘手眼疾，其中与陆老的深厚中医功底，以及把这些理论有机联系起来有关。即便是过去中医眼科书籍没有记载的眼病，他老人家也能依靠中医理论来进行辨证论治。祁老的经验是凡遇到棘手病证或久治收效不佳者，诊余一定要查阅有关书籍，特别是有关基础理论既有目的又有针对性的阅读。中医之所以延绵数千年，香火不断，逐渐被世界所承认，核心关键是“疗效”，而疗效的取得靠的就是理论→实践→理论，这样才能做到“继承与创新”。古代眼科大家倪维德、王肯堂、傅仁宇、黄庭镜、顾养吾，近代的陆南山、唐亮臣、庞赞襄、陈达夫等前辈，不但精通眼科，而且其他诸科，如经史典籍、针灸经络、本草方剂均精。所以祁老案头《内经》、《伤寒论》、《温病条辨》、《中华本草精选本》、《临床实用中药学》以及《刘渡舟医学全集》、朱良春的《医学微言》、印会河的《中医内科新论》、王永炎主编的《临床中医内科学》等是常备的参阅书籍（可详见《中国中医药报》2008 年 1 月 25 日“学术与临床”版）。

（三）祁老的中医学术思想

祁老认为眼虽属局部视觉器官，但与全身脏腑经络密不可分，故学术思想核心是：眼是人身整体的一部分，但与内科有别，尤其是引进现代检测仪器，扩大了望诊以后，在处理眼病时，应以“辨证与辨病相结合”不能一味强调“辨证论治”。在用方用药方面，祁老是“勤求古训，博采众方”，即不局限在眼科领域中挑方选药，且选方用药力求平和，忌蛮用峻补，也慎用苦寒攻下，总以照顾脾胃为先，因为服药全靠脾胃摄取吸收发挥药效。在处理辨病中，即如何汲取现代科技所长方面，祁老是“心知其意，不为所囿”，不能对号入座。对待继承与创新方面，他是遵守“发皇古义，融汇新知”，要相信学术是有继承性，而且学术是随着时代发展，知识的进步螺旋式上升的。在对待病人的关系上，祁老认为章太炎大师所言“道不远人，以病者之身为宗师。名不苟得，以疗者之口为依据”，是作为医者如何处理医患关系的警世通言。因为医学尤其是中医的疗效是靠患者体现出来的，即疗效结果来源于患者，所以医者应以患者为师，善待患者如亲人是不为过的。祁老经常告诉年轻大夫，棘手难治之病取得疗效，其功是患者占七成，医者占三成，不能把功绩归于自身。因为没有患者遵守医嘱，耐心服药，不分寒暑，煎煮汤剂，否则疗效弗得。在治病手段上，除内服、外治、针刺外，心理疏导、耐心解释，特别是因情志而致眼病者，其作用也不可忽视。

第二章　祁老在眼病治疗中使用方药特点

（一）用药方面

中药方面浩如烟海，早则《神农本草经》，中则《新修本草》（《唐本草》）、《开宝重定本草》（开宝本草）、《洁古珍珠囊》，晚至明之《本草纲目》清之《本草备要》等，皆可供我辈研读，但毕竟我们是从事临床工作的，由于时间有限，因而以实用为主，近年来祁老案头阅读中药书籍是以颜正华教授所著《临床实用中药学》。因本书编写特点是以中医、中药的理论来阐明中药的效能功用和用途用法，尤其是对作用相近似的药物进行归纳比较，以便在临证用药有所遵循。祁老还辅以《中华本草精选本》，该书所谓精选者，即它从《中华本草》选集了临床常用药大部分种类，且源流并重，收罗宏富，在深度与广度上均超过了以往的本草文献，其中包括化学成分、药理作用、应用与配伍，现代临床研究在药论方面也颇具创意，切合实用。但随着时代的推移，中医中药也有所发展，该书似乎需要补充新的内容（该书是1998年出版）。故祁老曾不止一次的强调，凡搞临床者手头必须有一部权威性实用本草（中药学），以便临床使用，正所谓“用药如用兵”，具体特点如下：

1. 重视引经药在眼病治疗中的重要作用

为此祁老曾撰文《引经理论在眼病治疗中的作用》发表于《中国中医眼科杂志》2007年10月第5期“专家论坛”栏目中，其文中谓“眼是人体整体的一部分，与脏腑经络有着密切的关系，内治法与内科无异，通过方药以达到调整脏腑经络，阴阳气血，而使眼病达到治疗目的，但由于眼位甚高，组织精细，脉络深邃，恐非易事。似乎应用引经理论，在方剂中配伍用引经药物可将所用药物上达病所，引入目窍而增加疗效……”“例如补益肝肾药物多为味厚甘润、质地重沉、黏腻难散，便于沉降下焦，而达病所；如果在治疗目疾用以上诸品，不在方剂中选用相应的引经药，恐难上达目窍而取效。”所以在治疗目疾中无论外障或内障祁老均有意识地伍用引经药。

2. 治疗内障及久病者用药主张平和

此点是受唐亮臣老中医的影响，除用药平和，慎用峻补苦寒、兴阳助火之品外，因为内障眼病患者治疗除辨证合理还要耐心服以时日。取速效则不达，于补益药中酌加枳壳、陈皮、白蔻，助以宣畅气机；滋腻方中加砂仁、木香以助其运化；补阳药中选加黄芩、地骨皮防其火气上炎；寒凉剂中酌加少量肉桂、干姜，缓其凉遏之弊；服药日久者可加神曲、麦芽以消导和中。不知者以为用药杂乱没有章法，其中含义深远，不可不知。陆南山所著《眼科临证录》通篇治疗用药也同样体现了上述观点。

3. 用药应遵循“辨证与辨病相参”

所谓“辨证”与临床各科无异，此不赘述。而“辨病”者，即在辨证用药的基础上，伍用与眼病所见相应药物。例如黑睛生翳，新翳选蝉衣、白蒺藜；旧翳用木贼、乌贼骨；虚翳用蒙花、蕤仁；因血瘀而水肿者，可选用益母草、泽兰，因其具有活血祛瘀、利水退肿之功；有新生血管者可选用蒙花、姜黄、郁金；因其有退赤翳、血翳之功；水肿明显者可酌加薏仁、车前、茵陈，以助渗湿利尿；如形成机化条索多者，房水混浊及角膜后沉着物可酌加浙贝、蒌皮、海藻、海浮石以取软坚化结之效。再有祁老在治疗眼病方剂中常伍以“子”药，以其“子”能明月，乃缘之取类比象。如外障多取蔓荆子、决明子、茺蔚子（瞳子散大忌用）、地肤子、牛蒡子、葶苈子，内障多加入枸杞子、覆盆子、女贞子、菟丝子等。可参阅中国中医药出版社 2002 年出版，韦企平、沙凤桐编著的《中国百年中医临床家丛书·韦文贵 韦玉英》。

（二）用方方面

人之所病，疾病多，医之所病，病方少。故为医者，不可不知方也。但自黄帝以来2500 年间，中医方书已逾 2000 余种，可谓汗牛充栋。例如宋《太平圣惠方》所载方剂已逾 2 万，发展至明代之《普济方》，收方已多达 6 万余首，业医者尤其诊务繁杂的临床医师，欲穷其尽，基本不可能。故必须借助某些工具书和有代表性的方剂读本，以及有关中医眼科的权威书籍。工具用书值得注意的有以下这些。收方全面的有《中医方剂大辞典》和《中医大辞典·方剂分册》。眼科方面，杨维周所著，科学技术文献出版社1980 年出版的《中医眼科历代方剂汇编》，该书从所收集眼科专著及综合性医书 70 种中，有关中医眼科方剂 4924 方，全部方剂按笔画编有目录，以便于查阅，书后附有“方剂主治索引”。张民庆主编，江苏科学技术出版社 1993 年出版的《五官科病实用方》，该书是以辨病论治与辨证论治相结合为主体思想，以病为纲，以方为目，除有古代传统用方外，还收集了现代中医眼科专著中的方剂内容，再如《眼科临证录》、《中医眼科临床实践》、《中医眼科临证法要》以及杂志学报等。另外，还有冷方南、吴大真等主编，中国医药科技出版社 1993 年出版的《中国中成药优选》等。缘“由博反约”来看，刘景源整理，人民卫生出版社 2007 年出版的《中医临床必读丛书》中的《太平惠民和剂局方》一书，这是中国历史上第一部由政府颁布的成药药典，书中载有方 788 首，许多方剂至今仍广泛用于眼科临床。从中医眼科专业书籍的角度出发，下列书籍可列为必读之物，即《原机启微》和王肯堂原著、曹建辉等编，祁宝玉审订，中医古籍出版社 1993 年出版的《证治准绳·眼目集》，书后附方剂名称索引，可便于查阅。此外陆南山所著《眼科临证录》和唐由之、肖国士主编，人民卫生出版社出版的《中医眼科全书》中的方剂和药物也是很重要的必读之籍。

1. 勤求古训，博采众方，善于将各科方剂引到眼科领域

从眼科发展历史过程中，可以清楚地看到，它始终在中医基础理论指导下前进的，而且与其他各科的发展也密不可分。历史上许多有成就的医家不但精于内难、大小方脉，而且对眼科也多有发挥，从而促进了眼科的发展。不仅如此，即公认的眼科大家，如倪维德、黄庭镜、顾锡，其学术渊源即充分体现了上述观点，现代眼科名家唐亮臣、陆南山、陈达夫、庞赞襄，如不精通内难，伤寒、温病之理论，或无其他各科的功底，恐难有如此高超医术。（请参阅《中医杂志》1992 年第 7 期，临床解惑《谈谈中医眼科如何吸收其他学科之长》一文）。祁老也是如此，如将桂枝茯苓丸（《金匮要略》）伍用针刺，治愈了一例因"眶内血管瘤术后复发"，而免于眼球摘除的女性患者；用黄芪建中汤（《金匮要略》）治愈了因测眼压后所致"角膜上皮剥脱"和因"剔除异物后久久不能愈合"等；用五苓散（《伤寒论》）治疗"中心性浆液性视网膜炎"；用补中益气汤（《脾胃论》）治疗低眼压；用归脾汤（《校注妇人良方》）治疗高度近视黄斑出血，以及"特发性脉络膜新生血管"；用逍遥散（《太平惠民和剂局方》）治疗单纯性青光眼等，不胜枚举，请详看本书下篇用方心得。

2. 对古今中医眼科专著中的方剂也根据所需拿来我用

如《原机启微》中的抑阳酒连散、除风益损汤、石斛夜光丸、益阴肾气丸等，《证治准绳·七窍门》中的菊睛丸、加减驻景丸、驱风一字散，四物五子丸等，《审视瑶函》中的正容汤、泻肺汤、驱风散热饮子、滋阴降火汤等。现代的《眼科临证录》中的消化汤、菊花退翳散、退翳散、青风阴虚血少方、减味阿胶汤；韦文贵、韦玉英的眼珠灌脓汤、退红良方、明目逍遥冲剂、桑麻丸；黄叔仁《眼病的辨证论治》加减化斑汤、清热化湿解毒汤、猪苓散等，总之要相信实践是检验真理的唯一标准，任何科学都是在继承前人基础上不断发展的。上述各家之所以成为名家，其最根本的是疗效，而以上所举方剂，均是经过多年使用验证有效而非泛泛空谈，临证时只要认证准确，有上述方药的适应证，均可在原方基础上加减化裁，或参考其组成理念，拿来我用，且大多行之有效。

3. "发皇古义，融汇新知"，自拟处方或将传统方剂加减化裁

随着时代的推移，科学的进步，疾病谱的变异，特别是中医眼科引进了现代检测仪器，扩大了望诊，为我们提出了不少新的课题。由于过去我们的不知或知之不详的一些病种，到目前已经有了较为新的认识。所以不能仅仅依靠前人和自己平日积累，而必须随着时代的进步和科学的发展而改进、提高与升华。在方剂使用上有所进步和创新，具体表现在祁老对过去的古方有了新的认识，并赋予新的内容，或对某些传统方剂结合具体眼病进行加减化裁，或依据辨证与辨病相结合精神，自拟相应的方剂，如将逍遥散依据医理结合新知进行加减为"单纯性青光眼方"，将除风益损汤进行加减，用于眼部外伤的"眼部外伤通用方"。有的是在"发皇古义，融汇新知"基础上，依据辨证与辨病相结合原则而自拟处方，有的是经过观察治疗有些棘手的眼病，如糖尿病视网膜病变、单疱病毒性角膜炎、眼肌麻痹等，经过总结成为自拟方的。除内服方剂外，祁老还拟定了中药熏洗方，在治疗某些浅表眼病方面也取得了一定的效果，这也弥补了当前使用西药滴眼液而效果不佳，又没有相应的外用中药滴眼剂的空白。

上　篇

用药心得

药者，其功能主要是用于治病，若无药则病难愈。但药物众多，仅《中华本草》既收载中药约 8000 余种，即使取其要者，如《中华本草精选本》也选入 500 种以上，想要将其学好，也绝非易事。为此祁老给好学者一些好的建议：

(1) 应按照中药的功效分类系统学习，而且要掌握各个要点，每个章节冠以概说。如本书每个章节前，祁老均不惜笔墨，除论述了一般常规使用规律外，在参考了众多文献的基础上，补充了个人 50 年来比较成熟的相关内容，如祛风药、软坚散结药、退翳药等概说，读者千万不可小觑。这样才能较容易的掌握本章节所述药物的基本性味、功能、主治及使用宜忌，而且便于归纳而易于记忆。

(2) 要相信“中医药基础理论能够指导临床”，所以在介绍每味药物的同时，祁老均引用了不少前人的经验，包括历代眼科专籍中常被现代引用的方剂，和现代眼科大家如陆南山、陈达夫、庞赞襄及韦氏父女等老中医的相关论述，这样才能达到继承和发扬的目的，才能拓宽思路，使扩大望诊后看到过去所不知的病理改变，得到治疗而获得疗效。例如，陆南山教授用“阳明目下网”和“痰湿理论”治疗角膜后沉着物等。而对现代药理研究只能作为参考，不能对号入座，“见血治血，见痰治痰”而应做到“心知其意，不为所囿”。至于单味药下不附病案，其原因之一是一般治疗单味药使用不多，尤其是疑难重症多以众药按“药物七情”(相须、相使、相畏、相恶、相反、相杀等)合理的配伍组成复方进行医治。例如，桂枝得麻黄而发汗，桂枝得白芍而止汗，这一发一止全赖配伍得当耳！如附医案则不少方剂不可避免的重复出现在同一类药物中，如五味消毒饮即可在清热解毒类不同药物项下重复出现，故每一味单独药物的性味、功能及主治应当掌握，而合理的药物配伍似乎更为重要。

(3) 善于抓住每味药物使用的功能主治特点，掌握每类药物中功效作用相近不易分辨的药物。所以祁老在每类药物前附加了扼要恰当的“功效特点”，如“防风通治一切风邪”、“白芷善治阳明头面诸疾”、“薄荷解郁之妙用”等；还附录了功效相类不易分辨药物的有关资料，如“黄连、黄芩、黄柏”、“白术、苍术”等。下面介绍的药物基本上是按《中药学》教材的章节顺序编排而略有调整，例如解表药改为祛风药，化痰止咳药改为软坚散结药(其中有些未纳入的相应药物如白附子、杏仁等请参阅《中药学》教材)，增加了退翳药，弥补了教材中的不足。由于篇幅及侧重介绍眼科使用心得所限，离临证所需内容相对不够，故建议同道在案头备有权威性的中药学专籍，以便随时查阅，解决疑难之用。

第一章　祛　风　药

教材中，药物分类中祛风药未被单独列出，其内容包括在解表药中。由于眼科治疗药物中祛风药使用比例较大(见后文)，而《中医眼科学》教材眼科常用药物中未列解表药而代之以祛风药。故本着约定俗成的惯例，本书也将祛风药列入。《中医杂志》1994年第3期“临床解惑”栏中祁老在《眼科内服剂中为何多用风药》篇中曾作了详细介绍。祛风药在眼科功用为：①引经报使，疏肝解郁。眼位至高，内服剂中伍用风药，取其升散，使药力直达病所，而发挥作用，另则凡患眼病，皆可致肝气闭郁，不能通达于外，目力即损，而风药大多有疏肝解郁之功。外障方中不必待言，内障方中也多配伍祛风药，如《太平惠民和剂局方》之明睛地黄丸中之防风；李东垣益阴肾气丸之柴胡；倪维德之石斛夜光丸中的防风；傅仁宇之生熟地黄丸中之防风、羌活，滋阴地黄丸中有柴胡。诸方中伍用风药恐不只单取其祛风之用，而意在引经、解郁。②疏风解毒，祛痒止泪。风为百病之长，其性属阳易侵乎上。故眼病尤其是外障之因多责之风邪作祟。《一草亭目科全书》在外障治法中云：“世谓眼病属火，然非外受风邪，眼必不病，因腠理为风邪所束，内火不得外泄，挟肝木而上奔眼窍，血随火行，故患赤眼，……外障者，风凝热积血滞也，法当除风散热，活血明目，须用加减金液汤主之。”该方药味组成为前胡、桔梗、防风、独活、芍药、知母、荆芥穗、薄荷、蔓荆子、柴胡、黄芩。从上所述外障眼病病因以风邪为主，故治疗外障方剂中多用风药即在情理之中。同时风邪可乘外伤之隙加害于目，如《原机启微》在“为物所伤之病”所论其治用“除风益损汤”，该方中即有前胡、防风、藁本，目前应用此方治疗外伤眼病的报道屡见不鲜。③疏风退翳，活血解毒。曾有作者对从晋至清，50部眼科著作进行统计，其黑睛病变中属新翳者在治疗方剂中风药所占比重最大。246张方剂中防风出现113次，羌活76次，荆芥63次，细辛59次，菊花95次。作者还对目前5个西医单位及4个中医单位治疗新翳的各10张方子进行分析统计结果，风药也占较大比重。至于宿翳治疗方中，蝉衣、白蒺藜、木贼、谷精草、蒙花、青葙子等亦为多用。上述药物分类，虽属明目退翳，但其功能主治也都有疏散风热之功，亦可归属风药之中。④升清降浊，益气助阳。风药的这种功能，充分体现在李东垣用于治疗眼病的方剂中。其中有9首被《原机启微》引用，虽然这9张方子主治眼病虽有不同，但都有风药伍用其中，如助阳活血汤中防风、柴胡；冲和养胃汤中有柴胡、葛根与防风；泻热黄连汤有升麻、柴胡；益气聪明汤中有升麻、葛根：其他5首也是如此。近来高健生研究员根据文献研究，以及临床常用的补益肝肾方剂的药物组成，提出了祛风药还具备有益精升阴的作用。如明睛地黄丸之防风，为风中润药，升发阴精而无燥烈伤阴之弊，当属首选，此论值得同道参考。具体详见《中医杂志》2004年第7期《论益气升阳举陷与益精升阴敛聚治法》。

第一节 发散风寒药

本类药物性味多属辛温，辛以发散，温可驱寒，故以发散肌表(眼目)风寒邪气为主要作用。主治风寒表证，症见恶寒发热，无汗或汗出不畅，头身疼痛，鼻塞流泪，口不渴，舌苔薄白，脉浮紧等。眼病如聚星障除全身舌脉及恶寒发热外，眼局部表现为黑睛生翳，抱轮微红，流泪羞明。部分发散风寒药分别兼有祛风止痒，止痛，止咳平喘，利水消肿，消除疮疡及明目退翳、收泪作用。

麻黄眼底水肿初起可用

麻黄性味苦、辛，温。功能发汗解表，宣肺平喘，利水消肿。目前眼科常用于：

(1) 发汗解表，散寒宣窍。用于治疗感冒风寒，目赤眵泪，紧涩不爽，黑睛生翳，羞明怕日，并有头身疼痛，无汗恶寒，苔薄白，脉浮紧。如大发散(《眼科奇书》：麻黄、细辛、蔓荆子、藁本)，该书乃清代重庆市李氏家藏秘本，书中提出“外障是寒”，治以四味、八味大发散(麻草一两或二两，蔓荆子一两，藁本一两，北细辛五钱至一两，老姜一斤或八两为引)，与世俗“目不因火则不病”之说相悖。近日又有作者发表了有关“火神派”的文章，其基本思路与《眼科奇书》相吻合，由于时代变迁、疾病谱的变化以及受温病学说影响，辛温发散药如麻黄等在眼科中应用似乎比辛凉解表为少，祁老对此类药物经验心得亦为欠缺，但还真诚建议应本着继承发扬的精神，做到“胆欲大，心欲细”，在临证时不要怕麻黄、细辛、附子等辛散而搁置不用。

(2) 清热宣肺。如麻杏石甘汤(《伤寒论》：麻黄、杏仁、石膏、甘草)以治疗风热上乘，白睛红赤，眵多流泪，羞涩眊燥，黑睛翳障，羞明疼痛等。

(3) 利水消肿。除与黄芩、桑白皮等相伍用治疗肺经受毒风侵袭不散所致白睛壅肿浮赤，甚则遮掩黑睛，痛涩难开等以外，尚可用于治疗眼底水肿尤其是初发者，将生麻黄伍用于相应的方剂中往往收效。因麻黄古人称之为“青龙”，能开肺利气，因肺能通调水道；肺气一利，则水湿之邪而逐流而下，无处潜藏，故而湿得以驱之，但用量不宜过大，一般 3～5 克即可。如祁老在治疗水湿为患的眼底病中常将生麻黄 3～5 克伍用于三仁汤、五苓散等方剂中。

桂枝之六用

桂枝性味辛、甘，温。其功用古人归纳为六点，如《本经疏证》邹澍曰：“桂枝其用之道有六，曰和营，曰通阳，曰利水，曰下气，曰行瘀，曰补中，其功之最大，施之最广，无如桂枝汤，则和营其首功也。”下边将其中与眼科有关者分述如下：

(1) 用于和营。如桂枝汤(《伤寒论》:桂枝、白芍、生姜、大枣、甘草),治疗天行赤眼,目赤痛痒,怕热羞明,涕泪交流,或睑肿头痛,恶寒发热等。

(2) 通阳利水。如五苓散(《伤寒论》:桂枝、茯苓、猪苓、白术、泽泻),因本方能通阳利水、健脾祛湿,故眼科常用于治疗水湿上泛的内障眼病如视瞻有色、视瞻昏渺或眼前有阴影漂浮等症。祁老曾用此方治疗一例中心性浆液性视网膜脉络膜病变黄斑水肿一年半不消退的患者(详见相应方剂),效果良好。

(3) 用于行瘀。如桂枝茯苓丸(《金匮要略》:桂枝、茯苓、牡丹皮、炒桃仁、芍药),其功效为活血化瘀,缓消癥块。目前该方已配成处方药用于治疗子宫肌瘤等。祁老曾用此方治愈一患眶内血管瘤手术后复发病人,使其免于摘除眼球之苦(详见相应方剂)。

(4) 用于补中。如小建中汤又名虚劳小建中汤(《伤寒论》:桂枝、生姜、炙甘草、大枣、芍药、饴糖),其功能为温中补虚,和里缓急。20 世纪 60 年代秦伯未老中医曾用此方治疗胃溃疡而获效,并报道于中医杂志。祁老在此启发下曾用此方治疗不少陷翳而取效,其中一例为因频繁测量眼压而致角膜上皮剥脱而迟迟不愈合的患者(详见相应方剂)。

此外,如眉棱骨痛源于感受风寒者可于夏枯草散方中伍用桂枝 4 克以取温阳通络止痛。同样风牵偏视日久不愈者亦可于正容汤中伍用桂枝 4g、黄芪 20g 温阳补气以通调脉络,从而提高疗效。

紫苏解表散寒,行气宽中

紫苏性味辛,温。功能解表散寒(紫苏叶),行气宽中(紫苏梗)。但其发散之力较为缓和,病情轻者可单用,重者须与其他发散风寒药合用,因其兼有行气宽中、化痰止咳之功,故风寒感冒兼有胸腹胀满、恶心呕逆或咳嗽痰多者用之为宜。

眼病患者如在服药过程中,出现有呕恶欲吐,脘腹满闷者,除嘱其以食后 2 小时服药为宜外,也可于方中伍用苏藿梗各 8g 以取其理气止呕。

韦文贵老中医用紫苏治疗偏正头风,如偏正头痛方(《韦文贵眼科临床经验选编》:防风、荆芥穗、木瓜、苏叶、蝉衣、甘草)以取其散风止痛之功。

荆芥为治风病、血病、疮病之要药

荆芥性味辛,微温。归肺、肝经。《本草纲目》谓:“荆芥入厥阴经气分,其功长于祛风邪,散瘀血,破结气,消疮毒,盖厥阴乃风木也,主血而相火寄之,故风病、血病、疮病为要药。”眼科临证用药也多从之。内服不宜久煎,发表透疹宜生用,止血宜炒用。

(1) 疏风发散。常与防风、苏叶等同用,治感冒风寒,风邪袭于头目而致目赤、羞明流泪、泪多眵少者。

(2) 祛风止痒。常与蝉衣、川芎、防风等同用，治疗睑弦湿痒或痒极难忍。

(3) 疮毒瘰疬，赤肿痛硬。常与白芷、当归、牛蒡子等相配，以治眼睑肿胀如杯，睑硬睛疼、眼丹等。

(4) 止血祛瘀。常与防风、生地、赤芍、丹皮、当归等为伍，治疗眼部挫伤，术后瘀血停留或眼底出血等。

防风通治一切风邪

防风性味甘、辛，微温。功能祛风解表，胜湿止痛，止痉升阳明目。临床各科用之甚广，眼科更不例外。张山雷在《本草正义》中谓："防风通治一切风邪，《本经》以'主大风'三字为提纲，……故防风为风病之主药，《本经》所主，皆风门重证，故首以'主大风'一句，表明其功用。"眼科多用风药(见前言)，故防风当其首列。又因防风性微温，味甘辛而轻微，故为风药中之润剂，即言之药力平和而不刚烈，用之不伤阴也。既为常用，又较稳妥，故有必要详列如下：

(1) 疏风发散。常与荆芥、羌活等伍用治感受风寒，侵袭头目而致目赤、羞明、流泪，泪多眵少而清稀，黑睛生翳等。

(2) 祛风胜湿。常与羌活、独活、藁本、当归、川芎等合用以散风寒湿痹，如周身关节酸痛，四肢挛急，目痛羞明，胞轮红赤，黑睛生翳。

(3) 祛风止痒。常与荆芥、蝉衣、川芎、苦参、白蒺藜等合用，如《秘传眼科龙木论》之乌蛇汤(藁本、乌蛇、防风、羌活、白芍、川芎、细辛)以治睑弦湿痒或奇痒若虫行。即凡目痒必当选用。

(4) 用于痈疽疮疡。如防风汤(《外科十法》:防风、白芷、甘草、赤芍、川芎、归尾)以及仙方活命饮，以治胞睑痈疽疮毒(详见相应方剂介绍)。

(5) 用于升阳明目。如助阳和血汤(《兰室秘藏》:炙甘草、黄芪、当归、防风、蔓荆子、白芷、柴胡、升麻)治疗脾虚清阳不升，阴火上乘，邪害清窍之目红而痛，其痛应太阳，眼睫无力常欲垂闭，不能久视，久视则酸痛。或黑睛生翳，皆成下陷，日久难愈者。

(6) 用于引药入目。如明睛地黄丸(《太平惠民和剂局方》:牛膝、石斛、枳壳、杏仁、防风、生熟地)以治疗视瞻昏渺、青盲、圆翳内障等(详见《中国中医眼科杂志》2007年第5期《引经理论在眼病治疗中的作用》)。

除以上所治疗症外，祁老认为防风尚有软坚散结之力，如《原机启微》之防风散结汤，及《医宗金鉴》之化坚二陈汤；其方中均有防风，故常以此治疗胞生痰核以及眼底陈旧机化病变。至于祛风胜湿之用防风，不仅能祛外障之湿，而内障之湿邪作祟，防风亦在当用之品，如房水混浊，角膜深层水肿、玻璃体混浊、眼底渗出水肿等。

论羌活治疡证、目证、风证之功能

倪朱谟在《本草汇言》中谓："羌活体轻而不重，气清而不浊，味辛而能散，性行而不止，故上行于头，下行于足，遍达肢体，以清气分之邪也。其功能条达通畅血脉，攻彻邪气，发散风寒风湿。故疡证以之能排脓托毒，发溃生肌；目证以之治羞明隐涩、肿痛难开，风证以之治痿痉、癫痫、麻痹、厥逆。"此言已概述羌活所治要点。下面列举眼科临证所用：

(1) 治疗因感冒风寒而致眼目赤痛、眵泪羞明、黑睛生翳，如羌活汤(《医极》：羌活、独活、防风、甘草、荆芥、陈皮)。

(2) 用于疮疡肿毒。常用治疗眼部丹毒、眼睑肿胀如杯及眼部疮疡等，一般多和紫花地丁、蒲公英、白芷、荆芥相伍使用。

(3) 用于祛风胜湿。如羌活胜湿汤(《内外伤辨惑论》：羌活、独活、藁本、防风、川芎、蔓荆子)治疗关节风寒湿痹、目痛羞明、胞轮红赤、肿痛难开。

除此眼科方剂中，常用此伍用于补脾益气方剂中，以达到升阳明目之作用，用以治疗脾虚气弱，体内清阳之气不能上升于目而致之视物昏花，不能久视，视久则酸胀等。

在祛风胜湿方面，祁老常用羌活伍用商陆、槟榔、木通、泽泻治疗眼内急性水肿，如急性葡萄膜炎而致视网膜水肿等，以使湿邪内外分消而解。

白芷善治阳明头面诸疾

《本草求真》黄宫绣对白芷功用所论言简意赅，可供参考，如谓："白芷气温力厚，通窍行表，为足阳明经祛风散寒主药，故能治阳明一切头面诸疾，如头目昏痛，眉棱骨痛，牙龈骨痛，面黑瘢疵者是也。"此语不假，故祁老凡遇眶上神经痛、过敏性眼炎、慢性鼻窦炎、眼目疖肿、鼻塞流泪、眼睑皮肤乌暗等皆用白芷伍用于相应方剂中。故《眼科全书》将白芷治疗目疾总结如下，所述甚是，不可小觑。

(1) 祛风止痛。取羌活治太阳头痛，伍柴胡治少阳头痛，合升麻治阳明头痛，与黄芩相配治疗风热与痰互结之眉棱骨痛，有如驱风上清散(《审视瑶函》：黄芩、白芷、羌活、防风、柴胡梢、川芎、荆芥、甘草)。

(2) 通窍止泪。如川芎丸(《银海精微》：白芷、川芎、白术、甘草)治疗头风冷泪。

(3) 消肿止痛、排脓生肌。常与蒲公英、银花、大黄、赤芍等同用治疗眼生疖肿、眼丹、肿胀如杯，脓未成可配皂角刺、穿山甲有排脓拔毒之功，已成脓溃破者配当归、白芍取和营以生肌。

(4) 用于散风升阳。如助阳和血汤(《兰室秘藏》：柴胡、白芷、升麻、当归、羌活、防风、蔓荆子、甘草)治疗由清阳之气不能升运清窍而致白睛红赤、多眵泪而无疼痛、隐涩难开、视物不明等。

(5) 用于退赤消瘀。如炉硝散(《经验眼科秘书》:羌活、防风、黄芩、菊花、蔓荆子、川芎、白芷、火硝、炉甘石)外用治疗胬肉攀睛。

使用细辛必须配伍得当

细辛性味辛,温,有小毒。归肺、肾、心经。功能解表散寒、祛风止痛、通窍、温肺化饮。作为眼科,常用如下:

(1) 目疾多兼头痛,故临证中凡因寒湿或痰饮停留而致偏正头痛,常于方剂中伍用细辛以化痰祛风止痛。如细辛汤(《审视瑶函》:细辛、陈皮、川芎、制半夏、独活、白茯苓、白芷、炙甘草)。

(2) 用于开窍升清,常辅以补益剂治九窍不通。凡由清气不升而致头目昏沉,或头痛、目酸、耳聋,或睑眦赤烂、羞涩难开、眵泪日久等症,用作引经药可以利窍,如无比蔓荆子汤(《原机启微》:蔓荆子、黄芪、人参、黄连、柴胡、当归、葛根、防风、生甘草、细辛叶)。

(3) 用于焮发沉翳、陷翳。如黑睛生翳、红肿疼痛,日久难愈之候,或翳深而沉,或翳陷下者,可伍用之。如红肿翳障方(《韦文贵眼科临床经验选》:生地、赤芍、蒙花、白芷、夏枯草、石决明、赤石脂、焦冬术、细辛、川芎、黄芩、生甘草)。

关于细辛在临床中的使用祁老指出:

(1) 关于细辛、麻黄、桂枝的区别。因三者皆能表散风寒,然用之有别。麻黄发汗作用较强,主治风寒感冒无汗之重症;桂枝发汗解表作用较为和缓,凡风寒感冒无论表实无汗,或表虚有汗,皆可用之。细辛辛温走窜,达表入里,发汗之力不如麻黄,但散寒力强。

(2) 至于"明目利九窍"。《本经》谓:"细辛明目利九窍"。而防风有治"目盲无所见",故提示我们凡属暴盲或青盲者,根据辨证方中酌加防风、全蝎、细辛、蜈蚣、麝香以开关通络搜剔而不局限只是使用菖蒲、远志类,因后者之力逊于前者。

(3) 关于引经用来携养阴助阳之品达于目窍。《本草正义》张山雷谓:"细辛,芳香最烈,故善开结气,宣散郁滞,而能上达巅顶,通利耳目,旁达百骸,无微不至,内之宜宣络脉而疏通百节,外之行九窍而直达肌肤。"故可作为眼科之引经药。

(4) 关于细辛用量。《本草新编》陈士铎谓:"细辛,止可少用而不可多用,亦止可共用而不能独用。多用则气耗而痛增,独用则气尽而命丧。"此乃经验之谈,值得参考,即仍遵细辛不过钱(3g)之说,若因症情需要最好不要超过 6g,最好先煎为宜。研末吞服不可取。除此在处方中不要单独使用,应根据病情适当配伍,如治风热头痛可配石膏或黄连、黄芩;治风痰头痛配南星、半夏;治风眼泪下,目生翳障,配防风、地黄、羚羊角;治鼻塞配辛夷、白芷;治口舌生疮配黄柏。

第二节　发散风热药

本类药物性味多辛苦而偏寒凉，辛以发散，凉可祛热，故以发散风热为主要作用，发汗解表作用，较发散风寒药缓和。主要适用于风热感冒以及温病初起，邪在卫分，症见发热、微恶风寒、咽干口渴、头痛目赤、舌边尖红、苔薄黄、脉浮数等。部分发散风热药分别兼有清头目，利咽喉，透疹，止痒，止嗽解毒的作用，又可用治风热所致目赤多泪、咽喉肿痛、麻疹不透、风疹瘙痒以及风热咳嗽等证。

薄荷解郁之妙用

薄荷性味辛，凉。归肺、肝二经。其疏散风热医者尽知，故眼科常用于风热外邪或疫疠之气所致眼表疾患，如天行赤眼之祛风散热饮子(连翘、牛蒡子、羌活、薄荷、大黄、赤芍、防风、当归尾、甘草、川芎、栀子)、聚星障之银翘散(银花、连翘、桔梗、薄荷、淡竹叶、甘草、荆芥穗、淡豆豉、牛蒡子、芦根)等。除此尚能疏风透表止痒，用以治疗睑弦赤烂，刺痒不舒，风赤疮痍或药物过敏之目赤、刺痒、流泪等。不但内服而且可以煎汤薰洗。另一项功效乃用于舒肝解郁，如逍遥散(《太平惠民和剂局方》:柴胡、当归、白术、白芍、茯苓、薄荷、煨姜、炙甘草)。因眼病多郁，故此方为眼病最为常用之方剂。祁老提示，逍遥散中之薄荷不要误以为用于解散风热之邪，而不知其解郁之功优于香附也。正如《本草新编》陈士铎所谓:“薄荷，不特善解风邪，尤善解忧郁，用香附以解郁，不若用薄荷解郁之更神。”张锡纯亦云:“薄荷若少用，亦善调和内伤，治肝气胆火郁结作痛，或肝风内动，忽然痫痉挈疭。”故用于解郁少用为宜，5g后下即可。在治疗单纯疱疹病毒性角膜炎如热毒不重者，用薄荷与银花相配伍似较应用苦寒之鱼腥草更为妥善，因疱疹病毒侵犯往往与患者免疫功能减低有关，苦寒太过往往有伤正气使病难愈。

桑叶眼科三用

桑叶性味甘、苦，寒。归肝肺二经。在眼科不但用于疏风散热，治疗眼表疾患较为广泛(因其表散之力缓而不伤阴之故)，而且还可用于如下诸项:

(1) 清肝明目。常与菊花、决明子相配伍，治疗肝火偏盛，肝阳潜越，而致头目眩晕，目赤视昏等。如血压高，血脂高之脉弦滑，舌苔厚腻，便秘不爽兼有目疾者均可伍用于相应方剂中。

(2) 益肝明目。常和黑芝麻、熟地、何首乌、女贞子等相配伍，治疗因肝阴不足，眼目昏花，云雾移睛，内障初起等，如桑麻丸，又名扶桑丸(《医极》:桑叶、黑芝麻)。眼科名老中医韦文贵在治疗老年性白内障经验中也提出用“桑麻丸”配菟丝子、五味子、制首乌、凤凰衣、石决明、蕤仁、沙苑蒺藜等。韦玉英老中医亦提出用此丸加味治疗玻璃体混浊。

(3) 凉血明目。可与生地、大小蓟、茜草同用治疗因火邪迫血，溢于络外之白睛溢血，及眼内之各种新鲜出血。

菊花芳香不燥

菊花其味芳香，但不辛燥。如徐大椿所述："凡芳香之物皆能治头目肌表之疾，但香则无不辛燥，惟菊花不甚燥烈，故于头目风火之疾，尤宜焉。"张秉成在《本草便读》中谓："甘菊之用，可一言蔽之，曰疏风而已，然虽系疏风之品，而性甘寒与羌麻等辛燥者不同，故补肝肾药中可相需而用也。"故眼科所用甚广，详见如下：

(1) 疏风清热。如桑菊饮(《温病条辨》：杏仁、薄荷、桑叶、菊花、桔梗、甘草、芦根)，用以治疗感受风热之邪初起之目疾，如天行赤眼，聚星障。

(2) 益肝明目。如菊睛丸(《太平惠民和剂局方》：甘菊、巴戟天、苁蓉、枸杞)治疗肝肾不足之眼目昏朦，无时冷泪等。

(3) 平肝息风止痛。常与石决明、僵蚕、羚羊角同用治疗肝阳上亢，肝风上扰所致的头晕目赤，偏正头风，目珠胀痛欲脱。

(4) 清热消肿。常与银花、蒲公英、紫花地丁等同用治疗疔疮肿毒，胞睑疖肿等。

菊花有白菊、黄菊、野菊花三种。白菊味甘清热力较弱，长于补肝明目；黄菊花其味苦重，清热力较强，常用于疏风散热；野菊花清热解毒之力强，善解痈肿疮毒；白菊可内服，亦可外敷(鲜品)或泡茶代饮，或做枕头明目之用。

柴胡为眼科治疗内外障常用之品

柴胡性味苦、辛，微寒。归肝、胆经。为眼科治疗内外障、目疾常用之品，择其要者如下：

(1) 用于解表退热。如羌活胜风汤(《原机启微》：柴胡、黄芩、白术、荆芥、枳壳、川芎、白芷、防风、独活、前胡、薄荷、桔梗、甘草)用于治疗风热外侵之目疾，因其组成寒热搭配，非一派寒凉，且有维护胃气之白术、枳壳，故可用于因免疫失调引起的单纯疱疹病毒性角膜炎之复发者。

(2) 善治邪在少阳之寒热往来，口苦咽干，邪热随目系上乘而致暴盲，如小柴胡汤(《伤寒论》：柴胡、黄芩、半夏、人参、甘草、生姜、大枣)。

(3) 舒肝解郁，清利玄府。如加味逍遥饮(《审视瑶函》：当归身、白术、茯神、甘草梢、白芍、柴胡、炒栀子、丹皮)用以治疗热病后邪热稽留，或肝经邪热而致气机郁滞，玄府不利，目窍失养所患暴盲，视瞻昏渺等。

(4) 疏利导滞。如血府逐瘀汤(《医林改错》:当归、生地、赤芍、川芎、桃仁、红花、牛膝、柴胡、桔梗、枳壳、甘草)治疗眼内气郁血滞,脉道阻塞,甚则闭塞,瘀血不散等。

(5) 通利阳气。如助阳活血汤(《东垣试效方》:炙甘草、黄芪、当归、蔓荆子、白芷、柴胡、升麻)治疗眼病因服寒凉太过、阳气被遏,不得升发,其气不得通达九窍,而致热壅白睛、红赤多泪,无痛而隐涩难开,及眼目昏花不明;或柴胡复生汤(《原机启微》:柴胡、苍术、白茯苓、黄芩、白芍、甘草、薄荷、桔梗、羌活、独活、蔓荆子、藁本、川芎、白芷、五味子)治疗黑睛生翳皆陷下,红肿羞明,泪多眵少,脑巅沉重,睛珠疼痛,常欲闭重,不欲久视。

(6) 升举阳气。如补中益气汤(《脾胃论》:党参、黄芪、陈皮、炙甘草、当归身、升麻、柴胡、姜枣)治疗气虚下陷,清气不能升运濡养目窍而两目紧涩、不能瞻视、视瞻昏渺、青盲、高风雀目、胞睑下垂、视一为二、目偏视以及目珠塌软等。

(7) 用于肝胆二经之引经药,以将补益之品引入少阳厥阴之经脉。如柴胡参术汤(《审视瑶函》:人参、白术、熟地、白芍、甘草、川芎、当归身、青皮、柴胡)及益阴肾气丸(《兰室秘藏》:茯苓、泽泻、当归尾、丹皮、五味子、山药、山萸肉、柴胡、熟地黄、生地、辰砂)。

针对以上柴胡所治目疾,欲使其所用取效,祁老认为必须有二条:一条是在于与全身辨证相符,二条是药味配伍得当。

升麻不独用于升阳举气

升麻性味辛、微甘而寒。临床多用于升举阳气,如补中益气汤(《脾胃论》:党参、黄芪、白术、陈皮、炙甘草、当归身、升麻、柴胡、姜枣)。眼科多用于因气虚下陷,目失濡养之胞睑下垂、黑睛生翳久不愈合(陷翳)、久视目胀酸痛、青盲、雀目、目珠塌软等。除此,升麻尚可用于疹后余毒上攻眼目,如消毒保目汤(《眼科纂要》:连翘、牛蒡子、桔梗、柴胡、荆芥、酒芩、薄荷、栀子、防风、蝉蜕、甘草、升麻、赤芍、灯芯);还可用于清热解毒治疗因脾胃积热、眼目暴发赤肿酸痛、风弦赤烂,如泻热黄连汤(《东垣试效方》:升麻、生地、龙胆草、黄连、黄芩、柴胡)。

柴胡、葛根、升麻均为眼科常用之药,然各有专常,柴胡归肝胆二经,主散少阳之邪,其升举阳气不如升麻,而舒肝解郁之功为升(麻)、葛(根)所不及。葛根为阳明之主药,能鼓舞胃气上升而生津止渴,又为心脑血管病之常用药物,凡涉及心脑血管有关的眼病,葛根多被选用;升麻升举阳气之功优于柴(胡)、葛(根),故凡因阳气下陷而致眼病者多伍用之。

葛根治疗诸多眼底病之阐微

葛根药性甘、平而凉。眼科常用于:①发汗解表。治疗风热外感而致三阳合病之目痛鼻干、四肢酸楚。如柴胡解肌汤(《伤寒论》:柴胡、葛根、石膏、羌活、白芷、黄芩、芍药、桔梗、甘草、生姜、大枣)。②用于透疹。常与升麻、桔梗、前胡等同用治瘾疹初发,身热疹发不透,疹毒攻目所致白睛红赤,眵泪较多等。③用于升发脾阳,如著名的益气聪明汤即是。

除此,祁老还根据引经理论常用葛根作为引经药,伍用于补益气血,或滋阴补肾方剂中以使药效上达目窍。祁老还根据汪昂所论"风药多燥,葛根独能止渴者,以能升胃气,入肺而生津也",故常可用此治疗糖尿病性视网膜病变口渴多饮者。祁老还发现在现代制剂中如愈风宁心片、葛根注射液、脑得生丸、心血宁片、心安宁片、复方葛丹片中均含有葛根成分,而诸药作用均与心脑血管病有关。而眼部血管亦联属于心脑,故凡眼底涉及血管病变(除急性大出血外)均可考虑将葛根伍用于相应的方剂中,在葛根的药理研究中葛根能直接扩张血管使外周阻力下降,而有明显的降压作用,能较好缓解高血压病人的"项紧"症状。葛根素能改善微循环,提高局部微血流量,抑制血小板凝集。葛根还有轻微的降血糖作用。葛根总黄酮能扩张冠脉血管和脑血管,增加冠脉血管血流量,降低心肌耗氧量,增加氧供应似可以证明祁老为什么治疗诸多眼底病常用葛根的原因。

第二章　清　热　药

凡以清解里热，治疗里热证为主的药物，称为清热药。

本类药物性寒凉，沉降入里，通过清热泻火、凉血解毒及清虚热等不同的作用，使里热得以清解。即《内经》所谓"热者寒之"，《神农本草经》所谓"疗热以寒药"的意思。

由于发病原因不一，病情变化不同，患者体质有异，故里热证有热在气分、血分之分，有实热、虚热之别。根据清热药的功效及其主治证的差异，可将其分为清热泻火药、清热燥湿药、清热凉血药、清热解毒药和清虚热药五类。

使用清热药时，应辨明热证的虚实。实热证，又应分清具体何脏何腑，是气分热、血分热及气血两燔之别，应分别予以清热泻火，清营凉血，气血两清；虚热证又有邪热伤阴、阴虚发热及肝肾阴虚、阴虚内热之异，则需清热养阴透热或滋阴凉血除蒸。若里热兼有表证，治宜先解表后清里，或配解表药物，以达到表里双解。若里热兼积滞，宜配通里泻下药。

本类药物性多寒凉，易伤脾胃，故脾胃气虚，食少便溏者慎用。苦寒药物易化燥伤阴，热证伤阴或阴虚患者慎用。清热药禁用于阴盛格阳，或真寒假热之证。至于眼病虽多用清热药物，但使用时一定要分清表热或里热，如表热误认为里热，妄用苦寒则翳不冰则凝，或引邪入里，变成坏证。如属眼科重证，里热证具，则亦不可姑息。根据目前抗生素的使用，以及社会卫生的改善，似乎里热重证之眼病相对较少，不可受"目不因火则不病"影响，必须局部与整体相参，是此证用此方。至于边远地区受医疗条件限制相对较城市所患里热实证较多，不在此例。

第一节　清热泻火药

热为火之渐，火为热之极。本类药物味，多苦寒或甘寒，清热力较强，用以治疗火热较盛的病证，故称之为清热泻火药。本类药物以清泄气分邪热为主，适用于热病邪入气分而见高热、口渴、汗出、烦躁，甚或神昏谵语，舌红苔黄，脉洪数实者。此外，因各药归经的差异，还分别适用于肺热、胃热、心火、肝火等引起的脏腑火热证。故眼科使用此类药物时必须要辨证与辨病相结合，例如"五轮学说"中，胞睑属脾胃，证见胞睑局部红肿，硬结较大，甚则白睛肿若鱼泡，耳前淋巴结肿大压痛，伴口渴喜饮，便秘溲赤，苔黄脉数者可用通脾泻胃兼以解毒即是。内障如目系猝病，表现为视力急降、眼珠压痛或转动时珠后部作痛，眼底可见视盘充血、水肿，边界不清，视网膜静脉扩张，附近网膜有水肿、渗出、出血；全身症见头痛、耳鸣、口苦咽干，舌红苔黄，脉弦数，此为肝火亢盛(目系与肝经相连),故治以清肝泻火。

清热泻火药中前言其作用以清泄气分邪热为主,此气分邪热即指温热病气分实证,乃温热邪气入里,则正气奋起驱邪,正邪相争于里,使脏腑功能处于亢奋状态,此阶段大多无燥屎内结,习称为"无形热盛"。如有燥屎者,应用此类药物不妥,而应考虑使用泻下药。

石膏清热泻火,除烦止渴宜生用

石膏药性甘、辛,大寒。归肺、胃二经。清热泻火,除烦止渴宜生用,其用量要大,一般15～30g,甚至 60g,必须先煎。煅用可敛疮生肌,收敛止血。眼科常用于以下病证:

(1) 清肺泻火。如麻杏石甘汤(《眼科集成》:麻黄、杏仁、石膏、甘草)治疗暴发火眼、白睛红赤、紧涩眵多或疼痛肿胀,热泪频流等。时行疫疠,天行赤眼也可用此方治疗。

(2) 清泻脾胃湿热。如通脾泻胃汤(《审视瑶函》:麦冬、茺蔚子、知母、玄参、车前子、石膏、防风、黄芩、天门冬、大黄)治疗脾胃积热炎蒸、经络壅滞、蒸腐作脓、黄液上冲、目珠胞轮赤痛、大便燥结者。祁老认为凡见凝脂翳障、前房积脓、红肿热痛,除便溏气弱孕妇外,不必证见便秘便可投以此方,以紧急救治,往往有效(因其病由下而上者乃属阳明),但中病即减。

(3) 用于清解阳明风热,治阳明头风疼痛,目珠胀痛。如升麻芷葛汤(《审视瑶函》:升麻、干葛、白芷、苏薄荷、石膏、陈皮、川芎、制半夏、甘草)。

(4) 用于治疗渗出性脉络膜炎、葡萄膜大脑炎、交感性眼炎。如黄叔仁用加减化斑汤[生石膏 100g、生石决明 70g、玳瑁片 20g(以上二药先煎半小时)、玄参 15g、生地黄 20g、知母 10g、淮山药 15g、丹皮 10g、川连 4.5g、葛根 10g、青黛 20g、生甘草 6g、紫草 15g、羚羊角尖粉 1.5g(一日内分两次冲服)]。在方解中黄叔仁谓脉络膜多血少气,以血热实证为多。当其炎症进行时,无论全身有无实证,为了抢救视功能,应按急则治其标的原则,以泻火清热为急方。用加减化斑汤,一俟炎症缓解,便可因全身证而酌情出入。

此外,祁老曾与一位老药工交谈,解放前曾有某老大夫,因药源短缺,曾用生石膏代替羚羊角。现代石斛明目丸中即用生石膏和磁石(醋淬)替代羚羊角,故特别提出,供同道参考。

寒水石清热泻火主入血分

寒水石为硫酸盐类矿物芒硝的天然晶体,药性辛、咸寒。功能清热泻火。据焦树德教授讲，寒水石与生石膏均为清热泻火药，但寒水石清肺胃实火偏入血分，无解肌达表之力，生石膏清肺胃火热，主入气分，并有解肌达表，使邪外透的效力。本品临床少用，抑阳酒连散《原机启微》中有此药。因药剂局多无此药，故祁老用生石膏代替其疗效不减。

知母不但清热，且能生津润燥

知母药性苦、甘而寒。归脾、胃、肾经。其功效为清热降火，尚兼生津润燥。一般清热药多化燥伤阴，如黄连、黄芩、黄柏、栀子等，而知母既能清热，又能滋阴润燥，故凡阴虚发热、骨蒸盗汗、五心烦热、消渴引饮者，多择而用之，但与相应药物相伍用也可用于肺胃实热，如：

(1) 清肺经热邪。如泻肺汤(《审视瑶函》：桑白皮、地骨皮、知母、麦门冬、桔梗)主治白睛外膜起生玉粒、沙涩不爽，甚则摩擦睛珠，疼痛流泪。

(2) 清肺胃实热。常与黄芩、石膏、大黄等同用，如通脾泻胃汤(《秘传眼科龙木论》：麦门冬、茺蔚子、防风、大黄、知母、黑参、天门冬、黄芩)治疗肺胃火热上蒸之胞肉胶黏、白睛壅肿红赤、眵多黏结难开，黄液上冲，胞轮红赤，羞明流泪等。

(3) 用于滋阴降火。常与黄柏、地黄等伍用治疗阴虚火旺，虚火潜上而致视物变形，视大为小，视直为曲，莹星满目，或口鼻干燥，白睛淡红，双目干涩，视物昏花等目疾。如知柏地黄丸(汤)(《医宗金鉴》：知母、黄柏、山萸、山药、丹皮、泽泻、茯苓)，乃临床各科常用之方剂，主要用于滋阴降火，其中黄柏坚肾燥湿，即清下焦有形之湿热，而知母偏于肾经虚热，两药合用可增强滋阴坚肾，清热降火的作用。

栀子清热上行，善解玄府之郁火

栀子药性苦、寒。归心、肺、三焦经。功能泻火除烦，清利湿热，凉血解毒(焦栀子凉血止血)，眼科应用如下：

(1) 清利玄府郁火。如《本草思辨录》周岩谓："栀子，苦寒涤热，而所涤为瘀郁之热……治肝则古方不可胜举，总不离乎解郁火。凡肝郁火生，胆火外扬，肝火内伏，栀子解郁火，故不治胆而治肝。古方如泻青丸、凉肝汤、越鞠丸、加味逍遥散之用栀子皆是。"故加味逍遥散(《审视瑶函》：当归身、白术、茯神、甘草、白芍、柴胡、炒栀子、丹皮)为眼科所常用，其因与"眼病多郁"有关。栀子清利解郁之功即寓义于方中。

(2) 栀子轻飘象肺故轻推浮上，故其治亦向上。凡见热毒上扰所致胞睑肿疖，白睛火赤肿胀，眵多如糊，胞轮红赤，黑睛生翳等，皆可用栀子、黄芩、黄连、大黄等治之。

(3) 常与木通、车前子、滑石等同用治因湿热熏蒸之眼睑红赤，湿烂疼痛，大眦漏、小眦漏等。如泻湿汤(《审视瑶函》：车前子、黄芩、木通、陈皮、淡竹叶、茯苓、枳壳、栀仁、荆芥穗、苍术、甘草)。

(4) 凉血止血。常与生地、丹皮、赤芍等同用,治疗血热妄行之血灌瞳神,眼底出血等,如分珠散(《证治准绳》:槐花、白芷、地黄、栀子、荆芥、龙胆草、甘草、黄芩、当归、赤芍)。

第二节 清热燥湿药

本类药物性味苦寒,清热之中,燥湿力强,故称清热燥湿药,主要用于湿热证。因其苦降泄热力大,故本类药物多能清热泻火,可用于治脏腑火热证。因湿热所侵机体部位的不同,临床症状各有所异,如湿热或暑温夹湿、湿热蕴结,气机不畅,则症见身热不扬,胸脘痞闷,小便短赤,舌苔黄腻;若湿热蕴结脾胃,升降失常,则症见脘腹胀满、呕吐、泻痢;若湿热壅滞大肠,传导失职,则症见泄泻、痢疾、痔疮肿痛;若肝胆湿热蕴蒸,则症见黄疸尿赤,胸胁胀痛,耳肿流脓;若湿热下注,则症见带下色黄,或热淋灼痛;若湿热流注关节,则症见关节红肿热痛;若湿热侵淫肌肤,则可见湿疹湿疮。上述湿热为患诸病均属本类药物主治范围。

本类药物苦寒性大,燥湿力强,过服易伐胃伤阴,故一般用量不宜过大。凡脾胃虚寒,津伤阴损者应慎用,必要时可与健胃药或养阴药物同用。用本类药物治疗脏腑火热证及疮疡肿毒时,均可配伍清热泻火药或清热解毒药。

黄芩侧重清解肺、少阳及胎中热邪

黄芩性味苦,寒。归肺、胆、胃、大肠、小肠经。功能清热燥湿,泻火解毒,止血安胎。目前以黄芩为主药的制剂甚多,如黄芩片、黄芩苷注射液、银黄冲剂、消炎退热片等10余种,故为临床各科常用品种。正如《本草汇言》倪朱谟所言:"黄芩善治三焦之火者,方脉科以之清肌退热;疮疡科以之解毒生肌;光明科以之散热明目;妇科用之安胎理经,此真诸科半表半里之首制也。"下面介绍眼科最为常用的三个方面:

(1) 黄芩是外障眼病,尤其是白睛之病变常用之药,无论风、火、湿之外邪所致目疾皆可伍用于相应的方剂中。如泻肺汤(《秘传眼科龙木论》:羌活、黄芩、黑参、桔梗、大黄、芒硝、地骨皮)用以治疗暴风客热,白睛红赤浮胀,覆盖黑睛,眵多如脓,刺痒灼热,如金疳、火疳重症等。不但内服,而且可以外用。

(2) 用于清解少阳经之热邪,即凡属伤寒热病、寒热往来或潮热不解,伤及目系而致之视瞻昏渺、暴盲、瞳神散大。如小柴胡汤(《伤寒论》:柴胡、人参、甘草、黄芩、半夏、姜枣)。

(3) 妊娠目疾,即胎中有火,而致目疾者,即可用黄芩伍用于方剂中。但无火而虚寒所致目疾则不可用耶,如保胎清火汤(《审视瑶函》:黄芩、砂仁、荆芥穗、当归身、白芍、连翘、生地、陈皮、川芎、甘草)。

黄芩酒炒偏于泻肺火，治上焦湿热；黄芩炭可用于各种热性出血；枯芩偏泻肺胃之火，清肌表之热；子芩（又名条芩）偏于泻肠胃之火，并常用于清热安胎。

黄连“治目中百病”，可内服又可外用

黄连性味苦，寒。功能清热燥湿，泻火解毒，为治疗眼病尤其是外障的最常用药，即可内服，又可外用，常以水、乳汁、油类、鸡蛋清等配制成水剂、膏剂、散剂用于点、洗、敷以治疗诸多外眼病，如汤泡散（《太平惠民和剂局方》：赤芍、当归、黄连）。

(1) 治心经火盛之目疾。如三黄丸（《银海精微》：黄连、黄芩、大黄）用以治疗大眦红赤、疼痛、赤脉传经、刺痒羞涩等。

(2) 治湿热内蕴所致目疾。如半夏泻心汤（《金匮要略》：甘草、黄芩、干姜、人参、大枣、半夏、黄连）用以治疗因湿热停久，蒸腐气血，上熏口眼，下注二阴，目赤如鸠，眼胞红赤，口舌生疮，阴部溃烂，甚则黄液上冲，羞明赤肿等。

(3) 治肝经湿热。如四顺清凉饮子（《审视瑶函》：当归身、龙胆草、黄芩、桑白皮、车前子、生地黄、赤芍、枳壳、炙甘草、熟大黄、防风、川芎、黄连、木贼草、羌活、柴胡），治黑睛生翳，凝脂成片，变生速长，黄液上冲，疼痛羞明等。

(4) 清涤血热。常与赤芍、生地黄等同用治疗血热伤络之眼底出血，瘀血灌睛，血灌瞳神，振胞瘀痛等紧急血证。

(5) 治时行疫疠之气。如普济消毒饮（《审视瑶函》：黄连、黄芩、白僵蚕、牛蒡子、连翘、橘红、板蓝根、玄参、柴胡、桔梗、甘草梢、马勃、升麻、人参），治目赤肿痛、头面浮肿、羞明紧涩、头痛热泪，也可用于天行赤眼暴翳（方中去人参、升麻，加木贼、白蒺藜、蝉衣）。

(6) 用于疮疡肿毒。如黄连解毒汤（《外治秘要》：黄连、黄芩、黄柏、山栀），治疗胞睑赤肿如杯，胞睑丹毒等。

除此，黄连尚能治消渴，如张树生在《百药效用奇观》中谓：“《别录》之黄连‘止消渴’，因黄连苦寒，善清心火，火去则不吸烁真阴，肾水得复，况黄连苦寒亦可厚肠胃以坚阴，故治消渴者，黄连可谓。”高健生研究员提出“从心、肾论治糖尿病性视网膜病变”的论点。以黄连、肉桂、密蒙花为主药的“糖目宁”，通过临床治疗和实验研究，初步证明了该方剂治疗糖网病有一定疗效，该课题目前仍在进一步进行中（注：黄连与肉桂合用，即为交泰丸，能交通心肾）。

黄柏坚肾益阴降火

黄柏苦，寒。归肾、膀胱、大肠经。功能清热燥湿，泻火除蒸，解毒疗疮，眼科应用如下：

(1) 清热燥湿。如黄连解毒汤(《外台秘要》:黄连、黄柏、黄芩、山栀)用来治疗胞睑湿热生疮,睑弦赤烂,风赤疮痍以及目赤疼痛,胞轮红赤等。

(2) 泻膀胱小肠之火。用以治下焦湿热,上凌目窍,大小眦赤脉,目赤而不痛,小便赤涩,如导赤散(《银海精微》:木通、甘草、栀子、黄柏、知母、生地黄)。

(3) 坚肾益阴,清热降火。治肾水不足,相火偏亢,虚火潜越,视物昏矇,视大为小,视直如曲,视瞻有色,青风内障,圆翳内障初起者,如知柏地黄汤(《医宗金鉴》:知母、黄柏、熟地、山萸肉、山药、丹皮、泽泻、茯苓)。

黄芩、黄柏、黄连三药性味皆为苦寒,而黄连为之最,三药均能清热燥湿,泻火解毒,用以治疗湿热内盛或火毒炽盛之证,且常相须为用,但黄芩偏于泻上焦少阳之火,且能安胎;而黄柏偏泻下焦相火除骨蒸,湿热下注(如二妙丸);黄连偏于泻中焦胃火,更长于泻心火。

龙胆善于清肝以明目

龙胆草性味苦,寒。归肝、胆经。功能清热燥湿,泻肝胆火。“目不因火则不病”,实不尽然,亦不虚夸,且“肝开窍于目”,正如《仁斋直指方》所言“肝者,目之外候”。故火邪之中,肝胆之火相对而言更易上攻于目而为病,龙胆专入肝胆二经,可直指火邪而泄之。

(1) 清泄肝胆火热。如泻青丸(《审视瑶函》:龙胆草、当归、川芎、羌活、山栀仁、大黄、防风)治肝胆郁热,甚则热极生风,夜卧不安、惊痫抽搐、身反折强直、目直视或眼暴发赤肿疼痛、黑睛生翳、头目肿痛等。

(2) 清泻肝胆湿热。如龙胆泻肝丸(《太平惠民和剂局方》:龙胆草、黄芩、栀子、泽泻、木通、车前子、当归、地黄、柴胡、甘草)治疗肝胆湿热,上凌目窍,胞轮红赤,羞明流泪,疼痛拒按,黄液上冲,暴盲,绿风内障,瞳神紧小等。

龙胆草苦寒,不宜久服,脾胃虚寒者及孕妇均当慎用或忌用,一般用量3～6g。

秦皮收涩止泪

秦皮药性苦、涩,寒。归肝、胆、大肠经。功能清热燥湿,收涩止痛,止带明目。内服可治因肝经风热之目赤生翳,如《秘传眼科龙木论》秦皮汤(秦皮汤、羚羊角、细辛等)。外用古人有“煎汤热淋洗眼定效”。可单用或配栀子、淡竹叶浸液点眼,淋洗或制成散剂、膏剂点眼,治疗多用于外障眼病。

秦皮苦、涩寒,其中涩者乃有收涩之意,古本草书中提出有“能收泪也”,如《万毕术》曰“秦皮止水,谓其能收泪也”。《别录》中有“治小儿惊痫身热及肝热目暗,翳膜赤肿,风泪不止等疾”。《药性论》中有“主明目,去肝中久热,目赤肿痛,风泪不止……”。

故临证中遇外障肿赤，泪多不止者，可加用秦皮以收涩止泪，望同行临证中留心观察以利患者。

白鲜皮善治皮肤瘙痒

白鲜皮苦寒功能清热燥湿，祛风止痒。眼科常用此配苦参、白蒺藜、防风、地肤子、凌霄花等治疗眼部疮疡，睑弦赤烂，湿痒难忍，风赤疮痍，眦帷赤烂等。可煎汤内服，其所煎药渣可滤汤趁热熏洗。

第三节　清热解毒药

本类药物性质寒凉，清热之中更长于解毒，具有清解火热毒邪的作用，主要适用于痈肿疮毒，丹毒，温毒发斑，痄腮，咽喉肿痛，热毒下痢，虫蛇咬伤，癌肿，水火烫伤以及其他急性热病等，应根据各种证候的不同表现及兼证，结合具体药物的特点，有针对性地选择应用。并根据病情的需要给以相应的配伍，如热毒在血分者，可配伍清热凉血药；火热炽盛者，可配伍清热泻火药；夹有湿邪者，可配伍利湿、燥湿、化湿药；疮痈肿毒、咽喉肿痛者可配伍活血消肿药或软坚散结药。而眼部以毒为害者，如疮毒者（大多指细菌）则按疮疡论治，再结合所在部位，分属五轮不同而治；疫疠之毒（除细菌外，尚有病毒等），则参考温热病之理论传变，酌情治之；至于因中毒而致目疾者，在弄清所受中毒之具体毒物，采取有针对性的治疗。

本类药物易伤脾胃，中病即止，不可过服。

金银花为治疮疡必用之品

金银花又名忍冬花，药性，甘、寒。功能清热解毒，疏散风热。为眼科常用之品。

（1）疏散风热。如银翘散（《温病条辨》：连翘、银花、桔梗、薄荷、竹叶、生甘草、荆芥穗、淡豆豉、牛蒡子）用于治疗天行赤眼所致白睛红赤肿胀，眵泪皆多。亦可用于聚星障之初起者。

（2）清热除痈。如五味消毒饮（《医宗金鉴》：银花、蒲公英、地丁、野菊花、紫背天葵）用以治疗眼睑偷针，胞肿如桃等眼部化脓性疖肿。

（3）清热排脓。如银花复明汤（《中医眼科临床实践》：金银花、蒲公英、桑皮、天花粉、黄芩、黄连、龙胆草、生地、知母、大黄、元明粉、木通、蔓荆子、枳壳、甘草）用以治疗凝脂翳障，黄液上冲，胞轮红赤。

金银藤乃金银花之藤茎，功效同金银花，但其力较弱，能通经活络，故经络中蕴积风热者用之为良，特别是关节热肿疼痛者更宜。在用量方面因金银花甘寒，不伤气血，用量宜大，一般可在 15～30g 之间。

大青叶凉血消斑

大青叶性味苦，寒。功能清热解毒，凉血消斑。该品一般常用于温病、瘟疫、温毒所致病证。故凡各种病毒感染所致眼疾或葡萄膜炎，病势紧急等皆可伍用，如流行性角结膜炎、单纯疱疹病毒性角膜炎、流行性出血性结膜炎、葡萄膜大脑炎、交感性眼炎、白塞氏综合征等。该药口服后从尿中排泄为主，速度很快，无积蓄中毒作用。最高浓度可维持 4 小时，故临床用药以 4 小时服一次为佳。因本品苦寒性重，口服剂量不能太大，以 15g 以下为宜。另外，对单纯疱疹病毒性角膜炎反复发作或深层者、身体单薄、久不愈合最好不用，而以甘寒之金银花代替，以免寒凉太过，翳深难退。

板蓝根乃大青叶之根

板蓝根性味苦，寒。功能清热解毒，凉血利咽。此品乃大青叶之根，故功用相似，稍异者为叶主散，根主降。眼科所用如下：

(1) 清热解毒，退赤消肿。常与金银花、野菊花、薄荷、丹皮、车前子等伍用治疗天行赤眼，白睛赤肿，羞明流泪，灼热砂涩，甚者白睛出血成片者。

(2) 明目退翳。常与密蒙花、木贼草、蝉衣、黄芩、赤芍等相配治疗聚星障，花翳白陷初起。

蒲公英、紫花地丁常相须为用

蒲公英药性苦、甘，寒，而紫花地丁药性，苦、辛、寒。两者功效均为清热解毒，消肿散结，眼科临床常相须为用。若强分之则公英治乳痈，地丁治疗毒。

(1) 清热解毒，消痈散结。如五味消毒饮(《医宗金鉴》：银花、紫花地丁、蒲公英、野菊花、紫背天葵)用以治疗胞睑热毒内生疖肿、红肿热痛。如胞生偷针、风赤疮痍、睑弦湿烂、胞肿如桃等。

(2) 明目退翳。可与密蒙花、蝉衣、决明子等配伍治疗热毒炽盛上攻黑睛所致流泪剧痛，怕光羞明，黑睛生翳，甚至黄液上冲等。

败酱草内痈外痈皆治

败酱草药性辛、苦，微寒。归胃、大肠、肝经。功能清热解毒，消肿排脓，祛瘀止痛。

眼科临床应用如下：

（1）清热排脓。祁老认为本品特点为祛瘀消肿排脓，故用于疮疡红肿瘀痛，即欲成脓或已成脓的中期或极期。而初期似选祛风清热之品如银花、菊花为宜。即身热恶寒有表证之疮疡初起不宜用之。

（2）祛瘀消胬。如《硕虎斋省医语》治赤眼障痛并胬肉攀睛（败酱草、荆芥、草决明、木贼草、白蒺藜）。

（3）治痈消肿。因本品古人常用此治疗肠痈、肺痈（此既为内痈），故可同样取其治疗眼内急性化脓性炎症，而不只限于治疗外眼之痈，另外，也可与丹皮、赤芍、川芎、泽兰、归尾等配伍治疗视网膜中央静脉阻塞，视网膜出血，水肿、渗出等。

野菊花与甘菊不同

野菊花性味苦、辛、微寒。归肝、心经。功能清热解毒，疏风平肝。野菊花与甘菊花虽均为菊科植物，然两者临证使用不同，如倪朱谟谓："野菊花性寒味苦，无故而饮，有损胃气，非甘菊花有益血脉和肠胃之妙。"野菊花眼科临床主要用于清热解毒，退赤消肿，如前节介绍的五味消毒饮。若治目赤肿痛可与夏枯草、千里光、桑叶、甘草水煎服用。甘菊可与夏枯草、草决明泡水代茶饮用以治疗高血压之眩晕、头痛。

鱼腥草应辨证使用

鱼腥草性味辛、微寒。归肺经。功能清热解毒，消痈排脓，利尿通淋。眼科临床常将此品与其他清热解毒药相伍用，以治疗眼部疖肿及化脓性炎症。此外，近来将鱼腥草加工成注射剂及滴眼液，其滴眼液目前使用较广，特别是针对病毒性感染如流行性角膜炎、单纯疱疹病毒性角膜炎，并有相应的总结报道。祁老通过临床实践对此提出不成熟的看法供同道参考：①实践是检验真理的标准，鱼腥草滴眼液有其适应证，使用必须有针对性，不能盲目使用；②鱼腥草性寒而苦，特别是内服，不能长期使用，以免过于寒凉损伤脾胃或使翳膜冰伏，再者使用中药应按其性味归经功效辨证使用，不能死搬药理，对号入座。

附　清热解毒药中以下品种可伍用于眼部抗肿瘤药剂中：①半边莲，药性辛，平，归心、小肠、肺经，功能清热解毒，利水消肿，用量 10～15g；②白花蛇舌草，药性微苦、甘，寒，归大肠、小肠经，功能清热解毒，利湿通淋，用量可 15～60g；③山慈菇，药性甘、微辛，凉，归肝脾经，功能清热解毒，消痈散结，用量 3～9g。

第四节　清热凉血药

凡能清热凉血，以治疗营分、血分热邪为主的药物，称为清热凉血药。

本类药物性味多为苦寒或咸寒，有清解营分、血分热邪的作用，主要用于营分、血分等实热证。亦可用于其他疾病引起的血热出血，如因血热妄行，而致眼部出血疾患。因本类药物多为苦、甘、咸、寒之品，长期服用有抑遏脾胃阳气之弊。

生地黄清热凉血，养阴生津

生地药性甘、苦，寒。归心、肝、肾经。功能清热凉血，养阴生津。眼科应用如下：

(1) 清热凉血。适用于眼部出血早期及出血不止，视力急剧下降，可伍用丹皮、白芍、水牛角、生石膏、黄连等治疗眼部外伤或各种因血热导致的眼底视网膜血管病变的出血及渗出等，如犀角地黄汤(生地、丹皮、白芍、犀牛角)。

(2) 滋阴补血，生津止渴。常与麦冬、沙参、玉竹等配伍以养胃阴、益阴血，治烦渴胃阴不足，胃燥不运、口渴便秘、阴虚有热之眼病，如增液汤(《温病条辨》：玄参、生地、麦冬)。

除此，生地伍用于因肝风内动而致暴盲的治疗方剂中，如大定风珠(《温病条辨》：干地黄、麦冬、五味子、甘草、麻仁、生龟板、生牡蛎、生鳖甲、阿胶、鸡子黄)，以平肝息风，通络开窍。治高血压或中风及急性热病而致的眼底严重病变。

上述生地即干生地，与鲜生地、熟地黄功效有别，不能混言之。鲜者多用于急性热病，血热妄行之急性出血；而熟者是以补血滋阴、益精填髓为主。生地味厚滋腻，不能大量或久用，否则易滞腻碍胃，此时宜用细生地或配用少量砂仁同服。生地在临床各科使用频率甚高，但主要作用为清热凉血，养阴生津为主，不能方剂中含有生地者即统归其功。

玄参尚具软坚散结之功

玄参又名元参，其药性为甘、苦、咸，微寒。归肺、胃、肾经。功为清热凉血，泻火解毒，滋阴散结。

(1) 清热凉血，滋阴止渴。常与生地相配用于相应的方剂中，所治病证亦与生地相同。

(2) 软坚散结，古方中元参、贝母、生牡蛎相配用于治疗瘰疬痰核(消瘰丸)主要取其消散痰核之功，故祁老将其与其他软坚散结药结合辨证组成方剂用以治疗金疳、火疳、胞生痰核、甲状腺相关眼病、眼底硬渗增殖等。特别是阴虚血弱体质者用之更为适宜，因玄参兼有养阴之功，除此，还可用于老年人或近视患者引起的玻璃体混浊或玻璃体变性，因其具备既养阴又散结的双重功效，如黑参汤(《银海精微》：生地、赤芍、菊花、元参、青葙子)。

(3) 泻火解毒。可配金银花、当归、甘草，如《验方新编》之四妙勇安汤，治疗痈疽经久，热毒未清而营血耗伤者。如胞生偷针，经久不消并伴红肿僵硬者用之最宜。

元参、生地都能滋阴，但生地甘寒补阴，偏于凉血清热，适用血热之火；元参咸寒，滋阴降浮游之火且元参尚能解毒散结。

丹皮清热凉血，解郁消痈

牡丹皮药性苦、甘，微寒。归心、肝肾经。功能清热凉血，活血祛瘀。

(1) 清热凉血。其中眼科主要用于血分有热或阴虚内热，致使血行脉外的出血。故凡由以上原因造成的出血，不论眼内眼外，均可投用以泄血分热邪而达到止血的作用，如急性前部葡萄膜炎造成前房积血，或眼内出血，或眼底静脉血栓的暴盲，或眼底血管炎症造成的出血水肿等。一般多与生地、元参、水牛角、仙鹤草、茅根、棕炭同用。内科亦可用来凉血除蒸解潮热，即阴虚血热而致骨蒸痨热、无汗、口渴等，一般可用青蒿、鳖甲、地骨皮、秦艽、白薇同用。

(2) 活血化瘀。多用于内痈及外痈，内痈即肠痈、肺痈或眼内痈肿，外痈即外部疮疡痈肿。一般多使用于痈肿早期以求其活血化瘀，防止成脓。如大黄牡丹皮汤(《金匮要略》)伍加败酱草、金银花等。祁老指出，用丹皮止血能达到止血不留瘀之妙；若用其活血化瘀，则其力不专，必伍用其他活血化瘀之药方妥。

(3) 解郁舒肝。临床常用的丹栀逍遥散(详见栀子条下)，牡丹皮、地骨皮皆治骨蒸潮热，但地骨皮治有汗，而丹皮治无汗之骨蒸潮热，地骨皮泻肺中伏火，丹皮泻血中伏火。

赤芍与白芍功用不同

赤芍药性苦，微寒。归肝经。功能清热凉血，散瘀止痛。眼科应用如下：

(1) 散瘀消肿止痛。赤芍能通血脉，行血中之滞，且性苦寒，故凡属热邪所致的眼部炎症、肿痛、瘀血、疮痍皆可选用赤芍于方药中，常可与黄芩、菊花、防风、银花、花粉、当归、白芷、三七粉等同用。

(2) 清热凉血。赤芍入血分，凡属热毒深入血分，致使热迫血行于外之内外障之出血，或伴斑疹等，皆可用之。如犀角地黄汤(《千金要方》：丹皮、赤芍、生地、犀牛角)。

白芍偏于敛阴和血，赤芍善于散血行瘀。赤芍与丹皮均能清热凉血，但凉血之力不如丹皮，而活血较丹皮力强。

紫草凉血透疹通便

紫草药性甘、咸，寒。归心、肝经。功能清热凉血，解毒透疹，通大便。眼科应用如下：

（1）凉血透疹。所谓斑疹，即气分热邪窜入营血导致营血两燔或气血两燔而致皮肤细小血络充血而为疹，破裂则成斑，故凡因热邪侵犯眼部皮肤致生斑疹或眼之细小脉络破裂出血，皆可与薄荷、牛蒡子、蝉衣、桔梗、连翘等同用以治之。

（2）消肿解毒通便。大凡眼部疖肿、葡萄膜炎（因该膜血络密集而纤细，热毒疫疠之邪最易伤害），尤其是急性者，可配合银花、连翘、归尾、赤芍、生地（如大便秘结者用之更宜）以消肿解毒，凉血润便。

市售紫草油（紫草、植物油 1∶2 浸泡 7～10 天）涂于患部，特别是眼睑皮肤起疹者更宜（不要进入眼内）。

水牛角可代犀牛角

水牛角药性苦，寒。归心、肝经。功能清热凉血，解毒定惊。临床多镑片或打粉煎服 15～30g，宜先煎 3 小时以上。水牛角浓缩粉可以冲服，每次 1.5～3g，每日 2 次。

因犀牛角价高难觅又被禁用，但其功用不能忽视，故如欲用则可以水牛角代之。古代本草如《别录》、《日华子本草》均明言水牛角可代犀牛角。近代陈达夫、黄叔仁也有相应论述。祁老曾撰文详细论述，简而言之即现代药理研究认为水牛角可为犀牛角代用品但用量需大。眼科应用简述如下：

（1）平肝息风。常与防风、钩藤、茺蔚子等伍用治疗肝风内动或风中经络，口眼㖞斜，睑中赤痒，时时颞之牵动。

（2）清热祛瘀，退翳明目。常与黄芩、玄参、茺蔚子、桔梗配伍治疗赤膜下垂，赤涩肿痛，黑睛渐生翳膜。

（3）用于血热妄行而致眼内外急性出血，用之以达到清热凉血，一般常与赤芍、生地、丹皮等相伍为用。

（4）清热解毒。凡胞睑眼眶及目珠严重的化脓性疾病、红肿热痛，兼有烦躁不安、口渴尿赤、舌色深红或紫绛等属于热毒炽盛者，可与石膏、知母、生甘草、元参等配合以清热解毒，如《温病条辨》化斑汤。

第五节　清虚热药

本类药物药性寒凉，主入阴分，以清虚热、退骨蒸为主要作用，主要用于肝肾阴虚、虚火内扰所致的骨蒸潮热，午后发热，手足心热，虚烦不寐，盗汗遗精、舌红少苔，脉细而数；以及温热病后期，邪热未尽，伤阴劫液，而致夜热早凉，热退无汗，舌质红绛，脉象细数等虚热证候。除此亦可用于实热之证。眼科方面主要用于清热凉血，解玄府郁滞，使气血通达而明目。使用本类药物常配伍清热凉血及清热养阴之品，以标本兼顾。

青蒿可治暑湿目病

青蒿药性苦、辛，寒，归肝胆经，功能清透虚热，凉血除蒸，解毒截疟。眼科主要用于解肝胆郁热。古人用此治目昏夜读不能久视，如青金散(《圣惠方》：青蒿花捣罗为散)，每服 1.5g，空心水调下，久服明目可读细书。也可与菊花、石决明、草决明、黄芩、栀子同用治疗目赤羞明，睛珠发黄。另外，可用来治疗因夏月贪凉饮冷，郁遏阳气以致头痛恶寒，相火上炎，两目红肿、热泪如汤，甚则色带黄滞、睛珠翳障，及深秋伏暑内发，赤涩羞明，以清暑化湿，如清暑汤(《银海精微》：藿香、青蒿、滑石)。祁老认为此方可用于因中暑湿之气而发目疾之基础用药。另外尚应区别暑与热之不同，因暑伤气而热伤阴，故治之不同，如清暑益气汤中有西洋参即是。

青蒿清肝胆虚热，兼治湿热或暑湿留连，寒热交作，或暮热早凉，久久不愈，而柴胡主治邪在少阳，寒热往来。地骨皮泻肝肾虚热，退有汗之骨蒸，而青蒿清肝胆虚热，退无汗之骨蒸，兼除湿热久留。

白薇为治妇女血热必备之药

白薇性味苦、咸，寒。归胃、肝肾经。功能清热凉血，养阴退热。眼科临床应用如下：

(1) 清热解毒。常用来治疗因肺胃积热所致大眦部生漏，不时流出血水，或少量黏稠液体，久不收口，如白薇丸(《审视瑶函》：白薇、石榴皮、防风、白蒺藜、羌活)。

(2) 胎前产后之目疾。胎前可与黄芩、白芍、桑寄生相伍用，以治目赤肿痛，产后因血虚而发热。熏蒸目窍，可与当归、白芍、黄芩、白蒺藜、谷精草相伍用以补虚清热退赤。之所以应用白薇乃缘于此品能清热解毒养阴，能入冲任二脉之故也。故《药义明辨》、《重庆堂随笔》、《本草正义》皆言本品为妇科血热必用之品。

地骨皮清肺火，入肾凉骨

地骨皮为枸杞子之根皮，药性甘，寒。归肺、肝、肾经。功能凉血除蒸，清肺降火。眼科常用于下列情况：

(1) 清泄肺火。常与桔梗、桑白皮、大黄同用治疗肺火炽盛之白睛红赤壅肿，泪出不绝，热泪如脓，如泻肺汤(《银海精微》：地骨皮、大黄、芒硝、桔梗、甘草)。

(2) 清心泻肺。治心火乘肺致白睛红赤并生颗粒(多在大眦部位)，并伴口舌生疮，小便赤浊，如地骨皮散(《普济方》：地骨皮、生地黄、黑参、甘草、木通、黄芩)，可加防风、连翘以散结。

(3) 清肝肾之虚热。治疗肝肾阴血不足，水不济火之视物昏矇，青风内障，瞳神开大等，如固本丸(《审视瑶函》：熟地、生地、菟丝子、当归、五味子、枸杞、麦门冬、牛膝、天门冬、茯神、地骨皮、远志)。

银柴胡清热凉血，解玄府郁结

银柴胡性味甘，微寒。归肝、胃经。功能清虚热，除疳热。河北庞赞襄老中医善用此品，以清热凉血解玄府郁结，使脏腑精气血得以升腾通畅，目得以明。现摘其要点介绍如下：

(1) 清热化湿。如散风燥湿解毒汤(《庞赞襄中医眼科经验》：金银花、蒲公英、黄芩、羌活、防风、白芷、陈皮、白术、连翘、赤芍、生地、银柴胡、枳壳、龙胆草、甘草)治疗因脾虚湿盛所致眼睑湿疹，痛痒交作，病情缠绵者。

(2) 用于清化痰热。常与半夏、杏仁、桑白皮同用治疗因痰热内蕴，肺气上逆所致之白睛溢血，如化痰清肺汤(《庞赞襄中医眼科经验》：桔梗、橘红、半夏、杏仁、瓜蒌、桑白皮、川贝母、银柴胡、黄芩、枳壳、龙胆草、甘草)。

(3) 凉血和血，开郁通脉。治疗因气血瘀阻，脉道闭塞所致视网膜中央静脉阻塞，视力突然下降等，如舒肝破瘀通脉汤(《庞赞襄中医眼科经验》：当归、白芍、丹参、赤芍、银柴胡、茯苓、白术、羌活、防风、蝉蜕、木贼、甘草)。

此外，如小儿疳积上目，银柴胡常配以焦三仙、使君子、鸡内金、密蒙花、谷精草、炒白术、夜明砂同用，以健脾消疳，明目退翳。

胡黄连消疳化积

胡黄连性味苦，寒。归肝、胃、大肠经。功能退虚热，除疳热，清湿热。眼科可用于：

(1) 消疳化积。治饮食不节致脾胃损伤，因循渐积，积久成疳，疳积上目，频频眨眼，揉眼搦眉，白睛干燥，黑睛生灰白翳，如肥儿丸(《医宗金鉴》：人参、白术、茯苓、黄连、胡黄连、使君子、神曲、麦芽、山楂、芦荟、甘草)。

(2) 清热燥湿。治疗肝经湿热所致白睛红赤，口内生疮，牙龈溃烂，下部阴疮等，如龙胆芦荟丸(《审视瑶函》：芦荟、胡黄连、龙胆草、川芎、芜荑、当归身、白芍、木香、甘草)。

除此，胡黄连与木香、槟榔、白芍、当归、白头翁等和用治疗湿热痢疾。

川连清热泻火，偏用于湿热毒盛痢疾、疮毒；胡黄连主要用于阴虚发热，小儿疳积，惊风等。

第三章　泻　下　药

凡能引起腹泻或润滑大肠，促进排便的药物，称为泻下药。

本类药物为沉降之品，主归大肠经，主要具有泻下通便作用，以排除胃肠积滞和燥屎等，或清热泻火，使实热壅滞之邪通过泻下而清除，起到“上病下治”、“釜底抽薪”的作用；或有逐水退肿，使水湿停饮随大便排除，达到祛除停饮，消退水肿的目的。此外，部分药物还兼有解毒、活血祛瘀等作用。

泻下药主要适用于大便秘结，胃肠积滞，实热内结及水肿停饮等里实证，部分药还可用于疮疡肿毒及瘀血证。

根据泻下药作用强弱的不同可分为攻下药、润下药及峻下逐水药。

第一节　攻　下　药

本类药物大多苦寒沉降，主入胃、大肠经，既有较强的攻下通便作用，又有清热泻火之功效，主要适用于大便秘结、燥屎坚结及实热积滞之证。应用时常辅以行气药，以加强泻下及消除肿满的作用。若用于冷积便秘者，须配用温里药。

具有较强清热泻火作用的攻下药，可用于火热上炎所致的头痛、目睛肿痛，如凝脂翳、花翳白陷、黄液上冲、绿风内障、眼部之疮疡肿毒、胞肿如桃、眼睑丹毒、漏睛疮、暴风客热、瞳神紧小等。总之，紧急外障眼病凡兼腑实便结者均可选用该类药物伍入相应方剂中，往往收到良效；或用于火热炽盛的眼部血证，尤其是外伤紧急出血者，无论有无便秘，应用本类药物均可清除实热，导热下行，起到“釜底抽薪”的作用。使用本类药物当奏效即止，切勿过剂，以免损伤胃气。

大黄乃泻火破积、泻下行瘀之要药

大黄又称锦纹，药性苦，寒。归脾、胃、大肠、肝、心包经。功能泻下攻积，清热泻火，凉血解毒，逐瘀通便。生大黄泻下力强，故欲攻下者宜生用，入汤剂应后下；或用开水泡服，久煎则泻下之力减。酒制大黄泻下力较弱，活血作用较好，宜用于瘀血证。大黄炭则多用于出血证。煎服可用 5～15g，以大黄组成的方剂甚多，眼科亦不例外，尤其是紧急之证，用之可使诸火下降，而痛立止，肿立消，血即止，以下所举仅择其要者而已，望读后举一反三。但表证未罢，身体虚弱，脾胃虚寒，胎前产后均应慎用。

(1) 用于胃肠毒火炽盛，热结便秘所致凝脂翳、黄液上冲。如眼珠灌脓方(《韦文贵眼科临床经验选》:生锦纹、枳实、银花、蒌仁、栀仁、黄芩、生石膏、夏枯草、天花粉、淡竹叶)。

(2) 用于肝经头风,痰火攻目。如大承气汤(《伤寒论》:大黄、芒硝、枳实、厚朴)治雷头风,头痛如劈,眼睛欲脱,目若锥钻,目珠按之如石,恶心呕吐,视物昏矇等。

(3) 用于热郁营分,瘀血凝滞。如大黄当归散(《银海精微》:当归、炒栀子、大黄、木贼草、黄芩、菊花、红花、苏木)治疗血灌瞳神,瘀血灌睛,胞睑肿胀,白睛赤紫,赤肿涩痛。如遇外伤前房积血或眼内出血者,也可用仲景泻心汤(大黄、黄连、黄芩)。

(4) 用于清热消肿。常可与银花、公英、白芷同用治眼部疮疡,如胞肿如桃,眼睑丹毒,漏睛疮等。

芒硝功擅泻下软坚

芒硝药性咸、苦,寒。归胃、大肠经。功能泻下攻积,润燥软坚,清热消肿。冲入药汁内或开水溶化后服,内煎可用10～15g,外用适量,孕妇及哺乳期妇女慎用。本品与大黄均为泻下药,常相须为用,治肠燥便秘。然大黄泻下力强,有荡涤肠胃之功,为治热结便秘之主药,芒硝味咸可软坚泻下,善除燥屎坚结。眼科用法可参考大黄。

因本品随质地纯杂程度不同而名称各异,杂质较多者号称朴硝,粗制品称皮硝,质纯者称玄明粉。芒硝在空气中失去结晶水后成为白色粉末称风化硝。西瓜霜即选用重约3000～3500g西瓜一个,在瓜蒂处切开,挖出部分内瓤,用皮硝500g装满瓜内,然后将切下的瓜皮盖上,用竹签钉牢,悬挂于阴凉通风处约10余天后,瓜皮外面即不断析出白霜,将霜陆续扫下,密闭于瓷瓶中,置阴凉干燥处备用,常外用于咽喉肿痛,口疮及目赤肿痛点洗之剂,有清热消肿之功。

番泻叶小量缓泻,大量攻下

番泻叶药性甘、苦,寒。归大肠经。功能泻下通便。

温开水泡服,1.5～3g;煎服,2～6g宜后下。临床常单味泡服,小剂量可起缓泻作用,大剂量则可攻下。眼科常用于目疾兼便秘者。

芦荟清肝通便

芦荟药性苦,寒。归肝、胃、大肠经。功能泻下通便,清肝,杀虫。

芦荟为足厥阴肝经之药,眼科临床以其凉肝清热,杀虫通便之功,用于肝经湿热,脾胃积热所致目疾,再配以清热祛风之剂用之。对脾胃虚弱者,切勿尝试。

本药一般不入汤剂,如内服可研末入胶囊0.6～1.5g。外用适量研末敷。由于本品不入煎剂，多以丸散制剂应用，如当归芦荟丸（《丹溪心法》：当归、胆草、栀子、黄连、黄柏、黄芩、大黄、芦荟、木香、麝香），功能清热泻肝，攻下积滞。

眼科临床用之不多，但如遇心肝热盛，便秘溲黄而致目疾者，研末装入胶囊，以汤剂冲服，其效亦彰，但必须酌证用量，过多则泻甚。

第二节　润　下　药

本类药物多为植物种子和种仁，富含油脂，味甘质润，多入脾、大肠经，能润滑大肠，促使排便而不致峻泻。适用于年老津枯，产后血虚，热病伤津及失血等所致的肠燥津枯便秘。使用时还应根据不同病情，配伍其他药物。若热盛津伤而便秘者，配清热养阴药；兼气滞者，配伍行气药；因血虚便秘者，可配伍补血药。

火麻仁润肠通便

火麻仁药性甘，平。归脾、胃、大肠经。功能润肠通便。

火麻仁性甘平，善润滑利肠，且又兼有滋养补虚作用，故适用于老人、产妇及体弱津血不足的眼疾兼肠燥便秘者，可使火热下行，目病得安。可单用，亦可与郁李仁、瓜蒌仁、苏子、杏仁、黑芝麻等同用，或与大黄、厚朴等配伍以加强通便作用。如麻子仁丸（或称脾约丸）（《伤寒论》：麻子仁、芍药、枳实、大黄、厚朴、杏仁）。

郁李仁润肠消肿

郁李仁药性辛、苦，平。归脾、大肠、小肠经。功能润肠通便，利水消肿。

郁李仁除常与火麻仁等用于润肠通便外，尚可与桑白皮、赤小豆等药同用以利水消肿，如眼部水肿兼津亏便秘者可酌用之。

第三节　峻下逐水药

本类药物大多苦寒有毒，药力峻猛，服药后能引起剧烈腹泻，有的兼能利尿，能使体内潴留水饮通过二便排出体外，消除水肿，适用于全身水肿，腹大胀满，以及停饮等正气未衰之证。但其攻伐力强，副作用大，易伤正气，临床应用当中病即止，不可久服，使用时常配伍补益药以保护正气，体虚者慎用，孕妇忌服。此类药物眼科临证用之较少，古籍所述亦缺，望同行对此类药物使用有经验者载文介绍以供参考使用。

牵牛子有毒可泻下逐水，有黑白丑之称

牵牛子药性苦，寒，有毒。归肺、肾、大肠经。功能泻下逐水，去积杀虫。

本品苦寒，其性降泄，能通利二便以排泄水湿，其逐水作用虽较甘遂、京大戟稍缓，但仍属峻下逐水之品，以水湿停滞、正气未衰者为宜，内服煎汤4.5～9g。祁老对此类药物在眼病治疗中尚无体会，以下古籍所载应用供同行参阅：

(1) 祛风化痰，清利湿热。如子和搜风丸(《审视瑶函》：人参、茯苓、天南星、苏薄荷、黄芩、姜半夏、干生姜、寒水石、蛤粉、大黄、生白矾、黑牵牛、滑石、藿香)治阳邪风症，风热上攻，眼昏耳鸣，鼻塞头痛，眩晕，逆痰涎嗽，心腹疼痛，大小便涩等。

(2) 清热化湿。如局方三白散(《龙木集》：白牵牛、桑白皮、木通、陈皮)治疗睑皮受风邪，瘀血内停而致睑生粟疮，甚则连眶赤烂。

商陆逐水散结

商陆药性苦，寒，有毒。归肺、脾、肾、大肠经。功能泻下逐水，消肿散结。

本品苦寒性降，能通利二便而排水湿，泻下作用较弱。在泻下逐水方面与牵牛相似，但力稍逊，而在消肿散结治疗疮痈肿毒为牵牛所不及，痈肿初起者可用鲜者稍加食盐，捣烂外敷。入汤剂宜少，一般为1.5～4.5g。

第四章　祛风湿药

凡以祛除风寒湿邪，治疗风湿痹证为主的药物，称为祛风湿药。

本类药物味多辛苦，性或温或凉，能祛除留于肌肉、经络、筋骨的风湿之邪，有的还兼有散寒舒筋通络、止痛，活血或补益肝肾，强筋骨等作用。主要作用于风湿痹证之肢体疼痛、关节不利、肿大、筋脉拘挛等症，部分药物还适用于腰膝酸软、下肢痿弱等。

学习这一组药物时，切忌只是掌握用来治疗因风湿寒邪而致的骨关节有关的肢体病变的相应药物，因为目前常把所谓痹证局限于形体，即肌肉、筋骨、关节酸痛、麻木、重着、僵直、畸形甚或关节肿大、灼热等（与西医结缔组织疾病、骨与关节病、非关节的风湿病等相当）。受此影响则此类药物在使用上受到局限，尤其是眼科，其实祛风湿药在眼科中应用的数目不少，故有必要对某些药物进行介绍。其实痹证原义在《内经》中并不像目前“痹证”那样局限，如《素问·痹论》中谓“风寒湿三气杂至，合而为痹”，还提到了痹病侵入到五脏而致的五脏痹，如“肺痹者，烦满喘而呕，心痹者，脉不通，烦则心下鼓暴上气而喘，嗌干善噫，厥气上则恐……”以及“荣卫之气，不与风寒湿气合，故不为痹”，从没有把痹证局限于形体关节上。因为眼科亦可受风寒湿邪侵袭产生痹阻而发病，如病邪不解，同样可以深入眼内致发内障，故凡目睛偏视，上胞不举，胞睑举抬无力、胞睑麻木不仁或紧涩难开，目眨或振跳，瞳神紧小，无名目痒或目痛，以及眼内络脉瘀阻之暴盲或出血渗出之久不吸收等内外障翳，根据发病病机以及临床表现，祛风湿药均可伍用于相应的方剂中。除此还可伍用于滋益肝肾方剂中。

使用本类药物时，应根据临床症状对风、寒、湿邪轻重，分别加以相对的配伍，如感邪初期病邪在表，当配伍散风胜湿的解表药；病邪入里，须与活血通络药同用；若挟有痰浊，瘀血者，须与祛痰、散瘀药同用；久病体虚，肝肾不足，抗病能力减弱，应选用强筋骨的祛风湿药，并配以补肝肾、益气血的药物，扶正以祛邪。

祛风湿药辛温性燥，易伤阴耗血，故阴血亏损者应慎用。

祛风湿药根据其药性和功效的不同，分为祛风寒湿药、祛风湿热药、祛风湿强筋骨三类。

第一节　祛风寒湿药

本节药物性味多为辛、苦，温。入肝、脾、肾经。辛能行散祛风，苦能燥湿，温通祛寒，有较好的祛风、除湿、散寒、止痛、通经络等作用，尤以止痛为其特点。

威灵仙化痰结，消骨鲠，通经络

威灵仙药性辛、咸，温。归膀胱经。功能祛风湿，通络止痛，消骨鲠。

(1) 化痰结，消骨鲠，通经络。如用于强直性脊柱炎所致眼部病变，或陈旧的目睛偏视，可在正容汤方内伍用本品和生芪；也可与活血化瘀、软坚散结药相伍用，治疗久不消退的眼底出血，以及硬性渗出或增殖性视网膜病变，或胞睑肿块，眼内良性肿瘤，鹘眼凝睛等。

(2) 疗伤止痛。可用于治疗眼部之钝挫伤以达到疗伤止痛，通脉散结，一般可加用于除风益损汤内。

乌梢蛇止痒解痉

乌梢蛇药味甘，平。归肝经。功能祛风通络止痉。蛇性走窜善行而无处不到，故能引诸风药至病所，自脏腑而达皮毛。故目病用此引药上行而利药效，眼科应用如下：

(1) 祛风止痒。如乌蛇汤(《秘传眼科龙木论》：乌蛇、藁本、防风、芍药、羌活、川芎、细辛)治疗双目奇痒难忍，或在外障眼病兼目痒的方剂中伍用。

(2) 祛风止痉。常与天麻、钩藤、白蒺藜、当归、防风等伍用治疗顽固性睑痉挛。

(3) 祛风胜湿。可用于因风湿关节痹证等引起的眼部病变，如葡萄膜炎，可在抑阳酒连散的基础上加用之，因煎汤有腥味故可装入胶囊随药吞服(2～3g即可)。

木瓜舒筋缓急

木瓜酸，涩。归肝、脾经。功能舒筋活络，和胃化湿。

舒筋活络缓急，如正容汤(《审视瑶函》：羌活、白附子、防风、秦艽、胆星、半夏、木瓜、甘草、茯神心木)治疗风牵偏视。除此，对顽固性眼睑痉挛、目珠振颤以及因调节过度而致视疲劳、睑痉挛者可与白芍、当归、天麻、钩藤、生龙牡配伍；眼振者可与生石决明、茯神、紫石英、龙骨、枣仁相伍用；调节过度引起视疲劳者可与太子参、当归身、伸筋草、山萸肉、桑寄生同用；暑湿侵目者亦可与藿香、佩兰、青蒿等配用以利湿理脾。

蚕砂祛风除湿

蚕砂药性甘、辛，温。归肝、脾、胃经。功能祛风湿，和胃化湿。入药易混故需包煎。眼科可内服或外用，如：

(1) 将蚕砂用麻油浸2～3天后成膏状涂于睑缘处以治疗睑弦赤烂。

(2) 治迎风流泪。如蚕砂汤(《秘传眼科龙木论》:蚕砂、巴戟、川楝肉、马兰花)以祛风除湿止泪。

(3) 治目珠胀痛伴头痛剧烈者。如乳香丸(《审视瑶函》:五灵脂、乳香、没药、草乌、蚕砂、木鳖子)以活血通络止痛。

此外,也可用此装布袋中作枕可以明目。

第二节　祛风湿热药

本节药物味多辛、苦,寒。入肝、脾、肾经。辛行散,苦降泄,寒清热,具有良好的祛风除湿,通络止痛,清热消肿之功,主要用于风湿热痹,关节红肿热痛等症,经配伍亦可用于风寒湿痹。其中部分药物苦寒易伤胃气,胃纳不佳及阴虚体弱者用之当慎。

秦艽祛风活血舒筋

秦艽药性辛、苦,平。归胃、肝、胆经。功能祛风湿,通络止痛,退虚热,清湿热。冯兆张曰:"秦艽风药中之润剂,散风中之补剂,故养血有功,中风多用之,取祛风活络,养血舒筋,盖治风先活血,血行风自灭耳。"故眼科临证中凡见目睛偏视,上胞下垂,胞轮振跳,麻木抽掣皆可伍用之,尤其老年患者,因其祛邪而不伤正。眼科具体常用如下:

(1) 祛风活血舒筋。如正容汤(《审视瑶函》:羌活、白附子、防风、秦艽、胆星、半夏、木瓜、甘草、茯神心木)治风湿入络,筋脉不舒所致口眼㖞斜,仪容不正。

(2) 祛风明目,胜湿退翳。如秦皮汤(《秘传眼科龙木论》:秦皮、秦艽、细辛、防风、甘草)用以治疗小儿斑疮入眼,疼痛羞明,也可趁热淋洗。

防己祛风化湿消肿,常与防风相须而用

防己药性苦、辛,寒。归膀胱、肺经。功能祛风湿,止痛,利水消肿。防己有汉防己(粉防己)与木防己(广防己)之分,两者作用相似。前者主利水清热,后者主祛风止痛。本品苦寒败脾胃,用量不宜过大(一般6～9g),且不能久用。凡见湿邪壅盛或疮痍湿痒重者,以及因过敏而致目痒、脉数、苔黄者皆可与防风相配。因其能散湿,祛风止痒,共用而效彰,常用方证如下:

(1) 祛风化湿止痛。如抑阳酒连散(《原机启微》:羌活、独活、生地黄、黄柏、汉防己、知母、蔓荆子、前胡、生甘草、防风、山栀、黄芩、寒水石、白芷、黄连)用以治风湿所致之目赤痛,畏光流泪,瞳神紧小或干缺,伴双膝关节痛肿者。

(2) 利水消肿。用于治疗白睛浮肿,赤热疼痛,小便不利,如玄参饮(《审视瑶函》:

玄参、汉防己、升麻、羚羊角、沙参、车前子、栀子、桑白皮、大黄、火麻仁、杏仁）。

桑枝可使药力上达

桑枝药性微苦，平。归肝经。功能祛风湿、利关节。本品性平祛风湿而善达四肢经脉、通利关节，痹证不论寒热新久均可应用。因单用力薄，必与相应药物相配方能增强药力。眼科凡因风湿痹证而致目疾或眼睑麻木、举抬无力及风牵偏视皆可选用。又因本品尚能利湿祛风止痒，故眼部疮痍、湿痒肿痛，亦可与相应药物相辅为用，因诸多种治疗风湿热药物多药力驱下而桑枝可使药力上达，故目窍用之为宜。

丝瓜络功善通络

丝瓜络药性甘，平。归肺、胃、肝经。功能祛风通络，活血。本品善祛风通络，唯药力平和，故多入复方中使用，即辅助君药增强药力。故凡因脉络瘀阻或气滞不行、风痰阻络、泪液阻滞之目疾皆可用之，如眼底血管阻塞或网络膜新生血管、视网膜色素变性、房角阻滞、风牵偏视、眼睑麻木不仁等皆可辨证使用。

第三节　祛风湿，强筋壮骨药

本节药物主入肝、肾经。除祛风湿外，兼有一定的补肝肾、强筋骨的作用，主要用于风湿日久，肝肾虚损，腰膝酸软，脚弱无力等。风湿日久，易损肝肾；肝肾虚损，风寒湿邪又易犯腰膝部位；故选用本节药物有扶正祛邪、标本兼顾的意义。亦可用于肾虚腰痛，骨痿，软弱无力者。

桑寄生善治余气病

桑寄生药性苦、甘，平。归肝、肾经。功能祛风湿，补肝肾，强筋骨，安胎。

桑寄生生于桑枝故得桑之全力，其功不独祛风湿，强筋骨，尚可通经活络，故凡滋补肝肾之剂，均可伍用桑寄生，不但增补药力，而且可以载药上行而达于目，且有通经活络，解补益肝肾药之黏腻沉重之性。如妊娠妇女患眼病者伍用之以取安胎，颅脑外伤致残目疾者，不论新旧皆可选用于相应方剂中。至于内障者如高风内障、青盲、视瞻昏渺等用之最为恰当。现代研究该品有降压强心作用，故亦有益于老年目疾患者，且药性甘平，不温不燥，可长期服用。

《本草求原》赵其光言桑寄生功用时有语，今录之可供后学思考。其谓：“能活血，益血脉于空虚之地，治余气之病，且余气（桑寄生乃桑树寄生之藤蔓，乃吸收桑之有余之气）治余气同类相感也……充饥肤，精气外达皮之余，坚发赤，长须眉，精气内充则骨之余、血之余皆受荫也。”张隐庵还谓：“盖肌肤者皮肉之余，齿者骨之余，发与须眉者血之余，胎者身之余。此余气桑生之物而治余气之病，同类相感如此。”

狗脊温而不燥，走而不泄

狗脊药性苦、甘，温。归肝、肾。功能祛风湿，补肝肾，强腰膝。

张山雷谓：“狗脊能温养肝肾，通调百脉，强腰膝利关节而驱痹，又能温摄冲带，坚强督任，功效甚宏，诚虚弱衰老恒用之品，且温而不燥，走而不泄，尤为有利无弊。”故凡因肝肾亏衰所致内障均可伍用。另对风寒湿所致目疾，如强直性脊柱炎引起目疾，或患目疾而腰酸体软、下肢无力者，免疫功能低下者及妇女患眼病多可选用之。

第五章 祛湿药

祛湿药是多种治疗湿邪为患药物的总称，其中眼科较常用的有化湿药、利水渗湿药，至于祛风湿药虽涉及湿，但不为纯湿作祟而与风邪相合为害，有其特殊性，故另立章节进行论述。在具体讲述祛湿药之前，有必要对以下问题进行简要介绍，以便更有效使用此类药物。

1. 水液在人体的新陈代谢

《素问·经脉别论》曰："饮入于胃，游溢精气，上输于脾，脾气散精，上归于肺，通调水道，下输膀胱，水精四布，五精（一为"五经"，指胃、脾、肺、肾、三焦五个经气的功能——编者注）并行，合于四时五脏阴阳，揆度以为常也。"此即水先入胃，借胃气腐熟之功，并摄取水之精气上运于脾，后又将水精上归于肺，归肺的水精处于上升阶段，称之"地气上为云"，水精至肺后，通过肺气通达，调节三焦水道，通转而下，归于肾，再通过肾的气化使水之清者上行于肺，使水气内降洒陈于全身，即"天气下为雨"，而水之浊者下输膀胱排出体外。如果这个代谢过程失常，故而造成水湿为患，泛滥无常。

2. 湿邪的病理特点

湿为阴邪，其性重浊黏腻，阳气易受其困而致病，病损多缠绵难愈，病发多有定处，在一定条件下可以化热，有时也可以寒化，也常与风、热共同侵入人体。湿邪可以外侵，亦可由于体质因素或饮食所伤或水液代谢失常，导致有关脏腑运化水湿功能失常而形成内湿为患。一般外湿入侵眼部，发病多为眼睑糜烂，肿胀麻木，湿痒并作，眵泪胶黏，白睛黄浊。湿邪入里或内湿为患则可为瞳神紧小、黄液上冲、青风内障、视瞻有色、视瞻昏渺、云雾移睛以及眼底水肿、渗出等。

3. 眼科治湿的特点

眼科治疗湿邪为患除使用化湿药和利水渗湿药外，尚应根据湿邪致病特点而注意药物的配伍。如湿邪外侵，常可致肺气宣畅通调不利，其治用药当伍用宣肺解表药如麻黄、防风；由于湿邪最易阻遏阳气，使其通达不利，故施治时应伍用利气通阳之品，如桂枝，或配以行气之物，如枳壳、郁金；若水肿日久不消，则可致使脾肾阳虚，治疗应配伍补益脾肾的药物，如山药、巴戟天；如湿邪蕴久化热，则应配以清热燥湿，如黄连之属。另外，从《内经》、《伤寒论》所论之湿病，无不与足太阴脾家密切相连，故凡治湿均应把握这一条主线。

本类药物多属辛温香燥或通利较强而耗气伤阴，故阴虚血燥以及气虚肾弱者应慎用，孕妇亦应慎用。在治疗眼病中，亦应遵守辨证与辨病的原则，因不少眼病其湿邪为患是可以直接观察得到的，例如水肿、渗出、眵泪胶黏、脉道瘀阻而血不得化而成水湿等，不可纯以辨证为准。

第一节　化　湿　药

凡气味芳香，性偏温燥，以化湿运脾为主要作用的药物称为化湿药。

脾喜燥而恶湿，“土爱温而喜芳香”，本类药物辛香温燥，主入脾、胃经，能促进脾胃运化，消除湿浊，前人谓之“醒脾”，“醒脾化湿”等。同时，其辛能行气，香能通气，能行中焦之气机。以解除因湿浊引起的脾胃气滞之症状。此外，部分药还兼有解暑辟秽，开窍截疟的作用。

化湿药主要适用于湿浊内阻，脾为湿困，运化失常所致的脘腹痞满，呕吐泛酸，大便溏薄，食少体倦，口甘多涎，舌苔白腻等。此外，因兼有芳香解暑之功，故湿温、暑湿等证，亦可用之。至于使用本类药物应视不同情况及兼证进行相应的配伍，而增进疗效(详细可见具体药物)。

化湿药物气味芳香，多含挥发油，一般以作为散剂服用疗效较好，如入汤剂宜后下，且不宜久煎，以免其挥发性有效成分逸失而降低疗效。本类药物多属辛温香燥之品，易于耗气伤阴，故阴虚血燥及气虚者宜慎用。

现代药理研究表明，本类药大多能刺激嗅觉、味觉及胃黏膜，从而促进胃液分泌，兴奋肠管蠕动，使胃肠推进运动加快以增强食欲，促进消化，排除肠道积气的作用。

藿香化湿止呕解暑

藿香性味辛，微温。归脾、胃、肺经。功能化湿、止呕、解暑，内服煎剂 5～10g 宜后下。鲜品适量，眼科应用如下：

(1) 用于解暑发表。治夏月贪凉饮冷，遏抑阳气，以致头痛恶寒，两目红肿，眵泪如脓，睛珠障翳，如《银海精微》清暑汤(藿香、青蒿、滑石)。

(2) 除暑湿目病用藿香外，祁老凡见饮食不节致使呕恶欲吐，厌食者或服汤剂引起呕恶者，可以服藿香正气丸或水、软胶囊(藿香、厚朴、陈皮、大腹皮、桔梗、半夏、白芷、茯苓、苏叶、甘草)每治有效。另外，舌苔厚腻，久不消退亦可服用，亦可获效。

佩兰祛腐辟秽

佩兰药性辛，平。归脾、胃、肺经。长于化湿解暑祛腐辟秽，眼科应用如下：

(1) 化湿祛浊。常与藿香、厚朴等同用，治因湿浊内阻致眼睑浮肿，视物昏朦，并口臭、身倦发热等，如芳香化浊汤(《时病论》：藿香叶、佩兰叶、广陈皮、制半夏、厚朴、大腹皮、鲜荷叶)。

(2) 用于疏散表邪。治因外感暑湿致目赤肿痛,头胀胸闷等症。如七叶芦根汤[《增补评注温病条辨》:藿香叶、佩兰叶、薄荷叶、冬桑叶、大青叶、淡竹叶、青箬(音同若,竹子的一种,叶大而宽)叶、芦笋]。

张山雷谓:"胃有陈腐及湿热蕴结于胸膈皆能荡涤,而使之宣散,故口中时时溢出甜水者非佩兰不除。"祁老曾治一老妪,身患消渴而口中甜水不断,在治疗消渴基础上伍入佩兰而收效。

藿香、佩兰、香薷皆为解暑发表药,常相须为用,然藿香长于理气止呕;佩兰长于祛腐辟秽,而香薷和中兼利小便且有较强的发汗能力。

苍术走而不守,白术守而不走

苍术辛、苦,温。归脾、胃、肝经。功能燥湿健脾,祛风散寒,解郁辟秽,为眼科常用之品。

(1) 健脾燥湿,益生化之源。眼科常与猪肝同用,治疗小儿脾虚便溏,肝虚雀目,入暮不见之候。

(2) 燥湿健脾。常与薏苡仁、厚朴、猪苓等同用,治疗饮食厚味所伤,脾虚不运,湿邪上犯目窍,瞳神散大之症,如加味平胃散(《眼科集成》:苍术、厚朴、陈皮、甘草、薏苡仁、猪苓、云茯苓、生姜、竹茹)。

(3) 燥湿健脾止泪。如必效散(《普济方》:苍术、木贼、青蒿、川椒)治冷泪不止。

(4) 健脾补虚。治内障目昏,如苍术丸(《普济方》:苍术配黑豆)或合德丸(苍术、当归)以补虚和气,轻骨健身,聪耳明目除昏。

(5) 与补血益气祛风药合用治疗胞轮振跳,目胞不待人开而牵拽振跳。如当归活血饮(《审视瑶函》:苍术、当归身、川芎、苏薄荷、黄芩、熟地、防风、羌活、甘草、白芍药)。

由于苍术中含有胡萝卜素进入体内可转化为维生素 A,自古以来苍术作为补虚明目要药之一,单方验方中常用以治疗维生素 A 缺乏之夜盲。

苍术、白术都能燥湿健脾,但白术长于补脾化湿,苍术长于运脾燥湿;白术可固表止汗,苍术则祛风发汗;白术守而不走,苍术走而不守,故白术善补,苍术善行。

苍术能辟秽,张山雷谓:"苍术能辟秽,因其芳香也,故时疫病多用之,夏秋之季暑湿交蒸,时疫湿温常与藿香、佩兰等香燥醒脾,其应如响。"

苍术解诸郁,朱丹溪谓:"苍术能解诸郁,凡气、血、痰、火、湿、食其郁皆因消化失常,不得升降,病在中焦,其药必兼升降,苍术为足阳明引经药,气味辛烈,强胃健脾,疏阳明之湿,香附乃阴中快气之药,下气最速,一升一降,故郁乃平,如六郁汤(香附、川芎、苍术)。"

滋补之剂佐砂仁，可助药力

砂仁辛，温。归脾、胃、肾经。功能化湿行气，温中止泻安胎，内服宜后下，用量3～6g，眼科常用如下：

(1) 温脾和中。治老年体衰或过服寒凉之药而成，目赤肿痛，赤脉胬肉，经久不退者，如助土逐邪方(《眼科集成》：白蔻仁、砂仁、薏苡仁、泡参、麦芽、连翘、木通、赤芍、黄芩、枳壳)。

(2) 化湿解酒毒。如葛花解酲汤(《目经大成》：葛花、砂仁、枳椇子、白蔻、神曲、陈皮、广木香、泽泻、云苓、生术、生姜、苡仁、甘草、竹叶、车前子)治因长年饮酒，湿热内蕴致瞳仁散大，或白睛黄赤生胬肉，视物不清等症。

(3) 安胎。如保胎清火汤(《审视瑶函》：黄芩、砂仁、荆芥穗、当归身、白芍、连翘、生地、广陈皮、川芎、甘草)治妇人妊娠，血分有热的目赤涩痛，翳膜泛起等目症。

砂仁功能化湿醒脾，芳香行气，故凡需较长时间服用滋补益气方剂者，可佐砂仁以助消化药力，且能防止呕恶厌药。正如《本草新编》陈士铎所述："补药过重，非佐消食之药未免过于滋益，反恐难于开胃；入之砂仁，以苏其脾胃之气，则补药尤能消化，而生精生气更易之也。"

豆蔻行气化湿消痞

豆蔻辛，温。归肺、脾、胃经。功能化湿行气，温中止呕，入汤剂宜后下，用量3～6g。

(1) 行气化湿。如三仁汤(《温病条辨》：杏仁、白蔻、苡仁、滑石、厚朴、白通草、淡竹叶、半夏)，治因湿热内阻致火疳缠绵，窍漏难愈，瞳神紧小，云雾移睛，视物昏朦，并头重胸闷，心烦口苦等。

(2) 用于健脾解郁。如养肝和脾汤(《眼科集成》：柴胡、当归、白芍、白蔻、云苓、苡仁、白术、丹皮、栀子、甘草、生姜、竹茹、竹叶)治因气机不利，视物昏暗，朦昧不清。

豆蔻化湿行气之力偏于中、上焦，而砂仁偏于中、下焦，故豆蔻常用于湿温痞闷，温中偏在胃而善止呕；砂仁化湿行气力略胜，温中重在脾而善止泻。

第二节 利水渗湿药

凡能通利水道，渗泄水湿，治疗水湿内停病证为主的药物，称利水渗湿药。

水湿滞留体内，系水不运化所致，散则为湿，停则为水，聚则为饮。凡遍身水肿，小便不利及淋浊、黄疸、湿温、痰饮、腹泻诸证，莫不如是。若湿邪外侵或湿邪入里以及内湿则可致内外眼症(详见之前所述湿邪的病理特点)。

利水渗湿药味多甘、淡。主归膀胱、小肠经。作用趋向偏于下行,具有利水消肿、利尿通淋、利湿退黄等功用,但湿为阴邪其性涩滞,或久恋体内,致气机不利,脾失健运,因此使用本类药物必须分别与健脾、清热、利气解毒等相伍为用,才能有效。另外,本类药物用久或过用,可致津液耗损,故凡遗精遗尿宜忌用或慎用,有些通利较强的药物孕妇也应慎用。

由于药物作用特点及临床应用不同,利水渗湿药物又可分为利水消肿药,利尿通淋药和利湿退黄药三类。

一、利水消肿药

本类药物味甘淡,性平或微寒。淡能渗泄水湿,服药后能使小便畅利,水肿消退,故具有利水消肿作用,用于水湿内停之水肿、小便不利以及泄泻、痰饮等证,临证时则宜根据不同病证之病因病机,选择适当配伍。

茯苓有补泻兼备之功

茯苓药性缓和,补而不峻,利而不猛。功能利水消肿、渗湿、健脾、宁心。既能扶正,又能驱邪,具有补泻兼备之功,故凡脾虚所致湿邪皆可放心使用,至于人云阴虚及下元不足者不宜使用,实属不实,试问补益肝肾通用方剂六味地黄丸,其组成即有茯苓,为何用之,其理皆在配伍,组合而已。《素问·至真要大论》云"诸湿肿满皆属于脾",即湿邪为患尤其是湿从内生皆多因脾运不济,故欲祛湿必先宣脾,茯苓之属,正当其所。余则祛湿之品多偏于利而少于补,正如汪绮石在《理虚元鉴》中所论:"茯苓又能为诸阴药之佐,而去其滞,为诸阳药之使,而宣其道,补不滞涩,泄不峻利,精纯之品,无以过之。"故凡湿邪为患,所致目疾,用之皆妥。故眼科常用之如下:

(1) 利水渗湿。常与猪苓、泽泻等同用,治疗因湿眼肿、小便不利,如胞睑水肿,羞涩不开,或视盘水肿,视网膜黄斑部水肿等,如五苓散(《目经大成》:白术、茯苓、猪苓、泽泻、肉桂)。

(2) 益脾和中。治疗脾不运湿,胃不消谷,大便溏泄,日久致生疳眼、雀目内障或水湿潴留于目内,而致视网膜水肿、脱离者,如参苓白术散(《太平惠民和剂局方》:人参、茯苓、白术、山药、苡仁、扁豆、砂仁、炙甘草、桔梗)。

(3) 补心宁神。治疗因劳心伤脾,心气不足,目能近视而不能远视,多忧善忘,夜不安寐,寐则多梦,如定志丸(《太平惠民和剂局方》:远志、菖蒲、人参、茯苓)。

(4) 用于益肾明目。常与枸杞子、菟丝子等同用,治疗肝肾虚损,阴精不能上承以濡养目窍,内障昏矇,远视不明,如杞苓丸(《济生方》:枸杞、茯苓、当归、菟丝子、青盐)。

薏苡仁尚能清热排脓

薏苡仁药性甘、淡，凉。归脾、胃、肺经。功能利水消肿、渗湿、健脾、除痹、清热排脓。祁老认为薏苡仁虽为粮食，乃日常平淡易寻之品，但药用其广，尤其眼科。如陈士铎谓："或问薏仁之功用甚薄？何不用猪苓、泽泻，可以少用见功，而必多用何为乎？不知利水之药必多耗气，薏仁妙在利水，而不耗真气，故又可重用之耳。"一般临床以20～30g为宜，大者可用至50g，且可较长时间使用。

祛湿利水之物，其性寒者少，而薏苡仁性微寒，因湿邪蕴久易化热伤阴，故选用薏仁不但利湿而可清热，为其他利湿药所不及。

薏苡仁除利湿外，还能排脓清热，用以治内痈，如肺痈、肠痈等，故凡见湿热蕴久成毒者，用之甚宜，如葡萄膜炎、眼底血管炎、眼内炎、视网膜坏死等，伍用于相应方剂中，正其所能。

现代药理研究证明，薏仁提取物有抗肿瘤、解热抗炎、增强体液免疫、降血糖等作用。故凡见过敏而致目疾疾病变常可选用；糖尿病性视网膜病变伴眼底水肿、渗出者亦可选用，眼部湿疹疮痍、湿痒难忍红肿者不可不用；免疫低下致使眼病反复发作者可长期服用以提高机体免疫功能，防止复发。综上所述，薏苡仁在眼病治疗中多用是有其道理的，以下简单介绍之。

(1) 健脾除湿。如清热泻脾汤(《眼科临证笔记》：党参、山药、茯苓、薏苡仁、牛蒡子、远志、陈皮、泽泻、车前子、砂仁壳、甘草)，用以治脾虚湿滞所致如胞虚如球、火疳、黑睛肤翳、云雾移睛、中心性浆液性视网膜病变、黄斑水肿及渗出性网膜脱离等。

(2) 清热利湿。如三仁汤(《温病条辨》：杏仁、苡仁、白蔻仁、滑石、厚朴、通草、淡竹叶、半夏)用以治疗湿热内阻之火疳，或瞳神干缺而缠绵难愈者。

(3) 解毒排脓。用以治疗余毒未尽致漏睛年久不愈或穿破皮肤而成瘘者，如三仁散(《眼科集成》：苡仁、山栀子、车前子、清茶)。

猪苓可透湿邪外达

猪苓性味甘、淡而平。归肾、膀胱经。功能渗湿、利水消肿。猪苓与茯苓均能利水消肿、渗湿，常相须为用。然二者同中有异，猪苓利水作用较强，无补益之功；而茯苓性平和能补能利，既善渗泄水湿，又能健脾宁心。然细读本草方知猪苓尚有功开腠理，分利阴阳之妙用，如暑邪湿热内闭或湿邪由外侵入人体者，可选用猪苓可使湿邪透表而驱除之。另《本草衍义》言"猪苓利水之功多，久服必损肾气，害人目"，提示猪苓不能单独久服，故临床使用猪苓时多与其他相关药物相伍为用，如五苓散。祁老认为猪苓与白术相伍用可制其过。下面介绍眼科使用猪苓的常用方剂：

(1) 用于利水去浊。如猪苓散(《银海精微》:猪苓、木通、大黄、栀子、狗脊、滑石、萹蓄、苍术、车前子)治因湿浊之气上泛致使眼生黑花茫茫如蝉翅者(即急性色素膜炎致玻璃体混浊者),在介绍方剂中即有此方可参考之。

(2) 除湿散寒止痛。如附子猪苓汤(《银海精微》:白芍、甘草、羌活、附子、猪苓、黄芩、柴胡)治疗寒湿外邪侵及于目致目痛难忍增寒者,因猪苓可使湿邪透达而驱除之。

泽泻有泻无补

泽泻性味甘,寒。归肾、膀胱经。功能利水消肿,渗湿泄热。

(1) 利水渗湿。常与车前子、猪苓等同用,治疗因湿热所致水湿肿满,小便不利,眼睑赤肿,或眼底水肿等。

(2) 因泽泻性寒入肾经,可以泄肾之虚火。常与熟地、山萸肉等同用,以滋阴补肾,防肾之虚火上亢,如六味地黄丸(《小儿药证直诀》:茯苓、泽泻、山药、丹皮、熟地、山萸肉)。

眼科常用泽泻佐入补益肝肾方剂中(非必六味地黄辈用之)使其补正而不助邪,然本品有泻无补,使用必须配伍得当。正如李时珍所谓:“古人用补药必兼祛邪,邪去则补药得力,一辟一阖,此乃玄妙,后世不知此理,专一于补,所以久服必至偏胜之害也。”

冬瓜皮利水解暑疗伤

冬瓜皮性味甘,凉。归脾、小肠经。功能利水消肿,清热解暑。用量宜大,一般15～30g。

(1) 用于利水。如《现代实用中药》经验方(冬瓜皮、西瓜皮、白茅根、玉蜀黍蕊、赤小豆)治水湿内停,全身浮肿,小便不利病眼胞浮肿,视物不清。

(2) 用于跌扑损伤。常与牛皮胶(即黄明胶)相配。治跌仆外伤,全身肿胀,眼痛赤肿,如《伤科补要》冬瓜皮散(冬瓜皮、牛皮胶)。

(3) 可单用或配蜂蜜治肺热咳嗽,白睛溢血,如《滇南本草》经验方(冬瓜皮、蜂蜜)。

二、利尿通淋药

本类药物性味多苦寒或甘淡而寒。苦能降泄,寒能清热,走下焦,尤能清利下焦湿热,以利尿通淋为主要作用。主要用于小便短赤、热淋、血淋、石淋及膏淋等证。临床应酌情选用适当配伍,以提高药效。

车前子眼科之妙用

车前子性味甘，微寒。归肝、肾、肺、小肠经。功能利水通淋，渗湿止泻，明目祛痰。《秘传眼科龙木论》中五风变内障、雷头风变内障、绿风内障、乌风内障、黑风内障、青风内障6种病共有14张治疗方剂。其中含有车前子的就有9张，约占3/5。联想到由于房水循环障碍而引起的眼压升高与应用利水消肿的药物进行治疗是否巧合，值得考虑。故在治疗青光眼方剂中，酌加车前子，既遵古义，亦参现代。

关于车前子能"明目"之说，应如何认识，祁老认为其一是受"取类比象"的影响，即"子能明目"故套用车前子明目；其二是车前子性寒，功在消肿渗湿，故凡因湿热之邪所致目疾例如黑睛生翳、漏睛脓出、突发眼前蝇翅飞舞，用车前子后病退故而明目；其三车前子常伍用于补益肝肾方剂中，如五子衍宗丸因枸杞、菟丝子过于动阳，五味子、覆盆子过于涩精，故用车前子以小利之寓泻于补之中，始能补而不腻，开阖相济，方能久服，明目而非补益于目也。基于以上所论故车前子在眼科用之较多。

(1) 清肝退翳。如车前饮(《银海精微》：车前子、蒙花、草决明、羌活、白蒺藜、龙胆草、菊花、粉甘草)用于治疗肝经风热，上攻眼目，逆顺生翳，血灌瞳神，羞明多泪。

(2) 用于清热利湿。治疗湿热毒邪，上乘目窍，生漏睛脓出未尽者，如三仙散(《眼科集成》：山栀子、车前子、苡仁)。

(3) 用于清利湿热。常与猪苓、滑石等同用，治疗肝经湿热上逆，蒸灼神水神膏，眼前黑花茫茫如有蝇翅，若云雾移睛，如猪苓散(《银海精微》：猪苓、车前子、木通、大黄、栀子、黑狗脊、滑石、萹蓄、苍术)。

(4) 用于利湿止泻。常与苍术、苡仁等同用，治小儿脾为湿伤，大便如水，多日不止，甚则雀目入暮不见。

(5) 用于补益肝肾，强阴益精。如二神散(《异授眼科》：车前子、菟丝子、五味子、枳壳、熟地、当归)治疗肝肾阴虚，内障目昏，视瞻昏渺，青盲，迎风冷泪等。

滑石下利小便，上发毛腠

滑石药性甘、淡，寒。归膀胱、肺、胃经。功能利尿通淋，清热解暑，收湿敛疮。李时珍曰："滑石利窍，不独小便也，上能发表利毛腠之窍，下能利精溺之窍，盖甘淡之味先入于胃，渗走经络，游溢津气，上输于肺，下通膀胱，肺主皮毛，为水之上源，膀胱司津液，气化则能出，故滑石上能发表，下利水道，为荡热燥湿之剂，发表是荡上中之热，利水道是荡中下之热，发表燥上中之湿，利水道是燥中下之湿，热散则三焦宁而表里和，湿去则阑门通而阴阳利。"张锡纯谓："盖滑石虽为石类，而其质甚软，无论汤剂丸散，皆与脾胃相宜，故可加于六味汤中以代苓泽，其渗湿之力。原可如苓泽利熟地之滞泥，而其性凉于苓泽，故又善佐滋阴之品以退热也。”

通过前人对滑石之论，可以发现：①滑石不独能利下焦之湿热，而上焦之湿热亦能利之，故眼部湿热之证，亦可用之。因上通于肺，下达膀胱，其湿热之邪得气化而能出，又不伤脾胃，故临床可用之。②可伍用于滋阴方剂中以防其滋腻，故眼科多用之。

(1) 清热化湿。常与秦皮、黄连等相配，治外感风热之目赤肿痛，眵泪涩痒，羞明昏暗，如秦皮汤(《秘传眼科龙木论》：秦皮、滑石、黄连)，也可内服后药渣熏洗。

(2) 祛湿除风。如除湿汤(《眼科纂要》：滑石、连翘、茯苓、陈皮、枳壳、荆芥、防风、木通、车前子、黄连、黄芩、甘草)，用以治湿热内盛致目痒胞肿，睑弦赤烂。

(3) 利水泄热。如八正散(《太平惠民和剂局方》：滑石、木通、萹蓄、瞿麦、车前子、栀子、大黄、甘草)治小肠湿热之眦部胬肉红赤，生眵痒泪，鸡冠蚬肉等。

(4) 用于清暑。常与藿香、青蒿等伍用治感受暑湿之头痛恶寒，两目赤肿，痒涩羞明，眵多如脓，如清暑汤(《银海精微》：滑石、青蒿、藿香)。

木通当用川木通

木通性味苦，寒。归心、小肠、膀胱经。功能利尿通淋，清心火，通经下乳。关于木通品种方面，一般有关木通和川木通。因关木通含马兜铃酸毒性成分，用量过大或久用可引起急性肾功能衰竭，甚至死亡，故目前所用木通均为川木通而不用关木通，以保证用药安全。由于龙胆泻肝丸和导赤丸为眼科常用成药，其中组成有木通，目前已明令将有木通成分药品一律使用川木通，故可照常使用。但古人对木通有“多用伤元气，误用致害”之说。如《本草新编》陈士铎即谓：“木通逐水气，利小便，亦佐使之药，不可不用，亦不可多用，多用则泄人元气。”故提示有木通成分即使是川木通的方剂亦应辨证而用，中病即止。

(1) 入心经，导小肠火。如导赤散(《小儿药证直诀》：生草、木通、生地)治两眦红赤或赤脉传睛，或赤而不痛，心烦尿赤者。

(2) 通利血脉。如导赤散(《银海精微》：木通、甘草、栀子、黄柏、生地、知母、竹叶、灯芯)用以治疗室女逆经、血灌瞳神、满目赤涩及针割手术后瘀血内阻，疼痛不止等。

龙胆泻肝汤所治眼病甚广(请参阅下篇方剂之相关介绍)。

瞿麦利尿通淋，破血通经

瞿麦性味苦，寒。归心、小肠经。功能利尿通淋，破血通经。本品常与萹蓄、木通、滑石等同用，以增药效。但本品能入血分，清血热，故可用于治血淋、尿血。而萹蓄清利膀胱湿热为主，兼治黄疸、湿疹。古籍如《银海精微》黄风菊花散和《眼科纂要》通利散中即有瞿麦。主要治疗因上焦积热及心与小肠湿热所致外障眼病。另外，《圣惠方》

中用此捣汁涂于患处以治目赤肿痛、浸淫生疮之症。

萹蓄利尿通淋，杀虫止痒

萹蓄性味苦，微寒。归膀胱经。功能利尿通淋，杀虫止痒。本品常与其他利尿通淋药同用，以增强利尿通淋清热之功用，如上面介绍的猪苓汤、八正散。

地肤子非明目之品

地肤子药性辛、苦，寒。归肾、膀胱经。有利尿通淋、清热利湿止痒之功。

地肤子《本经》载有“久服耳目聪明”，有明目之功。此论以致后人多从之，但其言非也。如张山雷即曰：“地肤子，苦寒泄热，止有清导湿热，通泄小便之用，《本经》又谓其补中益气，《别录》称其强阴者。乃湿热不扰而阴精自安，断不可拘泥字面，认为补益之品。”查《审视瑶函》之四物五子丸之五子比《医学入门》之五子衍宗丸少五味子而多地肤子。该方中既有车前子以清热利湿，何必再添地肤子呢？是为《本经》所缚或另有他意值得考虑。眼科临床所用：

(1) 常与白鲜皮、黄柏、防风、蝉衣、赤芍等同用治疗眼睑湿疹，赤烂灼热。亦可内服后用药渣熏洗，以祛湿除风止痒。

(2)《外台秘要》和《圣惠方》中用生地、地肤子捣烂绞汁点眼，冬日以干者煮浓汁点眼治之。多用于目痛、眯目、胬肉赤肿等。

海金沙通淋止痛，乃为植物种子，非沙也

海金沙为海金沙植物成熟的种子，其性味甘、咸，寒。归膀胱、小肠经。功能利尿通淋。其通淋止痛较萹蓄、瞿麦为强，乃小便淋漓不畅涩痛者必用之物。眼科可用如下：

(1) 用于清热。治小肠积热致目生赤脉，胬肉攀睛，并小便涩痛，如海金沙散(《证治准绳》：海金沙、滑石、麦冬、甘草、灯心)。

(2) 可与补益气血相配治疗久病体虚之目生黑花，视物不清。如《一草亭眼科全书》治眼目诸般形影方(熟地、人参、玄精石、当归、蕤仁、川椒、白术、苍术、海金沙、车前子、白蔻仁、黄连、防风、白菊花、白芷、制石决明、川乌、小茴香、细辛、雄黄精、夜明砂)。

萆薢去浊除痹

萆薢性味苦，平。归肾、胃经。功能利湿去浊，祛风除痹。眼科常用如下：

（1）分清降浊。如萆薢分清饮（《杨氏家藏方》：萆薢、石菖蒲、乌药、益智仁）治下焦湿浊郁滞，上泛于目致目生黑花，视物昏矇不清，兼小便浑浊，妇女带下者。

（2）祛湿解毒。可单用或与土茯苓相伍用，治感染梅毒之身有溃烂及目赤、视物昏矇，如萆薢汤（《外科理例》：萆薢）。

（3）用于舒筋通络。治中风之口眼㖞斜、半身不遂，如人参再造丸（《北京市中成药成方选集》：高丽人参、蕲蛇、白附子、地龙、萆薢等57味）。

三、利湿退黄药

本类药物性味多苦，寒。主入脾、胃、肝、胆经。苦寒则能清泄湿热，故以利湿退黄为主，主要用于湿热黄疸，症见目黄，身黄，小便黄等，部分药物还可用于湿疮痈肿等证。临证可根据阳黄、阴黄之湿热、寒湿偏重不同，选择适当配伍治疗。

茵陈为利湿退黄之要药

茵陈药性苦、辛，平。归脾、胃、肝、胆经。功能利湿退黄，解毒疗疮。

茵陈为治湿热黄疸之主药，若身目皆黄无论阴黄、阳黄，表湿、里湿，均可辨证加减使用。眼科应用凡见湿热内蕴致目痒烂肿，视物昏矇者皆可伍用之。《银海精微》录《太平惠民和剂局方》甘露饮（生熟地、天门冬、石斛、茵陈、枳壳、黄芩、枇杷叶、甘草）用以治阴虚内挟湿热之目睑垂垂常欲合闭，目赤肿痛，黑睛生翳，视物昏雾等。

金钱草可治身目皆黄

金钱草药性甘、咸，微寒。归肝、胆、肾与膀胱经。功能利湿退黄，解毒消肿。除此，本品利尿通淋善消结石，尤宜治石淋，可单用大量煎汤代茶饮，或与海金沙、鸡内金、滑石等同用治肝胆结石。身目皆黄，可与茵陈、栀子伍用以增退黄之力。

虎杖可疗感染性眼病

虎杖药性微苦，微寒。归肝、胆、脾经。功能利湿退黄，清热解毒，散瘀止痛，化痰止咳。古代用虎杖治疗目疾较少，现代虎杖对多种细菌、病毒感染均有抑制作用，故可用以治疗各类感染性眼病，值得临床验证，而后推广。

《证治准绳》有虎杖散（虎杖）可用于治疗肝胆实热致眼目赤肿、黑睛翳障。可单用或与退翳药配伍使用。

第六章 温 里 药

凡能温里散寒，用以治疗里寒证候的药物，称温里药，又称祛寒药。

本类药物均性味辛而温热。辛能散行，温能通，善走脏腑而能温里祛寒，温经止痛，故可治里寒证，尤以里寒实证为主。即《内经》所谓“寒者热之”，《神农本草经》“疗寒以热药”之意。个别药物尚能助阳、回阳，用以治疗虚寒证、亡阳证。在眼科临床温里药可以通过不同配伍，广泛用于脾肾阳虚或风寒入络所致的诸多眼病，如冷泪不已、目珠偏斜、脉络暗紫、白睛结节、黑睛边缘生翳、瞳神干缺、云雾移睛、视网膜渗出水肿、视网膜色素变性、视神经萎缩等。应用时，如外寒内侵，有表证者应配伍解表药，寒凝气滞者，配以理气药，寒湿阻滞者，配伍健脾化湿药，脾肾阳虚者配伍温补脾肾药，气脱亡阳者配伍补气药。温里药性多辛温燥烈，而伤津耗液，凡属热证及阴虚患者，应忌用或慎用。天气炎热时或素体火旺，当减少用量，孕妇慎用。

使用附子必须配伍得当

附子药性辛、甘，大热，有毒。归心、肾、脾经。功能回阳救逆，补火助阳，散寒止痛。内服(炮制品)3～9 克，一般宜先煎 1 小时以上。

关于附子临床应用古今论之甚多，今择其要者举例之。近代临床大家张锡纯曰：“附子味辛，性大热，为补助元阳之主药，其力能升能降，能内达能外散，凡凝寒痼冷结于脏腑，着于筋骨，痹于经络血脉者，皆能开之通之……。是于君相二火皆能大有补益。”古人朱震亨曰：“气虚弱甚者宜少用附子以行参芪，肥人多湿，宜少用乌附行经。仲景八味丸用为少阴向导，其补自是地黄，后世因以附子为补药，误矣。附子走而不守，取其健悍走下之性，以行地黄之滞，可致运尔。”总之所论虽多，但多从大方脉系统出发，其中不乏疑难重危之证。但目前报道有医者所用远超常规用量，祁老认为如超量使用无深厚功底及临证经验，恐难得心应手，实为难用之药，如用之必须以辨证为前提，即无陈寒痼冷，无脾肾阳虚脉细无神，无大汗大吐大泻之阳亡阴脱，无阴疽漫肿不溃者，用之当慎之又慎，更不能盲用重剂，如需重用则也要逐渐加之。再者使用附子当注重相应配伍，如配人参、山萸治汗脱亡阳；配熟地、当归能助生血之力；配肉桂能补肾阳；配桂枝、白芍、黄芪等治阳亡自汗，如陈修园言“仲景用附子之温有二法，杂于苓芍甘草中，杂于地黄泽泻中”。在眼科界亦有善用附子者，如《眼科奇书》认为“外障是寒”方用四味、八味大发散，还有陈达夫教授所著《中医眼科六经法要》中少阴目病举要篇均是眼科同道在使用附子方面的借鉴。

为了使用附子治疗目疾特选以下数则供参考：

(1) 温肾助阳。治命门火衰所致眼底水肿持久不消或青风内障及目系疾患，高风内障等者，如肾气丸(《金匮要略》:熟地、附子、肉桂、茯苓、山萸肉、丹皮、茯苓、泽泻)。

(2) 温阳发表。治少阴伤寒引起的伴有白睛血络作淡红色，涕清如水，泪如涌泉，畏光甚，无眵，两眉头痛，脉沉紧。如麻黄附子细辛汤(引自《中医眼科六经法要》)。

(3) 温经通络。如小续命汤(《千金方》:麻黄、防己、人参、黄芩、桂心、甘草、芍药、川芎、杏仁、附子、防风、干姜)治肾经虚寒风邪中络，眼珠转动受限。

(4) 回阳固本，祛翳明目。常与党参、五味子、乌梅同用，如回阳固本汤(《目科捷径》:附子、干姜、党参、甘草、五味子、麦冬、橘红、生姜、大枣)治目病夕重夜疼，羞明伏地，日晡发热，阴或阳衰之症。

干姜可内服可外用

干姜药性辛，热。归脾、胃、肾、心肺经。功能温中散寒，回阳通脉，温肺化饮。眼科常用如下：

(1) 用于温中。如理中汤(《伤寒论》:人参、干姜、白术、甘草)用以治疗中焦虚寒，视物曚昧不清，羞明流泪，白睛红赤，黑睛生翳，甚至黄液上冲，反复发作者。

(2) 散邪退赤。与珍珠、贝齿同用，外点白睛红赤，羞明流泪，如珍珠散(《审视瑶函》:珍珠、丹砂、干姜、贝齿，研极细末)。

(3) 除热清湿。常与黄连、龙胆草相佐煎水洗眼治风弦烂眼，目赤生翳，流泪作痛，如大全宝光散(《瑞竹堂经验方》:黄连、当归、蕤仁、生白矾、甘草、杏仁、龙胆草、干姜、赤芍药)。

生姜、干姜、炮姜本源于一物，但由于干鲜炮制不同而功能有别，生姜微温长于发散风寒，又能温中止呕；干姜辛热，燥烈之性较强，长于温中回阳，兼可温肺化饮；炮姜性变苦温，辛散作用大减，善能温中止泻，兼能止血。故前人有“生姜走而不守，干姜能走能守，炮姜守而不走”的说法。

干姜与附子均有回阳作用，但干姜主入脾胃，温中散寒偏于守中，为治脾胃受寒，脘腹冷痛吐泻要药。虽不若附子能峻补下焦之元阳，然常与附子同用，以回阳通脉增附子之力尔。

肉桂助阳，引火归元

肉桂药性辛、甘，大热。归肾、脾、心、肝经。能补火助阳，散寒止痛，温经通脉，引火归元。

陆绵绵言只要全身无明显热象，皆可以用少量肉桂配伍应用，以助气化通络散瘀。

如视网膜有渗出水肿，或外伤后眼内有瘀血存留，但阴虚火旺，热病伤津及假寒真热者，不宜应用。

高健生研究员认为心肾不交，心火上亢扰目是糖尿病视网膜病变重要病机之一，即肾阳虚气化功能不足，肾水不能上行以抑心火，导致心火独亢而上扰，故而提出用交泰丸治疗该病的思路。并在临床中取得一定疗效，而交泰丸即黄连与肉桂两药组成。

张锡纯认为“肉桂可为诸药之使，因其香窜之气，内而脏腑筋骨，外而经络腠理，诸药不能通达之处，有肉桂引之则可透达也”。故寒邪中于眼内者，可用肉桂为引经药，以引所用之药上达目窍。

黄元御谓肉桂可达脏腑而桂枝走经络，此为两者不同之处。

眼科书籍中记载摘录如下：

(1) 通阳益气补血。如人参养荣汤(《太平惠民和剂局方》：白芍、当归、陈皮、黄芪、桂心、人参、白术、甘草、熟地、五味子、茯苓、远志)用以治心营亏虚所致视物模糊，不能久视等。

(2) 温肾填精。用以治肾阳不足，胞睑下垂，夜盲，青盲等，如右归饮(《景岳全书》：熟地、山萸、山药、甘草、杜仲、肉桂、制附子)。

(3) 用于止痛。常与决明子、菊花、黄连相佐配治肝经风热上扰迎风流泪，眼目疼痛，头痛等症，如菊花丸(《宣明论》：熟地、菊花、决明子、防风、朱砂、羌活、肉桂、没药、黄连)。

(4) 温经活血散瘀。如黑神散(《审视瑶函》：熟地、蒲黄、归尾、炮姜、赤芍、肉桂、甘草梢)用于治疗物损真睛，眼内瘀血存留，全身无明显热象者。

吴茱萸散寒、降逆、止呕

吴茱萸药性辛、苦，热，有小毒。归肝、脾、胃、肾经。功能散寒止痛，降逆止呕，助阳止泻。内服煎剂1.5～5g，不宜多服或久服。眼科常用于：

(1) 温中降逆。常与人参、干姜等同用治疗脾胃虚弱，饮邪上犯，头痛上及巅顶、目胀、瞳散视昏、干呕吐涎、食少神疲、四肢不温，如吴茱萸汤(《审视瑶函》：吴茱萸、人参、姜半夏、川芎、炙甘草、白茯苓、白芷、广陈皮、生姜)。若绿风内障伴上述症状者即可用之。

(2) 温脾止泻。如五味子散(《证治准绳》：炒五味子、吴萸、陈皮)治疗脾肾两虚，大便不实，或五更泻，伴黑睛生翳或糜烂破溃，白睛淡红，如疳积上目者。

吴茱萸能疏肝下气，常用于肝胃不和的呕吐吞酸。偏寒者可单用，若肝郁化火之胸胁胀痛，呕吐吞酸，常与黄连相配伍，重用黄连泻火，少佐吴茱萸开郁散结，如左金丸，故眼病因郁而致胸胁胀满，干呕吞酸如绿风内障或暴盲者可用之。

小茴香理气散寒治疝

小茴香药性辛，温。归肝、肾、脾、胃经。功能散寒止痛，治疝，理气和胃。以下方药可供参考使用：

（1）祛寒止痛。如太乙神针方（《本草纲目拾遗》：防风、祁艾、甘草、小茴香、钻地风、千年健、肉桂、川椒、乳香、没药、苍术、三七、穿山甲、人参、麝香、山羊血）用以治疗寒湿瘀滞致眼目痒痛或拘挛。

（2）理气活血散结。如少腹逐瘀汤（《医林改错》：当归、炒茴香、赤芍、川芎、玄胡、炒没药、炒五灵脂、官桂、干姜）用以治疗外伤术后目痛或疤痕形成。

另外，眼病如症见少腹坠痛或患疝气者可酌加小茴香、川楝、橘核、荔核等往往有效。

高良姜温中止痛

高良姜药性辛，热。归脾、胃经。功能散寒止痛，温中止呕。眼科常用来治疗眼病患者伴有胃寒脘腹冷痛或胃胀嗳气，或呕恶上逆及食后腹胀不消，食欲不振等。如良附丸（《良方集腋》：良姜、香附）。

第七章 理 气 药

凡以疏理气机为主要作用，治疗气滞或气逆的药物，称为理气药，又名行气药。

理气药性味多辛、苦，温而芳香。其味辛能利，味苦能泄，芳香能走窜，性温能通利，故有疏理气机即行气、降气、解郁、散结的作用。并可通过畅达气机，消除气滞而达到止痛之效，即《素问》"逸者行之"、"结者散之"、"木郁达之"之意。因本类药物主归脾、胃、肝、肺经，以其性能不同，而分别具有理气健脾、疏肝解郁、理气宽胸、行气止痛、破气散结等功效。

理气药主要用治脾胃气滞所致脘腹胀痛、嗳气吞酸、恶心呕吐、腹泻或便秘等，肝气郁滞所致胸胁胀痛、抑郁不乐、疝气疼痛、乳房胀痛、月经不调等，肺气壅滞所致胸闷胸痛、咳嗽气喘等，故凡眼疾兼有上述病症者，皆可伍用于治疗眼病的方剂中。由于"眼病多郁"，而本类药物多具行气解郁作用，故眼科方剂使用本类药物相对较多，如青风内障、绿风内障、视瞻昏渺、暴盲、眉棱骨疼等；又因本类药物尚具理气健脾利湿，故对脾虚湿困所致视瞻昏渺、云雾移睛等，也多选用。此外，由于痰湿蕴结而致的痰核、结节及视网膜陈旧渗出物、机化物、增殖性改变等也常用本类配伍相应方剂中。

使用本类药物，须针对病证选择相应功效的药物，故气阴不足者慎用。

由于理气药种类较多，以下介绍只是眼科相对使用较多者。余者如香橼、佛手、玫瑰花、绿萼梅等也可选用。另则理气药中像荔枝、天仙藤除理气外，尚能疗治疝气，因眼科少用，故不介绍。

陈皮当为理气之首选

陈皮药性辛、苦，温。归脾、肺经。功能理气健脾，燥湿化痰。李时珍在《本草纲目》中谓："陈皮同补药则补，同泻药则泻，用升药则升，同降药则降。"故本品在临床各科用之甚广，眼科亦不例外。除此，已故眼科老中医唐亮臣使用补益肝肾、气血治疗慢性眼疾时，每多将陈皮伍用于相应方剂中，以防止黏腻厚重之品伤胃而有碍药力发挥及吸收，有时唐老还将陈皮与青皮一起使用以增强理气散结之力（但青皮性较峻烈行气力猛，苦泄下行，偏入肝胆，能舒肝破气，散结止痛，消积化滞，故脾虚气弱者勿用，且不宜久用）。有缘于此，故眼科临证每多用之，如：

（1）燥湿化痰。常与法夏、茯苓等同用治痰湿结聚而致胞睑硬结、按之不痛，或视网膜有硬性渗出等，如二陈汤（《太平惠民和剂局方》：法半夏、陈皮、茯苓、甘草）。

（2）益气健脾。如参苓白术散（《太平惠民和剂局方》：党参、茯苓、白术、扁豆、陈皮、山药、炙甘草、莲子肉、苡仁、桔梗、砂仁)治脾失健运而致胞虚如球、胎患内障、疳积上目及视瞻昏渺、圆翳内障等。

(3) 用于逐痰。常与半夏、礞石、僵蚕等同用治疗风痰上逆引起头痛、眼球胀痛、视力急降、胞轮红赤等症,如将军定痫丸(《审视瑶函》:黄芩、白僵蚕、陈皮、天麻、桔梗、礞石、白芷、薄荷、大黄、半夏)。

(4) 除湿消肿。如五皮饮(《中藏经》:桑白皮、陈皮、生姜皮、大腹皮、茯苓皮)治脾湿上泛,胞内粟疮累累,羞明流泪,沙涩不适,或视网膜严重水肿等。

(5) 清热燥湿。常与苍术、黄柏等外用治疗针眼、眼丹、漏睛疮红肿痛甚者,如金黄散(《外科正宗》:南星、甘草、陈皮、厚朴、苍术、大黄、黄柏、白芷、姜黄、天花粉)。

枳壳较枳实药力和缓

枳实药性苦、辛、酸,温。归脾、胃、大肠经。功能破气消痞,化痰消积。眼科常用如下:

(1) 行气降逆。常与柴胡等合用,治肝气横逆,气血郁闭,脉络阻塞所致的暴盲等,如四逆散(《伤寒论》:甘草、枳实、柴胡、芍药)。

(2) 豁痰开窍。如导痰汤(《济生方》:半夏、陈皮、茯苓、甘草、南星、枳实)治风痰阻络,脉络阻塞,视力急降等。

(3) 清热散结。如大黄平胃散(《眼科集成》:大黄、石膏、知母、枳实、防风、朱砂、黄芩、木通、竹茹)用以治疗眼内赤膜胬肉上下横生等。

枳壳在有些教材中没有单纯列出,只列为附药。其功用性味归经与枳实同,但作用比较缓和,根据临床实践,其使用率大于枳实。另有枳壳可以明目之说,此乃指气机不利或湿浊之气阻隔清气上升而致目睛昏矇,用之可以升清降浊,其目可明,非见目不明者不加辨证而竟用之,亦可少佐于补益滋腻之剂中以利药力。

木香治气之总药

木香药性辛、苦,温。归脾、胃、大肠、胆、三焦经。功能行气止痛,健脾消食。生用行气强,煨用行气力缓而实肠止泻。内服煎剂 1.5~6g 为宜,然煎煮时其气香异人,患者多恶其气而不愿服用,故以配成丸散为宜。

(1) 散寒止痛。如加味调中益气汤(《审视瑶函》:黄芪、升麻、细辛、陈皮、木香、川芎、党参、炙草、蔓荆子、当归、苍术、柴胡)用以治肝胃虚寒,阴邪上逆,眼压升高,头目剧痛,舌淡苔薄等。

(2) 行气祛湿。常与苍术、厚朴同用治疗湿浊内蕴致视瞻昏渺,瞳神紧小,云雾移睛,全身兼有肢体困重,脘痞呕恶,神萎食少,便溏不爽。如分消汤(《万病回春》:炒苍术、白术、厚朴、炒枳实、砂仁、木香、香附、猪苓、泽泻、大腹皮、茯苓)。

(3) 理气健脾，养血安神。如归脾汤(白术、茯神、黄芪、龙眼肉、党参、酸枣仁、木香、炙草、生姜、大枣)治心脾两虚，胞虚如球，视瞻昏渺，视直如曲，眼底血证等。

(4) 行气祛翳。与木贼草、白蒺藜退翳药同用治疗肝气壅盛，翳膜遮睛，隐涩难开，如甘菊花散(《银海精微》:菊花、木贼、防风、蒺藜、甘草、木香)。

本草学家倪朱谟对木香功能所论言简意赅，谓:"广木香，本草言治气之总药，和胃气，通心气，降肺气，疏肝气，扶脾气，暖肾气，消积气，温寒气，顺逆气，达表气，管统一身上下，内外诸气，独推其功。"

檀香行气止痛

檀香药性辛，温。归脾、胃、心、肺经。功能行气止痛，散寒调中。内服煎剂宜后下，以 2～5g 为宜，眼科可用于:

(1) 理气活血。如丹参饮(《时方歌括》:丹参、砂仁、檀香)治气滞血瘀，睛内脉道瘀滞，甚至闭塞不通。

(2) 散寒止痛。常与沉香、藿香、木香同用治寒凝气滞，眼珠疼痛，得暖则缓，舌淡苔白。如木香匀气散(《世医得效方》:木香、丁香、檀香、藿香、沉香、白豆蔻、砂仁、甘草)。

(3) 理脾行气。如匀气丸(《医学入门》:益智仁、槟榔、檀香、人参、陈皮、沉香、草豆蔻)治体虚气滞，目珠胀痛，脘腹胀满等。

香附善解肝经之郁结

香附药性辛、微苦、微甘，平。归肝、脾、三焦经。功能疏肝解郁，调经止痛，理气调中。眼科所用甚多。

(1) 疏肝解郁。常与柴胡、枳壳同用，治疗气滞血郁所致视瞻昏渺，暴盲，伴见精神抑郁，胸胁胀痛，脘闷少食等。如柴胡舒肝散(《景岳全书》:柴胡、陈皮、白芍、枳壳、炙甘草、川芎、香附)。

(2) 用于行气祛痰。如香贝养荣汤(《医宗金鉴》:白术、人参、茯苓、陈皮、熟地、川芎、当归、贝母、香附、白芍、桔梗、甘草、生姜、大枣)治气虚挟痰所致金疳、颈部痰核等。

(3) 清热解郁。如滋阴养血和解汤(《中医眼科临床实践》:熟地、栀子、麦冬、沙参、当归、白芍、黄芩、半夏、银柴胡、荆芥、防风、香附、夏枯草、甘草)治疗阴血亏虚，兼有郁热所致视物昏曚、视瞻有色等。

(4) 清热止泪。如六一丸(《银海精微》:蛤粉、黄连、木贼、香附末)治热泪时下。

(5) 补血止痛。常与泽兰、益母草同用治疗妇人产后崩漏之血过多之睛珠疼痛，经水不调等。如四制香附丸(《审视瑶函》:香附、黄柏、熟地黄、泽兰叶、川芎、白芍、当归、益母草)。

香附与夏枯草、炙甘草同用组成夏枯草散(《张氏医通》)治肝虚目珠疼痛，至夜痛剧。祁老常用此方加白芍、当归、僵蚕、白芷治疗因肝血不足而引起的眉棱骨痛(眶上神经痛)效果很好。李梴在《医学入门》中谓:“香附理血气，妇人之仙药，盖妇人性多偏郁，此药散郁逐瘀，令新血自生而百体和。”严洁谓:“柴胡表肝经风热，川芎开肝经之血气，香附解肝经之郁结，木贼散肝经之寒邪，天麻通肝经之血脉，薄荷去肝经之风火，紫草败肝中之热毒，治之各有攸当，勿得杂投，以伤肝气。”

厚朴除胀消满

厚朴药性苦、辛，温。归脾、胃、肺、大肠经。功能行气燥湿，降逆平喘。眼科可用于以下诸症:

(1) 燥湿运脾。如平胃散(《太平惠民和剂局方》:苍术、厚朴、陈皮、甘草)用以治疗湿滞脾胃，胞生痰核，针眼反复发作以及视瞻昏渺等。

(2) 用于行气散瘀消肿。常与天南星、大黄、天花粉相配外用治针眼、眼丹、漏睛疮，如如意金黄散(《外科正宗》:天南星、甘草、陈皮、厚朴、苍术、大黄、黄柏、白芷、姜黄、天花粉)。

(3) 解表化湿。常与藿香、苡仁、淡豆豉合用，治湿温在表，白睛红赤，黑睛生翳，肢体倦怠，胸闷口腻等。如霍朴夏苓汤(《医原》:藿香、半夏、赤苓、杏仁、生苡仁、白蔻仁、猪苓、淡豆豉、泽泻、厚朴)。

厚朴功能燥湿散满以运脾，行气导滞以除胀，故眼病患者兼有腹胀者多与枳壳相伍，胀满可除。另外，梅核气患者多与半夏同用以治之，如半夏厚朴汤(《金匮要略》:半夏、厚朴、茯苓、紫苏、生姜)。枳壳破气偏于消积滞，除痞硬，兼能泻火。厚朴下气消胀，偏用于消腹胀除胃满，兼能燥湿。大腹皮下气消胀兼能利水，偏用于腹部水肿;厚朴下气消胀，兼燥湿除满，偏于腹胀便结。大腹皮利水之力优于厚朴，厚朴下气之力优于大腹皮。

川楝子性寒，气郁化火者用之良

川楝子药性苦，寒，有小毒。归脾、胃、小肠、膀胱经。功能行气止痛杀虫。内服煎剂4.5～9g，不宜过服或久服以免中毒，因其性寒，脾胃虚寒者慎用。

由于眼部病变多郁，而尤以气郁、肝郁为最。郁不解则易化火，理气药味多辛温，而此物性寒，故凡郁久生火者，用之尤佳。且川楝子有治肝之特性，如张山雷言:“川楝清肝，最为柔驯肝木之良将，如郁火耗伤肝阴者，如咽干口燥，舌红少津，脉细弱或虚弦者。”本品可与沙参、当归、枸杞等伍用，以养血柔肝，理气解郁，如一贯煎(《续名医类案》:北沙参、干地黄、当归、枸杞子、川楝子——编者注)。”

第八章　消　食　药

凡以消化食积为主要作用，主治饮食积滞的药物，称为消食药。

消食药多味甘、性平。主归脾、胃二经。具消食化积，以及健脾开胃，和中之功。主治宿食停留，饮食不消所致之脘腹胀满，嗳气吞酸，恶心呕吐，不思饮食，大便失常，以及脾胃虚弱，消化不良等症。此类药物除具消食之功外，尚能行瘀散结，故眼病患者伴有上述症状以及小儿消化不良所致疳积上目或胞生痰核，内障眼病过用滋补所致脾胃呆滞，每多伍用于相应方剂中。

由于食积者多有兼证，故应根据不同病情予以适当配伍。若宿食内停，气机阻滞，需配理气药，使气行而积消；若积滞化热，当配苦寒清热或轻下之品；若寒湿困脾或胃有湿浊，当配芳香化湿药；若中焦虚寒者，宜配温中健脾之品；而脾胃虚寒，运化无力，食积内停，则当配伍健脾益气之品，以标本兼顾，使消积而不伤正，不可单用消食药取效。

本类药物虽多效缓，但仍不乏有耗气之弊，故气虚而无积滞者慎用。

山楂消肉食及油垢之积

山楂药性酸、甘，微温。归脾、胃、肝经。功能消食化积，行气散瘀。内服煎剂每次10～15g，生者多用于消食散瘀，而焦者、炭者多用于止痢或止血，眼科可用于：

(1) 消食导滞。如保和丸(《丹溪心法》：山楂、神曲、半夏、茯苓、陈皮、萝卜子)治疗各种眼病，兼有食积内停，胃失和冲者。

(2) 活血散瘀。如桃仁四物汤加生山楂、炒枳壳用以治疗眼底陈旧性出血，高血压动脉硬化所致者更为适宜。

(3) 用于止血。常与各种炭类药相伍用治疗气火上冲、迫血妄行的眼底早期出血，血色鲜红浓厚者。用山楂炭合入十灰散(《十药神书》：大小蓟炭、荷叶炭、侧柏叶炭、白茅根炭、茜草根炭、山栀炭、大黄炭、丹皮炭、棕榈皮炭)。

煮老鸡、牛肉等入山楂数枚即易烂，故知其有消肉垢之积之效，常与软坚散结药相须为用(详见软坚散结药)。

神曲消米谷食积

神曲药性甘、辛，温。归脾、胃经。功能消食和胃。此品乃面粉和其他药物(如鲜辣蓼草、青蒿、苍耳)混合后经发酵而成的加工品,据说上述药材组合是按白虎、青龙、朱雀、玄武、勾陈、螣蛇六神设计,故有六神曲之称。因其有消食化积、健脾和胃之功,故眼科常用此品根据病情伍用于相应的方剂中。另外,配制丸剂过程中如有金石、贝壳类药物时,常以神曲为糊制成丸剂以助消化而发挥药力,如眼科常用的磁朱丸(又名神曲丸)即是此品,磁石、朱砂组成。临床中焦三仙即本品与山楂、麦芽组成。

麦芽消面食之积

麦芽药性甘,平。归脾、胃、肝经。功能消食健胃,回乳消胀。眼科常用于:

(1) 消除食积,健脾助运。如四物肥儿丸(《医宗金鉴》:炒神曲、炒麦芽、芜荑、炒黄连)治小儿饮食不节,损伤脾胃,脾衰肝旺,肝热上攻所致疳积上目。

(2) 伍用于滋补气血、津液方剂中,尤其是久服或服后胃呆腹满之眼病患者,以助消化。

(3) 疏肝退乳。可每天用生、炒麦芽各 30～60g 煎汁分服,治疗妇女断乳后乳汁郁积造成乳房胀痛,或因怒气伤肝,所致血少目暗,乳汁不畅壅积者。也可用加味逍遥散(《银海精微》:当归、白芍、白术、柴胡、茯苓、甘草、丹皮、山栀、煨姜、薄荷)合用本品同煎取效。

谷芽启脾进食

谷芽药性甘,平,归脾、胃经,功能消食和中,健脾开胃,眼科可用于:

(1) 用于内障诸疾伴有黄斑部水肿,或视网膜脱离手术后积液未消,或眼疾兼有脾胃虚弱者。常与麦芽、茯苓、苡仁等同用。

(2) 用于久患内障、眼底退行性病变、色素增生、瘢痕形成。常谷麦芽合用,再加丹参、枳壳、参、芪、归、芍、杞、萸等可提高视功能。

(3) 凡小儿眼病兼消化不良,食少体弱者,可与山楂或陈皮、白术同用,可助运化之能,增强体质,提高免疫力。

谷芽虽平常之品,但能启脾进食,宽中消谷而能补中,也可当茶饮以助脾胃之吸收。

鸡内金可化金石之积

鸡内金药性甘,平。归脾、胃、小肠、膀胱经。功能消食健胃,涩精止遗。

张锡纯谓本品不但化食积而瓷石铜铁皆能消化,无论脏腑何处有积,久服皆能治愈。除此该品尚能对虚劳之证而致经络之瘀滞,伍于滋补药中,以化经络之瘀滞而病始愈，故可与软坚散结药相须为用，用于治疗目疾因痰结血瘀的病证中。因痰瘀互结之物非治之一日而愈，必耐心长服始能消之，且久病必虚，鸡内金伍用相应治疗方剂中，既防滋补黏腻又能健补脾胃而不碍进食。如配制成丸散则顽固之目疾亦可取效，故古时眼科常以此组方治疗多种目疾，如：

(1) 猪肝散(《银海精微》：真蛤粉、谷精草、夜明砂、猪肝)加鸡内金、神曲、炒麦芽，用以治疗小儿长期消化不良，食积不化所致疳积上目，夜视不明等。

(2) 龟鹿二仙散(《目经大成》：鹿茸、生龟板、枸杞子、党参、人参)将鸡内金研末与之服用，用以治疗遗精、梦遗、瘦怯目暗、内障久患，即可收涩固精，又可健脾运食，以防滋补腻滞不行。

(3) 古时常将本品焙至棕黄色鼓起，研成细末后入于散剂用来点眼或滴鼻以退翳明目。

莱菔子消食除胀，降气化痰

莱菔子药性辛、甘，平。归肺、脾、胃经。功能消食除胀，降气化痰。生用治风痰，炒用消食下气化痰，无食积及气虚脾胃虚弱者慎用，不宜与人参同用。

莱菔子与山楂均有良好的消食化积作用，但山楂长于消肉食积滞，而莱菔子主食积气滞者。

朱震亨言莱菔子治痰有推墙倒壁之功，其祛痰原于利气。如元虚气弱之人有痰喘之闭者，当与补养药同用庶几乎，但忌与人参同用。但亦有医者认为它与人参同用而无害，如张锡纯和陈士铎。祁老认为人参补气，莱菔子利气两者同用，有损药力，其害即指有损药力而已。由于莱菔子能利气化痰，故可伍用于化痰止咳平喘药或软坚化结药中，可增添药力。

第九章　驱　虫　药

凡以驱除或杀灭人体内寄生虫，治疗虫证为主的药物，称为驱虫药。

本类药物入脾、胃、大肠经。部分药物具有一定的毒性，对人体的寄生虫，特别是肠道寄生虫体有杀灭或麻痹作用，促使其排出体外。故可用治蛔虫病、蛲虫病、绦虫病、钩虫病、姜片虫病等多种肠道寄生虫病。此类病证多由湿热内蕴或饮食不洁，食入或感染寄生虫卵所致。此病虫体寄生肠道可引起腹痛、腹胀、厌食等，迁延日久，可致疳积上目，表现为暗处不能见物、眼珠干燥、黑睛混浊、甚至糜烂破损。若寄生眼内可引起蜡目（眼内寄生有蝇蛆之病症）、云雾移睛、视瞻昏渺等；湿热生虫，可见睑弦赤烂、风赤疮痍、黑睛溃烂等。驱虫药可单独使用，也可配合他药使用。若兼积滞，配消导行滞药；兼脾胃虚弱，配健脾和胃药；兼肝虚雀目，配养肝明目药；湿热生虫，配清热化湿药；挟有寒凝，配温里药。临证应灵活辨证应用。

驱虫药对人体正气多有损伤，故要控制用量，防止用量过大中毒或损伤正气。对素体虚弱，年老体衰及孕妇，更当慎用。驱虫药一般应空腹服用，使药物充分作用于虫体而保证治疗。

使君子杀虫消积，为驱蛔要药

使君子药性甘，温。归脾、胃经。功能杀虫、消积。内服煎剂 9～12g，小儿每岁 1～1.5 粒。但总量不得超过 20 粒。空腹服用每日一次，连续 3 天。大量服用可致呃逆、眩晕、呕吐、腹泻等效应，亦不能与热茶同服。眼科应用如下：

（1）驱虫理脾。常与槟榔、焦六曲、肉豆蔻等合用治虫积及脾胃积滞所致的疳眼、小儿目　。如肥儿丸（《太平惠民和剂局方》：六神曲、黄连、肉豆蔻、使君子、麦芽、槟榔、木香）。

（2）消积明目。如消疳散（《审视瑶函》：使君子、雷丸、鸡肝）治虫积引起的肝虚雀目。

槟榔消积杀虫利水

槟榔药性苦、辛，温。归胃、大肠经。功能杀虫消积，行气，利水截疟。内服煎剂 3～9g，驱绦虫、姜片虫 30～60g，脾虚便溏孕妇慎用。眼科应用如下：

(1) 杀虫消积。如槟榔丸(《医学正传》:槟榔、三棱、莪术、青皮、陈皮、炒麦芽、炒神曲、山楂肉、干漆、雷丸、芜荑、鹤虱、胡黄连、炙甘草、木香、砂仁、高良姜)用来治疗虫积引起的疳眼。

(2) 消积理脾。如肥儿丸(《太平惠民和剂局方》:六神曲、黄连、肉豆蔻、使君子、木香、槟榔、麦芽)治脾胃积滞所致疳眼,目　等。

(3) 消疳退翳。如小儿疳积上目方(《韦文贵眼科临床经验选》:石决明、夜明砂、谷精草、槟榔、神曲)治小儿疳眼生翳,入暮不能见物,消化不良等。

(4) 利水通便。如疏凿饮子(《济生方》:羌活、秦艽、商陆、槟榔、木通、泽泻、花椒目、大腹皮、茯苓皮、赤小豆、姜片)治遍身水肿、喘呼烦渴、大小便秘结、目赤痛及眼底水肿等。

(5) 用于缩瞳,治五风内障。制成眼药水点眼,如0.5%~1%槟榔碱滴眼液,或制成药膜置入眼内。

除此,临床上槟榔与神曲、麦芽、山楂合用称为焦四仙以消食化积,也可与利水渗湿药合用治疗眼部水湿为患,使水湿之邪下行排出体外。近年来本品与南瓜子、石榴皮合用治疗绦虫病效果良好。

雷丸杀虫消积,不宜入煎剂

雷丸乃真菌雷丸的干燥菌核,不宜入煎剂(因含蛋白酶加热至60℃即易破坏而失效)。入丸散每次服5~7g,饭后温开水调服,一日3次,连服3天。其药性微苦,寒,有小毒。归胃、大肠经。功能杀虫消积。

眼病兼有虫积者或疳积上目如绦虫病、钩虫病、蛔虫病。尤以驱杀绦虫为佳。治疗绦虫病可单用本品每次研末吞服,每次20g,日服3次,多数病例第二天虫体即可排出体外,与槟榔、牵牛子、苦楝皮、木香同用可治疗钩虫病或蛔虫病。若小儿疳积,可配使君子、鹤虱、榧子、槟榔为末乳食前米饮调下。也可以雷丸配使君子、苍术,另以鸡蛋入药蒸食(《杨氏家藏方》)。

鹤虱、芜荑常与其他驱虫药相伍为用

鹤虱药性苦、辛,平,有小毒。芜荑乃榆科植物大果榆果实的加工品,药性辛、苦,温。二者同归脾、胃经,功能均为杀虫、消积。临床使用多与其他驱虫药为伍,组成方药,以治疗虫积所致疳积上目。

乌梅生津止渴,敛肺安蛔

乌梅药性酸、涩,平。归脾、肝、肺、大肠经。功能敛肺止渴,涩肠止泻,安蛔止痛,生津止渴。

乌梅常被列入收涩药中，其驱虫力不强，临床中乌梅丸只是安蛔止痛而非驱也。在治疗消渴目病中，如属阴虚燥热思饮者，可与麦冬、人参、花粉等同用，以益气生津，如玉泉丸(《杂病源流犀烛》：天花粉、葛根、麦冬、人参、茯苓、乌梅、甘草、生黄芪、炙黄芪)；若眼病者兼肺虚久咳少痰或无痰者，可与杏仁、沙参、罂粟壳同用。如目睛干涩，亦可与麦冬、生地、太子参同用以缓解目睛干涩。除此，亦可与其他药相配制成眼水，用来治疗白睛红赤肿痛，黑睛生翳等，如梅青眼药水(《临床实用眼科学》：青黛、乌梅)。

第十章　止　血　药

凡以制止人体内外出血为主要作用的药物，统称止血药。

临证时，使用止血药最忌“见血止血”，因造成眼部尤其是眼底出血原因很多，用此类药物必须“审证求因”，而后选择相应的药物及恰当的配伍，才能达到止血的目的。

关于止血药的使用是否为权宜之计，祁老认为对这个问题应辨证的看，如外伤出血或暴溢出血，其止血是当务之急。但有不少眼病血止后，如何防止再度出血，如何促进出血吸收，如何提高视力，如何减少并发或继发症等，就是一个比较棘手的课题。

关于唐容川在《血证论》提到的所谓治疗血证四大法，即“止血，消瘀，宁血，补血”，是否可奉为圭臬，尤其是止血后即考虑消瘀，祁老有不同的看法。所谓四法是唐在论述“吐血”一病中提出的治法，另外唐容川在总论中专门设有“用药宜忌论”，这才是治疗血证的普遍原则。

另外，祁老对某些医家提出的“出血必成瘀，有瘀必出血”及“无论早中后各期总不离活血化瘀之治”持不同看法，这可能对唐容川《血证论》关于活血化瘀的片面理解所致。总之，眼病凡患出血病症治疗后，下一阶段是否即行以消瘀应视不同病证，尤其是有复发出血倾向及有新生血管和出血早期，用之一定要慎之又慎。

关于眼部出血，特别是眼底出血，除外伤或局部解剖畸形外，往往与全身有关。故在使用止血药时必须遵照中医对造成出血原因来选择用药，即“治病必求其本”。如出血乃由脾虚统摄失职所致，其治用归脾汤伍用相应止血药物，如仙鹤草、阿胶等则疗效事半功倍；如瘀血阻滞而致出血，其治可用桃红四物汤伍用茜草、花蕊石以化瘀止血。

总之，凡见出血，必究其因而后选用相应药物，方能奏效，否则效果不彰。关于“止血而不留瘀”的问题，祁老认为，凡见出血，尤其大量出血者，其止血为第一要务。血止之后，必须寻找出血原因，在“治病求其本”的前提下，进行下一步治疗。这样不但可以防再度出血，而且似可防止留瘀之虞，当然止血之后其所用止血药物应逐渐减量，而代之以“治本”。若止血之后确有瘀血留滞者，治以活血化瘀不在此例。

第一节　凉血止血药

本类药物性属寒凉，味多甘、苦。入血分，能清泄血分之热而止血，适用于血热妄行所致的各种出血病证。

本类药物虽有凉血之功，但清热作用不强，在治疗血热出血病证时，常需配清热凉血药物同用。若治血热夹瘀之出血，宜配化瘀止血药，或配少量的化瘀行气之品。急性出血较甚者，可配伍收敛止血药以加强止血之效。

本类药物均为寒凉之品，原则上不宜用于虚寒性出血，又因其寒凉易于凉遏留瘀，故不宜过量久服。

小蓟、大蓟常相须为用以加强止血之力

小蓟药性甘、苦，凉。归心、肝经。功能凉血止血，散瘀解毒消肿。临床应用为：

(1) 凉血止血。如十灰散(《十药神书》：大蓟炭、小蓟炭、荷叶炭、侧柏叶炭、茅根炭、茜草根炭、大黄炭、山栀炭、棕榈皮炭、牡丹皮炭)治疗因血热蒸腾所致血灌瞳神，眼底出血，或外伤而致紧急出血之眼疾。本方虽将诸药炒炭存性，但也可择其中药物煎汤内服。

(2) 常用生品外敷或内服治疗胞肿如桃，针眼初起红肿热痛者。然本品药力单薄，用于疮疡必与银花、连翘同用方可取效。

大蓟及菊科植物的地上部分或根。与小蓟性味功能相同，常相须为用。然大蓟较小蓟药力强，而小蓟尚能利尿通淋，故可用于治疗血尿、血淋。

槐花凉血止血又能清肝

槐花药性苦，微寒。归肝、大肠经。功能凉血止血，清肝泻火。一般中药书籍多偏重介绍槐花善治肠风便血，殊不知本品亦为眼科所常用。由于本品凉血止血，又能清肝泻火，故常与羚羊角粉、丹皮治疗眼底血管炎初期网膜出血；又因其能增加毛细血管弹性，故与夏枯草、草决明治疗高血压造成眼底出血。除此，还可与仙鹤草、白芍、阿胶等配伍治疗糖尿病性视网膜毛细血管脆弱病者的眼底反复出血。槐花未开之前采之为槐米亦为凉血止血之用，而槐实为槐树成熟之果实，古时常与黑豆同用，久服可使耳聪目明。

侧柏叶凉血涩敛

侧柏叶药性苦、涩，寒。归肺、肝、脾经。功能凉血止血，化痰止咳，生发乌发。本品兼有涩味，故又有收敛止血之功，与其他清热凉血药合用而增加止血之功，同时还可配川断、鹿茸、阿胶等治疗虚寒性出血，如《张氏医通》之断红丸。因该药能清肺泄热，化痰止咳，亦能祛风湿，清血中湿热，如眼底血证兼患某些慢性疾患如慢性气管炎以及患风湿痹证者用之更良。

白茅根与芦根同用更宜于目

白茅根药性甘，寒。归肺、胃、膀胱经。功能凉血止血，清热利尿，清肺胃热。内服可用15～30g，鲜品加倍。本品清热凉血而不伤正，虽有甘寒但不碍胃，既不黏腻，也不致瘀，但不能长煎，否则减效，本品鲜者甘寒而多汁液，故凡热迫出血，伤阴口渴者，用之当水饮。眼科临证中除用清热凉血治疗眼部因血热妄行之出血外，尚可用于眼底水肿，取其利尿消肿之功。因白茅根清热偏于下，故治疗目疾宜与芦根同用而利于药力达于上，因芦根清热偏于上焦之故。

第二节 化瘀止血药

本类药物既能止血，又能化瘀，具有止血而不留瘀的特点，适用于瘀血内阻，血不循经之出血病证。部分药物尚能消肿止痛，还可用治跌打损伤，经闭，瘀滞心腹疼痛等病证。本类药物适用于出血兼有瘀滞之证。然随证配伍也可用于其他各种出血病证。

本类药物具行散之性，对于出血而无瘀者及孕妇宜慎用。

三七化瘀止血，疗伤定痛

三七药性甘、微苦，温。归肝、胃经。功能化瘀止血，活血定痛。祁老认为凡属大量新鲜出血，均应考虑急则治其标，止血为先的原则。如确因血瘀而致，或外伤，且出血较新者，三七则为首选，因三七具有化瘀止血，疗伤定痛之功。千万不能因瘀血所致出血而率直使用活血化瘀之峻品，以图化掉瘀滞而达到止血，此举极易造成坏病而血流难止，再者关于糖尿病性视网膜病变而反复出血者，用三七是否合适，祁老认为根据临证可以使用三七，但必须考虑新生毛细血管其质地脆弱缺乏弹性，用三七必须与阿胶、白芍、仙鹤草相配，以达到柔肝荣润之需。再有三七可与退翳明目药相伍治疗血翳赤脉或宿翳等。

茜草药性苦寒与三七等有别

茜草药性苦，寒。归肝经。功能凉血化瘀，止血通经。

常与大小蓟、白茅根等同用，治疗血热所致的眼部各种出血证。如十灰散(《十药神书》)以行血止血凉血。除此，尚可与解毒凉血之品合用以活血化瘀解毒，如治疗眼底静脉阻塞、眼底出血、视网膜血管炎初期以及外伤性眼底或前房积血，或由热毒内攻迫血上行所致眼底出血等。

茜草、三七、蒲黄、花蕊石均为化瘀止血类药物，但茜草味苦性寒，与其他三种性味有别。因兼有凉血之功，是其特点，故血热妄行，兼有瘀滞者用之更妥。

蒲黄甘平，脾虚失摄者亦可伍用

蒲黄药性甘，平。归心包、肝经。功能止血化瘀，利尿。其炒者止血而生者活血，故临床欲化瘀止血者可生炒并用，且宜包煎，可用于出血而兼有瘀滞者之眼病。亦可与仙鹤草、旱莲草同用以增强止血而不伤正。如生蒲黄散(《中医眼科六经法要》:生蒲黄、旱莲草、生地、荆芥炭、丹皮、郁金、丹参、川芎)。

蒲黄除止血化瘀外，尚能治疗心腹诸病，故素有瘀滞之胸痹、胃脘疼痛而兼眼底瘀滞致成血证者，将其伍用于主治方剂中，可事半功倍。

《药品化义》贾所学言本品专入脾经，且药味甘平，故凡因脾虚失摄而致眼底出血者，可在归脾汤中伍入本品以增止血且不留瘀。故糖尿病性视网膜出血或高度近视黄斑出血者多伍用之。

花蕊石化瘀而不伤正

花蕊石药性酸、涩，平。归肝经。功能化瘀止血。内服宜包煎先下，每用 10g，研末吞服1～1.5g。

本品乃通过化瘀而达到止血，故凡因瘀血阻络而致血不循经溢于络外者之眼病用之为宜。血证大家唐容川在《血证论》中谓：“花蕊石煅为末，每服 3 钱(约 10g)，另用酒调散服，如用醋调散服，瘀血化水而下，它药行血皆能伤气，此独能使血自化而气不伤，真去瘀之妙品。”除此尚能化瘀止痛，故常与三七同用治疗眼部外伤初起血肿疼痛之病例。也可将本品与软坚散结之品相伍用，或益气养阴之品同用，以促进病变之吸收，从而改善视力。

第三节　收敛止血药

此类药物大多味涩，或为炭类，或质黏，故能收敛止血。广泛用于各种出血病证。然其收涩有留瘀恋邪之弊，临证每多配化瘀止血或活血祛瘀药同用。然出血紧急，或有再度出血之倾向病证，亦可不必虑其留瘀，当然因瘀血而致出血者用之当慎，关键是配伍得当。

白及收敛止血，消肿生肌

白及药性苦、甘、涩，寒。归脾、胃、肝经。功能收敛止血，消肿生肌。内服煎剂3～10g，研末吞服2～5g，大剂量可用至30g。

黄宫绣《本草求真》、张秉成《本草便读》均言“白及既收且散”。其言可信，因本品除止血外，尚能治疮痈损伤，故兼有辛散之性。与其他收敛止血之品相比，既收敛而不留瘀，用之可解留瘀之虞。白及除止血外尚治疮疡，疗外伤且其性寒，故凡因热迫血行之眼底血证，或因炎症引起出血，且量大、难止者，用之甚佳，因外伤而致眼部红肿出血者亦可伍用之。

仙鹤草止血尚可补虚

仙鹤草药性苦、涩，平。归心、肝经。功能收敛止血，止痢截疟，补虚劳。内服煎剂10～15g，大剂量可用到50g。

该品可广泛用于全身各部出血(眼科当不例外)，既凡出血病证，无论虚实寒热，只要配伍得当皆可用之。除此，仙鹤草尚有补虚强壮作用，故凡有出血倾向，及反复发作出血者用之尤宜。如糖尿病性视网膜出血，高度近视黄斑出血，静脉周围炎眼底出血者。外伤及疮疡红肿疼痛兼出血者用之亦可因本品有解毒消肿之功。

藕节收敛止血，而不留瘀

藕节药性甘、涩，平。归肺、胃经。功能收敛止血。本品生用止血散瘀，炒用收敛止血而不留瘀。由于本品能收敛止血而不留瘀，故常和其他收敛止血药相辅为用，可增加止血效用，而防过用收敛而留瘀之虑。

第四节 温经止血药

本类药物性属温热，能温内脏，益脾阳，固冲脉而统摄血液，具有温经止血之效。适用于脾不统血，及冲脉失固之虚寒性出血病证。

应用时，若属脾不统血者，应配益气健脾药；属肾虚冲脉失固者，宜配益肾暖宫补摄之品。凡热盛火旺之出血忌用，因其性温热之故。

艾叶温经止血安胎

艾叶药性辛、苦，温，有小毒。归肝、脾、肾经。功能温经止血，散寒调经，安胎。用于温经止血多炒炭用。

凡因脾虚统摄而致眼部血证均可伍用于相应方剂中，或体虚早孕及漏下妇人，患眼部血证，亦可辨证使用之。

灶心土温中止血，止呕止泻

灶心土药性辛，温。归脾、胃经。功能温中止血、止呕、止泻。内服煎剂 15～30g 布包先煎，或 60～120g 煎汤代水。凡脾虚失统出血眼病皆可用之。脾胃虚寒而致呕恶及久泻兼眼部血证者伍用于相应方剂中，可提高疗效。

第十一章　活血化瘀药

凡以疏通血脉、促进血行、消散瘀血为主要作用的药物，均称之为活血化瘀药。

在使用此类药物时，应明确两个似是而非的概念，即“瘀血”和“血瘀”。“瘀血”是指由于血流不畅而造成的病理产物，而“血瘀”是指人体机能失常而引起的血流不畅，故不能将两者混淆，凡见血瘀证，即不分析其成因而率用活血化瘀之药。

至于由于血瘀而引起的眼病如何治疗，祁老认为必须要辨证与辨病相结合，具体可参考祁老发表在《北京中医学院学报》1988 年第 5 期的《眼底血证研究评述》及《中医杂志》1990 年第 2 期的《眼底血证辨证与辨病怎样结合》。在弄清楚以上问题后，为了防止滥用活血化瘀药，造成不良后果，祁老在阅读大量相关资料并结合临床实践总结了使用活血化瘀药物在眼科应用指征，即：①眼病疼痛剧烈，持续不止，拒按有定处者；②不论外眼与内眼，凡见血脉虬赤或青紫迂曲者(包括血脉阻滞)；③眼部之癥积包块(霰粒肿、麦粒肿、巩膜结节等)和眼底退行性病变，以及眼底病变后期视力久不提高者；④凡离经之血、渗出物久不吸收，且无再出血倾向者，或外伤手术后出血久不吸收者。除此，全身症状与舌脉也是重要参考指征。当然根据病情活血化瘀药物与其他药物合理恰当的配伍，也是非常重要的。

配伍方面，除与行气药、温里药配伍外。祁老特别强调“痰瘀相兼”、“痰可致瘀”、“痰瘀互结”，即瘀与痰的关系，故在活血化瘀药配伍化痰软坚的药物也应在考虑之中(详见“化痰软坚药”)，尤其是在治疗糖尿病性视网膜病变过程中不容忽视此点(可参阅祁老在 1998 年发表在《中国中医眼科杂志》第 1 期《应拓宽糖尿病性视网膜病变的研究思路》一文)。祁老还比喻活血化瘀药是一柄双刃剑，我们在使用它时除使用它能医治棘手疑难眼疾外，还应考虑它的副作用，尤其是孕妇或月经过多或有出血倾向者应禁用。对血虚体弱应慎用或与补益之品伍用，同时也不能长期使用，毕竟它是克伐攻邪之属。

朱良春教授认为虫类药具有攻坚破积，活血化瘀，息风定惊，宣风泻热，搜风解毒，行气活血，壮阳益肾，消痈散结，收敛生肌，补益培本十大功用。并说除斑蝥、蟾酥有明显毒性外，绝大多数无毒。一旦死亡其毒液很快氧化破坏而消除，并可能制成丸散片剂应用。祁老根据需要，也常将某些虫类药伍用于活血化瘀方剂中，如土鳖虫、全蝎、水蛭等。

下面根据活血化瘀不同的功能主治，按教材编排顺序，择其眼科常用的品种介绍如下：

第一节　活血止痛药

本类药物多具辛味。辛散善行，既入血分，又入气分，活血每兼行气，有良好的止痛效果，主治气血瘀滞所致的各种痛证，如头痛、眼部胀痛、胸胁痛、心腹痛、痛经、产后腹痛、肢体痹痛、跌打损伤之瘀痛等，也可用于其他瘀血病证。由于本类药物有不同的特点，临床应用时，应根据不同部位、病因病情，选择相应药物，并作适当的配伍。

川芎为血中气药

川芎性味辛，温。其功效为活血行气，祛风止痛。眼科临证所用归纳如下：

(1) 行血活血。治疗因脉络瘀阻之暴盲、青盲、视瞻昏渺等诸疾，如四物汤(《目经大成》：当归、川芎、芍药、地黄)。

(2) 祛风止痛。治疗眉骨、太阳穴、头面俱痛，眼见黑花，目渐昏暗。如芎菊散(《圣济总录》：川芎、菊花、白芷、细辛、石膏、防风、甘草)。

(3) 祛风止痒。治疗风邪犯目，气血不和而致睑生风粟、睑眩湿痒或无名奇痒。如芎归汤(《审视瑶函》：川芎、藁本、甘草、川椒、香附、蝉蜕、蛇蜕、薄荷、苍术)。

除上述功用外，祁老还常将川芎伍用于治疗郁病中。正如《本草汇言》倪朱谟所论："川芎味辛性阳，气善走窜而无阴凝黏滞之态，虽入血分，又能去一切风，调一切气，凡郁病在中焦者，须用川芎，开提其气以升之，气升则郁自降也。"但用之宜量少，一般3～5g即可。但由于川芎味辛性温，故阴虚火旺，妇女经期或怀孕者忌用；另外凡出血初期或有出血倾向目病者用之当慎或忌用。

《本草新编》陈士铎谓："川芎可君可臣，又可为佐使。但不可单用，必须与补气、补血之药佐之则利大而功倍。"祁老认为此语甚妙，警世用川芎者必须配伍得当而利大弊少，如开郁止痛，可与柴胡、香附、枳壳相配；治风寒头痛可配白芷、荆芥、细辛；治风热头痛可配菊花、石膏、僵蚕；治血虚头痛，可与当归、白芍、菊花相配。

郁金之妙用

郁金药性辛、苦而寒。归肝、胆及心经。除活血止痛，行气解郁外，尚兼清心凉血，利胆退黄。眼科常用于凉血止血，活血化瘀。如生蒲黄汤(《眼科六经法要》：生蒲黄、旱莲草、生地、荆芥炭、丹皮、郁金、丹参、川芎)治疗因虚火上攻，伤络血溢之玻璃体混浊。因其功能行气解郁，故常与柴胡、香附、白芍等用于因肝气上逆所致的诸多眼疾，如眼珠深部疼痛，视力突然下降，如急性球后视神经炎等。

祁老根据郁金善于化痰启开心窍，如白金丸(《本事方》：白矾、郁金)，故证见因肝郁化火之暴盲不见三光者，可用郁金、菖蒲以降火清心，豁痰开窍，或可取效。

附　郁金与姜黄之鉴别用药：因郁金与姜黄为同一植物的不同药用部分，均能活血散瘀，行气止痛，用于气滞血瘀之证。但姜黄药用其根茎，辛温行散，祛瘀力强，以治寒凝气滞血瘀之证为宜，且可祛风通痹而用于风湿痹痛。郁金药用块根，苦寒降泄，行气力强且能凉血退黄，以治血热瘀滞之证为宜，还可用于湿热黄疸，热病神昏等证。

乳香、没药同中有异

乳香、没药功效均为活血止痛，消肿生肌，临床常相须为用。其区别在于乳香偏于行气消肿，治疗痹证多用；而没药偏于散血化瘀，尚能用于治疗血瘀气滞较重之胃脘痛。在眼科方面，因其内服煎剂使汤液混浊而引起呕恶，故与其他活血止痛药相比用之较少，而常用来配制成外用剂进行涂敷。

第二节　活血调经药

凡以调畅血脉，通经止痛为主要功效的药物，称活血调经药。本类药物性能大多辛、散、苦泄，主归肝经血分，具有活血散瘀之功。除善通血脉而调经水，主治血行不畅所致的月经不调、痛经、经闭及产后瘀滞腹痛外，亦常用瘀血痛证、癥瘕、跌打损伤、疮疡肿毒，同时也是眼科常用药物。

释“一味丹参功同四物”

丹参药性苦，微寒。归心、心包、肝经。古代本草学家间有“一味丹参，功同四物”之说，但亦有不少学家对此说持有异义，如《医林纂要·药性》汪绂谓：“昔人谓丹参一味，可当四物，此亦不然，丹参自是丹参之用，四物自是四物之用。”《本草便读》张秉成谓：“丹参虽有参名，但补血之力不足，活血之功有余，为调理血分之首药。”祁老认为此语提示丹参祛瘀活血之力不强或不专，故临床用时剂量可适当加大至30g，如用可伍用药性微寒之益母草和凌霄花，以增强活血祛瘀之力。故丹参之功效，不要被“一味丹参，功同四物”之说所囿而应为活血调经、祛瘀止痛、凉血消痈、除烦安神。眼科目前在使用丹参方面的适应证也多围绕上述功能根据辨证使用。

对于目前关于丹参的药理和临床研究相对其他药味深入，这无疑对继承和发扬中医药事业有促进作用，如丹参注射液及其相应制剂在眼科领域同其他各科一样被广泛使用，但往往是对号入座，而很少考虑其性味功能，不辨寒热温凉，凡见血瘀者便拿来使用，这样就背离了辨证用药的精神，也不符合继承传统加以发扬的精神。

红花活血通经，祛瘀止痛

红花辛，温，归心、肝二经。眼科常用红花与其他药物相配伍治疗以下病证：

(1) 用于祛瘀消肿。治疗眼胞肿硬、内生疙瘩、椒疮眼症，如归芍红花散(《审视瑶函》：当归、大黄、栀子仁、黄芩、红花、赤芍药、甘草、白芷、防风、生地黄、连翘)。

(2) 与祛风退翳之品相伍用，治疗风热瘀结之花翳白陷，白睛混赤，疼痛羞明等症。如洗肝散(《审视瑶函》：当归尾、川芎、防风、薄荷、生地、苏木、菊花、白蒺藜、蝉蜕、羌活、木贼草、赤芍、甘草、红花)。

(3) 与清热解毒之品相伍用，取其散瘀消肿，治疗痘疹初起，眼目紧闭，红肿赤痛。如加味红花散(《眼科纂要》：当归、红花、生地、赤芍、元参、泡参、连翘、紫草茸、荆芥、升麻、竹叶、竹茹作引)。

(4) 伍入疏肝理气方剂中可增加其疗效。如《医林改错》之血府逐瘀汤(见桃仁条)或与软坚散结之品相配合以增强药力，因肝气郁结或痰湿蕴结均可致使血脉瘀阻，伍用红花可疏通血脉从而增加疗效。

关于番红花，祁老认为其功用与红花无差异，但因番红花价昂，故临床用之不多。至于红花有养血之功，如用之则必须与养血之品伍用，意在防其过于滋腻，血少及月经量多及有出血倾向或新出血应禁用。

桃仁润燥解毒通窍

桃仁药性苦、甘而平。归心、肝、大肠经。眼科常取活血化瘀之功治疗因气滞血瘀，血脉阻滞之目疾如中央静脉阻塞之暴盲，如血府逐瘀汤(《医林改错》：桃仁、红花、当归、生地、川芎、赤芍、柴胡、枳壳、甘草、桔梗、牛膝)。除此，祁老还将它与杏仁相配治疗便秘取其利气润肠。如属气虚排便无力者也可与生白术相配伍其效甚佳(一般生白术用量宜大，可大至 30～40g)；如年龄偏大肾虚便秘者，亦可配伍肉苁蓉往往有效。

根据千金苇茎汤(苇茎、薏仁、冬瓜仁、桃仁)治疗肺痈及大黄牡丹汤(大黄、牡丹皮、桃仁、瓜子、芒硝)治疗肠痈，两方中皆有桃仁组成，故祁老常将桃仁伍用于清热解毒之剂中，用以治疗眼部化脓性病变以增加药力，如眼部疮疖以及眼化脓性眼内炎。比较陈旧的头部眼外伤以及视网膜动脉阻塞之暴盲，祁老常用通窍活血汤(《医林改错》：赤芍、桃仁、红花、川芎、老葱、生姜、大枣、麝香、黄酒)以取活血化瘀，通阳开窍。

泽兰、益母草功兼利水消肿之异同

泽兰与益母草功效均为活血调经，利水消肿。此点似与相类之活血化瘀药有所不同，其不同点在于利水消肿，故在眼科使用过程赋予这两味药物双重意义，既能活血又能利水，故凡因血瘀而引起水肿者皆可选其相应而用。

关于因血瘀而引起水肿，古籍早有论述，如《素问 · 调经论》曰："子络外溢，则络有留血。"根据《针灸甲乙经》记载，其中"外"字原作为"水"，而"留"字则原作为"经"。此语即译为"细小的络脉有水外溢，则经络中必有瘀血"。《金匮要略 · 水气病脉证并治》中有"经为血，血不利则为水"。此即血流不畅可为水也。

而目前诸多因血流不畅而导致水肿的眼部病变，治用泽兰与益母草可谓天然所赐佳品，如视网膜静脉阻塞及糖尿病性视网膜病变和老年黄斑病变所致的黄斑水肿，治疗中辨证论治在相应的方剂选择其中之一，定会增加疗效，以上所述乃为两者之相同之处。

但两者尚同中有异，泽兰性味苦辛微温，而益母草性味为辛、苦，微寒，前者归肝、脾经，后者归心、肝、膀胱。再有益母草辛寒苦泄之力、清热解毒作用均较泽兰为强。

牛膝舒筋疏络，引火(血)下行

牛膝苦、甘、酸，平。归肝、肾经。功效为活血通络，补肝肾，强筋骨，利水通淋，引火(血)下行。其上述牛膝的主治功能乃泛指临床各科通用而言，而眼科所用祁老指出：

(1) 用于因风湿热所致痹证而牵及眼目者，以取其通络止痛，舒筋壮骨，不能作为治眼之主药。

(2) 引火(血)下行。大凡证见肝阳上亢、肝风内动以及心肝火积、火热上行或阴虚火旺而致高血压眼底出血或视网膜静脉阻塞、静脉周围炎、血管炎、急性视盘血管炎等眼底出血、渗出、血管怒张迂曲等，可伍用于相应方剂中以引火(血)下行。如坠血明目饮(《审视瑶函》：细辛、人参、牛膝、赤芍、五味子、川芎、石决明、生地、山药、知母、白蒺藜、当归尾、川芎)。

至于牛膝补肝肾之说，古人皆认为不实，如张石顽、蒋溶、张山雷皆是。祁老认为肝肾位居下焦，如欲滋补，可借牛膝引药下行达于病所，用时必须与相应药物配伍才可，如补肝肾之阳应配以附子、川椒；补阴则与熟地、龟板等伍用，而且应以怀牛膝为佳。而肝肾两虚所致目疾欲予以滋补引经，则不宜选用牛膝而应选用柴胡、防风、葛根辈(详见祛风药)。

鸡血藤祛瘀生新，舒筋壮骨

鸡血藤药性苦、微甘而温。归肝、肾二经。其功效为行血补血，调经，舒筋活络。

本药虽列入活血调经类中，但细究则另有佳效。因其藤茎长可达十数米，砍断有类鸡血样汁液从伤处流出，古人取类比象则善用于疏通经脉血络筋骨，并补血。关于该品行补两说，古人及现代均有论述，如《本草纲目拾遗》书中谓："大补气血，妇女更为得益……统治百病，能生血、和血、补血、破血，又能通七孔，走五脏，宣经络。"《现代实用中药》："为强壮性之补血药，适用于贫血性神经麻痹症，又用于妇女月经不调、月经闭止等，有活血镇痛之效。"

由于鸡血藤具有以上功能，故祁老常将此品伍用于治疗头部外伤致使眼疾患者之稳定期，特别是伴有骨折者。另外，在治疗视网膜色素变性患者也常用鸡血藤、黄芪、山萸肉、桑寄生、鹿角胶、巴戟天、柴胡熬成膏剂以图缓治常服，取其活血不伤正，且舒通脉络。在治疗陈旧眼底病变视力久不提高者，也可将鸡血藤伍用于补益精血，软坚散结方剂中往往有效。

凌霄花善治风痒

凌霄花药性辛、微寒。归肝、心包经。临床常用于治疗血瘀经闭、癥瘕积聚、跌打损伤以及风疹皮癣、皮肤瘙痒、痤疮等。

眼科方面除应用于相应眼部血证外。祁老还将其与软坚散结药物相配伍以增加药效，如胞睑肿核、眼底机化硬性增殖等。除此，祁老还将此品用于眼部皮肤赤肿瘙痒，因其味辛而寒，功能泻热解毒，祛风止痒。除内服外尚可与黄连、白矾共研为末与黄酒涂于患部，酒齇鼻及由此引起的眼部炎症也可用凌霄花、山栀子各等分为细末，每服二钱，食后茶调下，日进二服(《百一选方》)。

第三节　活血疗伤药

凡以活血疗伤，治疗伤科疾患为主的药物，称为活血疗伤药。

本类药物味多辛、苦、咸。主归肝、肾经。功善活血化瘀，消肿止痛，续筋接骨，止血生肌敛疮。主要适用于跌打损伤、瘀肿疼痛、骨折筋损、金疮出血等伤科疾患，也可用于其他一般血瘀病证。

骨折筋伤病证，多与肝肾有关，故使用本类药物时，当配伍补肝肾、强筋骨药，以促进骨折伤损的愈合恢复。

目前，眼部外伤有日益增多趋势，故在治疗眼部外伤时，熟悉有活血疗伤药会给治疗带来裨益。

土鳖虫活血疗伤

土鳖虫别名䗪虫，咸，寒，有小毒。归肝经。功能破血逐瘀，续筋接骨。眼科应用如下：

（1）眼部外伤。如回生第一丹(《全国中药成药处方集》：土鳖虫、自然铜、乳香、血竭、当归)，临证如遇眼部及头部外伤涉及眼眶之急症者，回生第一丹可作急诊用药。

（2）视网膜色素变性(为唐亮臣老中医必用之药)以及视网膜静脉阻塞中后期或眼底出血久不吸收，皆可伍用于相应的方剂中以达到破瘀散结之功。

苏木眼用举隅

苏木药性甘、咸、辛，平。功善活血疗伤，祛瘀通经。眼科应用如下：

（1）配以清肝祛风活血之品。如大黄当归散(《银海精微》：当归、菊花、大黄、黄芩、红花、苏木、栀子、木贼)治疗因肝经风热与血瘀互结之眼部壅肿、瘀血凝滞不散攻发生翳。

（2）配以祛风活血，健脾化湿药。如防风散结汤(《原机启微》：防风、羌活、归尾、白芍药、红花、苏木、苍术、白茯苓、独活、前胡、黄芩、细甘草、防己)用以治疗胞生痰核或眼部手术后服用。

（3）与祛风退翳、活血明目之品合用。如洗肝散(《审视瑶函》：当归尾、川芎、防风、苏薄荷、生地、红花、苏木、家菊花、白蒺藜、蝉蜕、羌活、木贼草、赤芍药、甘草)治疗花翳白陷，黑睛生翳，白睛混赤，疼痛羞明流泪等症。

（4）与清肺止咳化痰药相配用。如清肺散(《眼科集成》：桔梗、桑白皮、地骨皮、陈皮、甘草、苏木)治疗大人、小孩因咳嗽不止而引起的眼胞黑肿，白睛红赤而紫者。

血竭内服活血定痛，外用敛疮生肌

血竭性味甘、咸，平。归肝经。乃麒麟竭树干果实渗出的树脂，内服多研末吞服，外用亦为末撒敷于疮面。眼科多用于活血散瘀，消肿止痛，如没药散(《银海精微》：大黄、血竭、没药、朴硝等)用于因心脾胃有热致使睑内生疮，或被物撞破刺着胞睑睛珠、血积不散，或血灌瞳神、疼痛难忍，或室女逆经、满眼赤涩甚则血灌瞳神等。亦可配以清热明目退翳药物治疗翳膜遮睛等，如熊胆丸(《审视瑶函》：熊胆、川黄连、密蒙花、羌活、蛇蜕、地骨皮、仙灵脾、木贼、胆草、旋覆花、甘菊花、瞿麦、葳蕤、血竭、蔓荆子)。

骨碎补善治跌打骨伤

骨碎补性味苦，温。归肝、肾经。但作为眼科治疗，祁老多选入眼部外伤尤其头部或眼眶骨折或其他部位骨折后远达致使眼部受损者。其活血止痛作用弱，而补肾强骨作用较强，常与补骨脂、牛膝、桂心同用以达到温肾健脾壮骨之效。

第四节 破血消癥药

凡药性峻猛，以破血逐瘀为主要功效的药物，称破血消癥药。

本类药物味多辛、苦。虫类药较多，兼有咸味，均归肝经血分。药性峻猛，走而不守，能破血逐瘀，消癥散积，主治瘀血时间长，程度重的癥瘕积聚。亦可用于血瘀经闭，瘀肿疼痛，偏瘫等证。

本类药物药性峻猛，大都有毒，易耗气动血伤阴，所以凡出血证阴血亏虚、气虚体弱及孕妇，均当忌用或慎用。

三棱、莪术常相须为用

三棱、莪术同为破气行血，消积止痛之品，临床中常相须为用。其不同是莪术长于理气，三棱则化血之力强。眼科常用于陈旧性瘀血不化或顽固浓厚之渗出机化物，因其药力猛峻用之当慎，用药时要注意两点，使用此药：一是不能操之过急，图以缓治；二是根据患者体质辨证施用，即凡体虚气弱者宜配参、芪以增药力，血弱者当伍用养血之归芍，否则药而无功甚或引起牵拉过度引发再度出血或网膜脱离。

水蛭破血不伤正气

张锡纯曰：“凡破血之药，多伤正气，惟水蛭味咸专入血分，于气分丝毫无损，且服后腹不痛，并不觉开破而瘀血默消于无形，真良药也。”并谓：“水蛭最宜生用，甚忌火矣……如气血亏损者，宜用补气助血之药佐之。”此药早于仲景即用此配成抵当丸治疗妇女经闭之癥瘕无子，然亦可用于眼底血证瘀血不散或瘀血阻络，血溢络外或水肿渗出者以及陈旧眼部外伤病变。一般多取水蛭研末 1.5g 冲服，不宜入药煎服。

穿山甲活血消癥，下乳排脓

穿山甲药味咸，微寒。归肝、胃二经。功能攻穿经络，入达病所，透达官窍。可引药深达经络以取药效，作引经之用。故眼球深部如有瘀滞如陈旧外伤、眶骨骨折挤压、错位而致视神经受损者，可取本物伍用以求化瘀、破癥、消肿，引药力达深邃之处而取效，如气血虚损必加用补气养血如归芪等。另外，眼部疮疡红肿硬结未成脓者用之可消，如已成脓者用之可透脓外出而消散。至于眼部肿瘤初期也可伍用于消瘤药物中，如山慈菇、白花蛇舌草、生半夏、半枝莲等。

第十二章　软坚散结药

软坚散结法是消法中主要组成部分。清·程钟龄之《医学心悟》对消法论之甚详，谓："消者，去其壅也，脏腑、经络、肌肉之间，本无此物，而忽有之，必为消散，乃得其平。"消法在眼科中的应用，在古籍眼病内治法中记载不多，仅在胞生痰核中见到，如化坚二陈汤、防风散结汤(虽曰散结，实为活血为主)，而其他眼病，尤其是内障几乎很少用之。解放后高等医药院校教材第三版《中医眼科学》没将此法列入，祁老曾随诊已故眼科名老中医唐亮臣近一年，唐老在治疗某些眼病中，应用此法曾有较好疗效。故祁老在参加四版教材编写时，提出是否将此法编入，当时得到其他编委的共识，故而此法得以编入眼科内治法中，到第五版教材时改为软坚散结法。为了让同道使用方便，特将祁老于1987年发表在《中国医药学报》第6期《消法治疗眼病的体会》一文归纳如下，以便参考。消法常可用于下列情况：

(1) 眼部疮疡疖肿尚未成脓之初期。可使毒消邪散，减少成脓，免于手术之苦。如睑生偷针，睑弦赤烂，胞肿如桃，漏睛疮等。常在清热解毒之剂中加入此类药物，如防风、白芷、花粉、浙贝、皂刺、山甲等。

(2) 反复发作或久治不愈的麦粒肿、霰粒肿。常用于调理脾胃方中，加山楂、神曲、莱菔子、鸡内金、陈皮、连翘、防风等。

(3) 泡性结膜炎及巩膜炎。中医称泡性结膜炎为"金疳"，巩膜炎为"火疳"。所谓疳恐系火毒结聚之意，故治疗除泻肺利气之外，本着"火毒结聚"之意，故治疗除泻肺利气之外，本着"结者散之"之意，可加浙贝母、瓜蒌皮、牛蒡子、连翘、花粉、夏枯草、杏仁等，对颗粒及结节消散大有裨益。

(4) 眼底的某些病变或黄斑前膜。①糖尿病性视网膜炎及视网膜硬性渗出，以及视网膜增殖性改变或黄斑前膜等。祁老和多数学者认为，上述病变多与痰湿蕴结或痰瘀有关，其治在治本的基础上加入制半夏、浙贝母、瓜蒌皮、枳壳、鸡内金、海藻、昆布、海浮石等，但治疗此类疾病时，不能操之过急，以免造成机化条索急剧牵拉而发生视网膜脱离。②视网膜血管阻塞性疾病。治疗此类疾病，在考虑造成血管阻塞原因时，须知血管阻塞之物，恐非纯属瘀血所致，痰浊也不能排除，故不能一味活血化瘀，而应在治疗方剂中，伍用软坚散结之品。③眼底某些退行性病变。如视网膜色素变性、老年黄斑变性、视神经萎缩、视网膜动脉硬化等眼底改变，以及眼底陈旧性改变也可根据在辨证与辨病的前提下，伍用软坚散结药物往往会增加疗效，其原因是眼底退行性病变较多，眼内组织得不到气血津液之供养而致，但其病变前期大多有血脉络道狭窄或闭塞，以及炎症变性的病理改变，故在补益方剂中加入消散化结之品是在情理之中。如加茺蔚子、王不留行、毛冬青、玄参、鳖甲、漏芦、牡蛎、夏枯草等。④眼部顿挫伤的后期。因眼部组织受到损伤，正常脉道受阻，而败血湿浊之物不得排出而影响通光之道，对此有形之物必用消散乃得其平，故祁老常在除风益损汤中加入泽兰、王不留行、三七、地龙、浙贝、花粉、连翘、焦三仙等。

但软坚散结药总非补益之品，不宜单独长期使用，因软坚散结药在教材及《中医眼科全书》中没有单独立类，多涵盖在化痰平喘药，或消食药、理气药中，而《中医眼科学》教材中虽有软坚散结法，却没有相应的该法药物。为了继承和发扬的需要，特将它单独立类，以便同道参考。

半夏化痰燥湿必辅枳壳

半夏辛，温，有毒。归脾、胃、肺经。为燥湿化痰之圣药，并能降逆止呕，消痞散结，内服宜炮制后用，眼科常用于：

(1) 燥湿化痰。用以治疗湿痰滞留经络，上下胞睑蕴生痰核。如化痰丸(《眼科纂要》：半夏、川黄连、天花粉、陈皮、川贝、茯苓、甘草)。

(2) 用于消痞散结，治疗风痰郁滞目窍所致目珠突出，鹘眼凝睛等。如导痰消风散(《银海精微》：陈皮、半夏、甘草、白芷、全蝎、羌活、防风、荆芥、升麻、细辛、芦荟、姜)。

(3) 降逆止呕，或针拨白内障术后的呕吐等。如和胃止呕吐方(《韦文贵眼科临床经验选》：姜半夏、厚朴、淡豆豉、藿香)。

(4) 用于祛痰、止头风疼痛，治疗因风痰上逆头目，致使目珠胀痛、偏正头痛。如细辛汤(《审视瑶函》：细辛、陈皮、川芎、制半夏、独活、白茯苓、白芷、甘草)。

(5) 用于风痰阻络而致目珠偏视，视一为二。如正容汤(《审视瑶函》：羌活、白附子、防风、秦艽、胆星、白僵蚕、制半夏、木瓜、甘草、茯神木)。

(6) 前房混浊、角膜后新鲜沉着物、眼底水肿渗出等。根据陆南山老中医的临床经验认为与湿、热、痰有关，故制半夏常可伍用于治疗方剂中[详细请参考《眼科临证录》中《关于前房混浊和角膜后沉着物(KP)的辨证论治》一文]。

除此在使用半夏时祁老指出：①半夏因炮制后性能有别，若取其化痰软坚者，应以清半夏为宜。②由于半夏味辛性温，为温化寒痰药，故临床凡见血家、渴家、汗家用半夏必须与其他相应的药味相配合，切忌眼科应用半夏时，只辨病不辨证。③由于痰湿、瘀血留于经络脉道(尤其是眼部脉络深邃)必致气血流通受阻而不畅。其痰瘀必须驱除，单用祛痰驱瘀之品，其效必不昭彰，此时必辅以行气，方能取效，故祁老在临证中往往清半夏与炒枳壳相须而用，以增软坚散结之力，再有枳壳味苦酸性微寒，伍用则可缓半夏辛温。

天南星可内服亦可外敷

天南星药性苦、辛，温。归肺、肝、脾经。内服燥湿化痰、祛风解痉，外用散结消肿。

眼科用药基本与半夏类同，但同中有异，如张石顽在《本草逢原》中谓："南星、半夏皆治痰药也，然南星专走经络，故中风麻痹以之向导，半夏专走肠胃，故呕逆泄泻以之为向导。"《本草汇言》倪朱谟言："天南星古方又谓能堕胎，因其有散血之力故也，但其性味辛燥而烈，半夏同，而毒则过之。半夏之性燥而稍缓，南星之性燥而颇急。半夏之辛，劣而能守，南星之辛，劣而善行。"

祁老在临证中，祛风解痉如眼睑痉挛、抽搐，常与天麻、防风、白附子加养血归芎同用。若风牵偏视，口眼㖞斜证情较重者，常与半夏同用以增药力。在内服剂中因其苦辣味重尤其是胆南星（牛胆炮制）又增辛膻，故久服患者难以坚持，故和半夏相比用之较少。至于外敷，如痈肿（化脓前）、瘰疬、痰核者可用生南星以醋磨汁，涂于患部可使肿物内消，但切忌将汁进入眼内。也可与其他药物研末调成膏状敷于患部，如临床常用之如意金黄散。

天花粉眼科之妙用

天花粉为双边瓜蒌的干燥根，其药性甘、微苦，微寒。功能清热泻火，生津止渴，消肿排脓。祁老根据本品的功效，在治疗眼病时颇多使用，现归纳如下：

（1）古人谓本品有开郁结，降痰火之功，又言半夏化湿痰，花粉化燥痰。如《药品化义》贾所学谓："此善导上焦之火下行，使肺气清则声音顿发，胃热减则消渴即除"。《本草汇言》倪朱谟谓："此药禀天地清阴之气以生，甘寒和平，退五脏郁热……惟此剂能开郁结，降痰火，并能治之。"故凡消渴目病初期眼底出血渗出水肿较新者，天花粉最宜用之。

（2）眼部疮疡疖肿必用。取其清热泻火解毒，消肿排脓，化结软坚，以促其消散，以防破溃成脓，如仙方活命饮即是。

（3）本品虽列入中药清热泻火类中，尚兼有消肿排脓、化痰软坚。故凡血热妄行、湿热蕴蒸、热毒成脓者，如急性葡萄膜炎之渗出者（其渗出即可按脓论治）或眼底急性血管炎、眼底伴出血渗出者，也可与清热凉血解毒之品伍用，如羚羊粉、生石膏、连翘、生薏仁、浙贝母等。

（4）也可与退翳明目药相配伍，治疗黑睛星翳。如拨云退翳散（《银海精微》：楮实子、薄荷、川芎、黄连、菊花、蝉蜕、瓜蒌根、蔓荆子、密蒙花、蛇蜕、荆芥穗、香白芷、木贼草、防风、甘草）。

浙贝母清热平肝散结

浙贝母药性苦，寒。归肺、心经。眼科常用于：

（1）眼部疮疡初起。即凡风热外袭致使胞睑红肿热痛，硬结未溃，用之常可使脓肿消散。如仙方活命饮(《妇人良方》:穿山甲、天花粉、甘草、乳香、白芷、赤芍、浙贝母、防风、没药、皂刺、当归尾、陈皮、银花)。

(2) 用于肝阳亢盛,痰火升扰致使目络阻塞。如高血压动脉硬化眼底出血,或视网膜静脉阻塞以及视盘缺血病变等,可取其平肝泻火,化痰通络。正如张山雷所谓:“象贝母味苦而性寒,然含辛散之气,故能除热,能泄降,又能散结……无非清热泄降四字足以赅之,要之皆象贝之功用”,《本草正》谓本品“开郁结,止疼痛,消胀满,清肝火,明耳目……”。如化肝煎(《景岳全书》:青皮、陈皮、芍药、丹皮、栀子、泽泻、浙贝母)。

(3) 用于清热除湿散结,治疗睑内红赤、颗粒累累或混有粟粒。如甘露消毒丹(《温热经纬》:滑石、茵陈、黄芩、石菖蒲、木通、浙贝母、射干、连翘、薄荷、白蔻仁、藿香)。

(4) 用于软坚散结,治疗胞生痰核。如消瘰丸(《医学心悟》:玄参、煅牡蛎、浙贝母)。

海藻、昆布均能消痰散结,利水消肿

海藻、昆布皆为海洋藻科植物。性味咸,寒。归肝、肾二经。临床常用来治疗瘰疬、瘿瘤、痰核,常相须为用。眼科常用来治疗因气滞痰凝血瘀引起的眼底渗出及增殖性病变,亦可治疗眼内陈旧久不吸收的出血因出血日久必阻塞气机,使用时可配行气化滞之品,如青陈皮、香附、郁金等。但因其味咸性寒,如上述眼底病患者整体如属正气不足,清阳不运者应伍用扶正助阳药物,特别是便溏易泻者,用之宜慎。因服用后对肠胃有滑腻作用,需用此类药物时可另择其他化结软坚之物。

海浮石体轻易上浮而达目窍

海浮石性味咸,寒。归肺、肾经。功能清肺化痰,软坚散结,利尿通淋。本品虽称之为石,但实体多孔窍,故而体轻而易上浮,用之可使药效上达目窍。临证常与瓜蒌皮、花粉、浙贝母相伍治疗白睛金疳、火疳以及眼部前房渗出、羊脂样角膜后沉着物或因炎症引起的网膜渗出。尤其是用于软性渗出物、玻璃体炎性混浊等时优于瓦楞子、海蛤壳等贝类质重者。

瓦楞子消痰软坚,制酸止痛

瓦楞子药性咸,平。归肺、胃、肝经。因属贝类宜打碎先煎,眼科常与昆布、海藻、三棱、莪术、鳖甲相配伍,用于胞生痰核、眼底渗出、增殖性病变。如眼疾患者胃脘不适,吞酸泛呕者,可煅用以制酸止痛。

牡蛎重镇安神，尚能软坚散结

牡蛎咸，微寒。归肝、胆、肾经。该药在教材中列为平抑肝阳药，因尚能软坚散结为眼科所常用，故列入此类。祁老临证中如遇肝阳上亢而致头晕目眩并发眼底病变者，或失眠少寐易惊善感眼病患者，常与龙骨、鳖甲、白芍、夏枯草同用（或与夜交藤、琥珀、龙骨同用）以治之往往有效。另外，也常和龙骨、浙贝母、玄参等同用，治疗葡萄膜炎引起的渗出，或眼底渗出机化及增殖性改变。

至于为何与龙骨同用，陈修园与张锡纯均认为龙骨与牡蛎同为治痰之神品。如陈修园谓："痰水也，随火而生，龙骨能引逆上之火，泛滥之水，而归其宅，若与牡蛎同用，为治痰之神品，今人只知其涩以止脱，何其浅也。"

皂角刺治疮疡有殊功

皂角刺药性辛，温。归肺、大肠经。功能消肿排脓，祛风杀虫，软坚散结。祁老根据陆南山老中医所言皂角刺治疗疮疡肿疖，"未成脓者可消，将破者可以引之出头，已溃者引之行脓"（《眼科临证录》引朱震亨之语），故凡眼部疖肿必与花粉、银花、连翘相伍而治之。

除此，祁老还根据《金匮要略》皂荚丸能软化胶结之顽痰的记载，用皂角刺来代替皂荚，因皂荚服后易刺激胃黏膜而产生呕吐、腹泻。皂刺与皂荚均为皂荚树的相应组织，故皂角刺同样可对顽痰有治疗作用且药力锐利可直达病所而无刺激胃肠的副作用，故对眼底陈旧硬性渗出、增殖产物及陈旧病变，常可根据辨证需要伍用于益气补血之参芪归芍或养阴补肾之枸杞、山萸方剂中以增药力而提高视功能。

鳖甲育阴除蒸散结

鳖甲药性甘、咸，寒。归肝、肾经。功能滋阴潜阳，退热除蒸，软坚散结。本品虽列入软坚散结药中，但滋阴潜阳，退热除蒸之功亦不可忽视，如眼科患者全身伴有肝肾阴虚而有潮热骨蒸者可选用；或因湿热病后阴伤内耗者亦可与秦艽、地骨皮伍用于相应方剂中，而头晕目眩阴虚阳亢者常与牡蛎、菊花、生地同用以治之。如用于软坚散结，在《庞赞襄中医眼科经验》中有鳖甲散（鳖甲、木贼、香附）用以治疗眼外伤引起的白内障或青少年患者晶体囊膜破损、眼痛、头痛、视物不清等。

夏枯草为眼科常用之品

夏枯草药性辛、苦，寒。归肝、胆经。功效清热泻火、明目、散结消肿。为眼科常用之品，特归纳如下：

(1) 清肝泻火。如红肿翳障方(《韦文贵中医眼科临床经验》：生地黄、赤芍、密蒙花、白芷、夏枯草、石决明、赤石脂、焦白术、细辛、川芎、黄芩、生甘草)治疗肝火炽盛引起之黑睛生翳，赤肿疼痛，羞明流泪。

(2) 软坚散结。常与贝母、牡蛎、半夏、昆布等同用治疗眼部因痰凝而致的痰核、眼底渗出等。

(3) 补肝止痛。如四物补肝散(《审视瑶函》：熟地、香附、川芎、白芍、当归身、夏枯草、甘草)适用于肝虚所致目珠疼痛，眉棱骨痛，至夜尤甚，或妇人产后眼昏不明。

(4) 补肝止泪。如《眼科纂要》之温肝汤(防风、木贼、夏枯草、荆芥、地黄、芍药、当归、川芎)治疗肝虚迎风流泪。

根据古人所论，如朱震亨认为夏枯草禀纯阳之气，因此草夏至自枯，故而得名，故其性非寒当温。以及夏枯草主治病证亦不单用于清肝，肝虚者用之亦不少见，如补肝止痛，补肝止泪等。故祁老认为称其“性寒”不妥，当以温和为宜，且夏枯草乃夏枯草之果穗，体轻易浮，又入肝经，具有温和补肝之能事，故常与其他软坚散结之品相伍，用以软坚散结之用，以取其克化而不伤正。除此，祁老常用以止目痛(详见相应方剂夏枯草散)。

第十三章　安　神　药

凡以安定神志，治疗心神不宁病证为主的药物，称安神药。

安神主要用治心神不宁的心悸怔忡，失眠多梦，亦可作为惊风、癫狂等病证的辅助药物。由于导致心神不宁的病因病机不同，除选用适宜的安神药物治疗外，进行相应的配伍至关重要，否则效果不彰。如实证的心神不宁应选用重镇安神药；若因火热所致者，则与清心泻火、疏肝解郁、清肝泻火药物相配伍；因痰所致者则与祛痰开窍药相配伍；因血瘀所致者则应与活血化瘀药物相配伍；肝阳上亢者则与平肝潜阳药相配伍。

祁老指出，本类药物多作为辅助药物应用，虚证心神不宁应选用养心安神药，若血虚阴亏者，须与补血、养阴药物相伍；心脾两亏者，应与补益心脾药相伍，心肾不交者又应与滋阴降火，交通心肾之品相配伍。若不辨证，而只选本类药物施治，其结果则属对症治标而已，其中矿石类重镇安神药及有毒药物只能暂用，中病即止，在眼病治疗中更应遵守此原则，即不可不用，又不可乱用，必须根据心神不宁之病因病机恰当的进行配伍，注意使用宜忌，方能取效。

根据临床应用不同，安神药可分为重镇安神药与养心安神药两类。

第一节　重镇安神药

本类药物多为矿石、化石、介类药物，具有质重沉降之性，重则能镇，重可祛怯，故有镇安心神，平惊定志，平肝潜阳等作用。主要用于心火炽盛，痰火扰心，肝郁化火及惊吓等引起的实证心神不宁，心悸失眠及惊痫、肝阳眩晕等。

朱砂有毒不宜煎服

朱砂药性甘，微寒，有毒。归心经。功能清心镇惊，安神解毒。内服只宜入丸、散，每次 0.1～0.5g，不宜入煎剂。眼科常用以制成散剂外用，取其解毒、散瘀止痛、明目退翳。因其为无机汞化合物，高浓度可抑制多种酶的活性，使代谢发生障碍，直接损害中枢神经系统，故不可内服过量或持续服用。孕妇及肝功能不全者禁服，且服药期间避免与茶碱、普萘洛尔、碘化物、巴氏合剂同服，并不能服高脂饮食或饮酒。

眼科主要用于眼病患者心神不宁或失眠者。如心火亢盛内扰神明，惊悸烦躁不眠者可与黄连、栀子、磁石、麦冬合用。若与当归、生地、炙甘草等同用治疗阴血不足，心火独盛之失眠如朱砂安神丸(《内外伤辨惑论》)。若仅为阴血亏虚，也可与炒枣仁、柏子仁、当归同用。

关于“磁朱丸”又名神曲丸，出自《备急千金要方》（神曲八两，磁石二两，朱砂一两），功能摄纳浮阳，镇心明目，治两目昏花，视物模糊，心悸失眠，耳鸣耳聋，方中磁石滋肾潜阳，重镇安神，朱砂清心安神，二药合用使心肾相交，精气得以上输，心火不致上扰，又以神曲健脾，使石药不伤胃气，20 世纪 60 年代曾有报道用此治疗老年性初期白内障，目前已少用，因治疗初期白内障必需长期服用，一则伤脾，二则易蓄积中毒。古时用此可能与当时习用丹药有关，故不用为佳。若属心神不交，心悸失眠，暂服当属有效。

磁石益肾阴，潜肝阳

磁石药性咸，寒。归心、肝、肾经。功能镇惊安神，平肝潜阳，聪耳明目，纳气平喘。内服煎剂宜打碎先煎，用 15～30g，入丸散每次 1～2g。因久服易伤脾胃，丸散更不宜久服。

本品在眼科使用主要是罹患眼病兼有头目眩晕、耳鸣、惊悸、失眠者。一般多与龙骨、牡蛎相伍用，至于聪耳明目也多与补益肝肾之品如熟地、山茱萸、山药、枸杞、女贞子、菊花等相伍用治疗因肝肾阴亏而引起耳聋不聪及目视不明，而单用此品治疗耳鸣不聪昏渺者不多。

本品与朱砂均为重镇安神常用药，然磁石益肾阴潜肝阳，主治肾虚肝旺，肝火扰心之心神不宁，而朱砂以清心安神，善治因心火亢盛之心神不安。

龙骨尚兼收敛固涩

龙骨药性甘、涩，平。归心、肝、肾经。功能镇惊安神，平肝潜阳，收敛固涩。内服煎剂15～30g，宜先煎，镇惊平肝宜生用，收敛固涩宜煅用。在眼科治疗方面常与菖蒲、远志等用来聪耳明目，治疗健忘等；与酸枣仁、柏子仁、琥珀等用于安神医治失眠；与代赭石、磁石、生牡蛎、白芍以滋阴潜阳息风。

祁老常将本品与生牡蛎相伍，用以治疗陈旧的眼底病变，如硬渗、机化物及眼病病理改变、视功能低下及玻璃体积血后遗留混浊，以取其化结软坚收敛。除此，在临证中凡遇青少年发育期间尤其是男性患者，如遗精、滑泄，则在治疗眼病方剂中伍用本品、牡蛎、芡实等以取收敛固涩之功（注：陈修园谓“龙骨牡蛎同用为治痰之神品”，徐大椿谓龙骨收敛正气而不敛邪气，邪气未尽亦可用之）。

在眼科外用散剂中多与白丁香、珍珠、细砂、冰片等外用治疗宿翳以取其明目退翳。

琥珀镇惊安神，活血散瘀

琥珀药性甘，平。归心、肝、膀胱经。功能镇惊安神，活血散瘀，利尿通淋。多研末冲服，因本品冲服时易浮于药汤之上，不易服用。故用前将此少加蜂蜜调后再冲则减少漂浮而易服用。

20世纪八九十年代北京市面曾有“琥珀还睛丸”售卖，主要用于因肝肾两亏，虚火上炎引起的视物昏花，久视无力，瞳神散大等内障疾患，药物组成多达26味，且药方有犀角、羚羊角。而琥珀并非本方之君主之药，因本草方籍中琥珀内服之功能以镇惊安神，散血散瘀为主而无明目之功，外用仅取其活血散瘀退翳之用，故祁老请初学者不要误解琥珀善治目病，且目前北京市面几乎琥珀还睛丸已经断销，至于眼科临床方面，其琥珀主要用镇惊安神或与化结软坚之品相伍用以治疗陈旧渗出、机化眼底病变，或用于配制外用眼剂。

第二节 养心安神药

本类药物多为植物类种子、种仁，具有甘润滋养之性，故有滋养心肝，益阴补血，交通心肾等作用。主要适用于阴血不足，心脾两虚，心肾不交等导致的心悸怔忡、虚烦不眠、健忘多梦、遗精盗汗等证。

酸枣仁治失眠亦兼补益

酸枣仁药性甘、酸，平。归心、肝、胆经。功能养心益肝，安神，敛汗。宜炒用，因炒后易煎出有效成分。

酸枣仁眼科多以辅助用药身份使用，主要用于治疗眼病兼失眠或心悸、多汗，但细究本草文献，本品应用远不如此。如《本经》谓“本品久服安五脏，轻身延年”，《本草再新》谓“平肝理气，润肺养阴，温中利湿，敛气止汗，益志定呵，聪耳明目”，《得配本草》谓“收肝脾之液，以滋养荣气，敛心胆之气，以止消渴，补君火以生胃土，强筋骨以除酸痛”。据此故凡见视力疲劳，目睛干涩，少泪隐痛，消渴目病，瞳神散大，久视劳瞻，不论内损或外伤，皆可于相应方剂中伍用。但肝、胆、心脾有实热或脾虚湿蕴者用之不宜。

柏子仁安神润便

柏子仁药性甘，平。归心、肾、大肠经。功能养心安神，润肠通便。

在养心安神方面与炒枣仁同功，多相须为用。若年老久病体衰，津血枯耗而致大便秘结者，多配桃仁、杏仁、当归、麻仁、瓜蒌、松子仁同用。

首乌藤一名夜交藤

首乌藤药性甘，平。归心、肝经。功能养血安神，祛风通络。

本品治疗心神不宁，失眠多梦者多与酸枣仁、柏子仁、合欢皮等同用；而阴虚阳亢之失眠则应与珍珠母、龙骨、牡蛎同用；若阴虚血少或久病者之陈旧眼底病变、视功能差者，可与鸡血藤、丝瓜络等伍用以通络利脉而不伤正。

首乌藤治阴阳不交之失眠，柏子仁治心虚血少之失眠，酸枣仁治肝胆不足、虚烦神怯之失眠。

远志安定神志，益智强识

远志药性苦、辛，温。归心、肾、肺经。功能安神益智，祛痰开窍。

眼科用于治疗心阳不足，神光不得发越于远处之青少年近视。如定志丸（菖蒲、远志、茯神、人参）。除此，也可与菖蒲同用以开窍醒脑，作为治疗暴盲之辅助用药，如急性球后视神经炎或癔病性眼病、皮质盲等。由于远志能开心气，宁心安神，又能通肾气而强志不忘，为交通心肾、安定神志、益智强识之佳品，故可治疗因视觉中枢病变而导致的视功能障碍。因“目为心之使也，心者神之合也”、“肾生骨髓，脑为髓海”，故可用之。

除此在使用化结软坚药物时，可伍用远志，因远志可治痰多黏稠，咳吐不爽，可增加药效。

石菖蒲开窍宁神

石菖蒲药性辛、苦，温。归心、胃经。功能开窍醒神，化湿和胃，宁神益志。

石菖蒲与远志，除石菖蒲具开窍功能强于远志外，余则相同，故临床常相须为用以增药力。还可与滑石、茵陈、黄芩相伍用治疗因湿热内阻之眼睑内红赤，颗粒累累，色黄而软以取其祛湿之功。在化浊祛痰方面菖蒲也与乌梢蛇、僵蚕、清半夏、天麻、白附子等同用治疗脾虚痰湿上逆之风牵偏视或加入于正容汤方剂中增加药效。

第十四章　退翳明目药

退翳明目药，主要用于治疗黑睛翳障的方剂中。

所谓翳，乃指黑睛病变的全过程，如新鲜病变的星翳、凝脂翳、花翳白陷、湿翳、混睛障等及病变后期的冰瑕翳、云翳、厚翳、斑脂翳等，而不只是病变后期留下的瘢痕，故明目退翳包括的治疗范围相当广泛。

黄岩在《眼科纂要》中谓："夫翳自热生，疔由毒发，发必在风轮，乌轮属肝，则凡清肝、平肝、行肝气之药，如柴胡、芍药、青皮之类，皆退翳药也。浅学者不识此理，唯执蒙花、木贼、谷精、虫蜕、青葙、決明为退翳之药，又不辨寒热，信手搰拈，糊涂乱用，非徒取识者笑诸，而且害人。"故想用好此类药物，必须好好学习明目退翳法不可。因本书重点在于介绍方药使用故不赘述。建议同行及初学者认真阅读陆南山所著《眼科临证录》中"辨翳膜"章节，陆老通过望黑睛病变的"肥浮脆嫩"、"光滑瓷白"提出具体治法，即重点在全身辨证以内服为主，抑或以局部外治等，论述的相当精确实用。另外也可参考祁老所撰《退翳明目法如何应用》(《中医杂志》1991 年第五期)和《治疗角膜病如何发挥中医优势》(《中医杂志》1990 年第十期)。

因退翳明目药乃眼科专科治法的主要用药，故有必要详细解析该组药物的使用方法。具体是应根据翳障程度和发作时间的不同以及全身体征差异而选择不同的退翳明目方法，伍用相应的退翳药物，如病之初期，星翳点点，迎风流泪，风热正盛，当以祛风清热退翳(谷精草、蝉衣)。病之中期，翳大而厚，肝火正旺，瘀血内停，当以清肝明目，活血退翳(茺蔚子、草决明、青葙子)；若风热或肝火减退，则应过渡以退翳明目为主。病之后期，翳障停留，气血已虚，当以益气养血退翳或益肝补肾退翳(密蒙花、沙苑蒺藜、蕤仁)；若气血不虚，则当以退翳明目为主。在退翳明目的过程中无论初期、中期、后期，均不可过用寒凉，以免邪气冰伏，气血凝滞，翳不易退。除此黄岩所著《眼科纂要》中关于翳膜诊治，可谓全书最值得看点之一，金石之言，不可不读。

明目退翳药，根据黑睛病变发展阶段的不同，不但用于内服，而且也可外用，其中内服多为植物类，而外用则以矿物类或贝类为主，例如炉甘石、硼砂、珍珠等。在治疗黑睛翳膜方面中医眼科外用药占很大比重，无论新翳、旧翳皆能发挥治疗作用，可以比喻为中医眼科外治法中的一枝奇葩，特别值得继承和发扬，如八宝眼药、拔云散、眼药锭、马应龙眼药、障翳散等，至今市面上尚有 30 余种。可惜由于种种原因，目前在中医眼科中却很少使用，如不加紧抢救，可能有淹没的危险。有关这方面的资料，可参阅曹健辉编著，1987 年由人民卫生出版社出版的《眼科外用中药与临床》。

下面进行介绍可视为狭义的退翳明目药(与黄岩所论的广义退翳明目药有别)。退翳明目药在教材各论中没有专门列出，其中多含在清热泻火药中，如谷精草、密蒙花，而木贼、蝉衣则列在发散风热药中，为了突出中医眼科学术特点，故专门将明确具有退翳明目功能的常用内服传统药物列出，以供同道临床使用。

蝉蜕功擅退翳止痉

蝉蜕又名蝉衣，乃蝉科昆虫黑蚱昆虫羽化时脱落的皮壳。性味甘，寒，中药学将其归入发散风热药中。因其为眼科明目退翳常用之品，故列入退翳明目药之首。

除功专退翳外，尚可疏散风热，利咽开言，透疹，息风止痉，故眼科临证亦遵循而用：

（1）发散风热。常与白蒺藜、草决明、薄荷、连翘等同用，治疗风热感冒，肺经客热所致白睛红赤，眵多羞涩，刺痒难忍等。

（2）清肝除翳。常与白蒺藜、草决明、山栀等同用，治肝经积热，上攻于目之黑睛生翳，赤肿羞明，疼痛流泪，如蝉花散（《银海精微》：谷精草、蝉蜕、羌活、甘草、蔓荆子、蒺藜（刺）、草决明、防风、川芎、栀子仁、密蒙花、黄芩、荆芥穗、木贼）。

（3）明目退翳。本品不但能退风热所致之新翳，其老翳亦可用之。张锡纯认为蝉蜕其前之两大足甚刚硬，有开破之力，故祁老取其开破消磨之力，而常用于黑睛宿翳方剂中。

（4）祛风解痉。常与勾藤、全蝎、僵蚕等同用，治疗目睛　动，胞轮振跳，如止劄饮（详见相应方剂）。

（5）散风止痒。祁老常与防风、防己、生薏仁、当归、赤芍、白鲜皮等，治疗过敏性眼炎及眼部无名之奇痒。

谷精草尚有养肝明目之功

谷精草性味辛、甘，平。与其他退翳药凉解不同，散风火而无寒凉遏抑之虞。古人除用于痘后生翳外，每多用于治疗小儿疳积雀目。故除退翳明目，尚能养肝润燥，祁老据此在治疗目睛干涩，泪水缺乏者多伍用于相应的方剂中。

（1）疏散风热，明目退翳。常与荆芥、决明子、龙胆草同用，治疗目赤肿痛，羞明多泪，眼生翳障，如谷精草汤（《审视瑶函》：谷精草、白芍、荆芥穗、玄参、牛蒡子、连翘、草决明、菊花、龙胆草、桔梗）。

（2）益肝明目、清疳热。常与猪肝、苍术、夜明砂同用治疗白睛表面失泽，黑睛晦暗，目干，羞明之入暮目暗不明之肝虚雀目内障。

密蒙花肝肾不足之内障亦可用之

密蒙花性味甘，寒。善于清热泻火，养肝明目退翳。

（1）可用于清肝热。临床上常与黄芩、薄荷等同用，用来治疗肝经风热之眼目赤痛，黑睛暴赤生翳，怕日羞明之椒疮、粟疮，风弦赤烂等，如密蒙花散（《普济方》：密蒙花、当归、川芎、砂仁、桔梗、防风、薄荷、黄芩、甘草）。

（2）密蒙花可与养血药同用治疗肝血亏虚之目疾。《素问·五脏生成篇》说“肝受血而能视”，《审视瑶函》则进一步阐述说：“真血者即肝中升运于目，轻清之血，乃滋目经络之血也。”肝血亏虚，每多表现视物不能持久，甚则畏光羞明。祁老眼科临证中认为视疲劳、干眼症等每多源于肝血不足，故施治中于养肝血之剂中伍用密蒙花及谷精草，岂能囿于“退翳明目”之用？

（3）因密蒙花味甘，性微寒，除养肝明目尚能润肝燥，养肝血。《本草用法研究》周志林所述：“密蒙花，其色紫故入肝，甘寒无毒，故能润肝燥，养肝血……肝血得养，故一切目疾皆可除也。”缪希雍亦曰：“此药甘以补血，寒以除热，肝血足而诸证无不愈也。好古谓其润干燥，守真以之治畏日羞明，诚谓此也。”因肝肾同源，补肝血，既可以益肾耳。祁老也常用此品伍用于补肝益肾之剂中。

高健生研究员根据本草书籍中载有密蒙花有退目中血翳之功，故而组成“密蒙花方”以治疗糖尿病性视网膜产生的新生血管。该方经过实验初步证明具有抑制缺氧状态下人脐静脉血管内皮细胞增殖的抑制作用，进而提示：“密蒙花方”是治疗糖尿病性视网膜新生血管的有效方药。

青葙子味苦性寒宜退新翳

青葙子味苦性寒，其退翳之功多指因肝火上炎而致黑睛之新翳，而宿翳者用之较少。因退宿翳必待以时日，用久则会耗伤正气，其具体临证用药如下：

（1）散风清热。常与菊花、龙胆草等同用，治肝经风热之眼目暴赤，黑睛生翳如凝脂，胞轮红赤，碜痛羞明，眵多流泪，如石决明散（《普济方》：石决明、草决明、赤芍、青葙子、麦冬、羌活、山栀子、木贼草、大黄、荆芥）。

（2）散风止痒。治因风热所致胞睑或皮肤红赤瘙痒，如决明子丸（《普济方》：决明子、地肤子、车前子、黄连、人参、玄参、槐子、青葙子、地骨皮、升麻、白茯苓、沙参、苦参）。

（3）清肝明目。用以治疗因肝经火盛而致头目昏眩，视力急降，甚至失明之暴盲。如青葙子丸（《圣济总录》：青葙子、蕤仁、地骨皮、麦门冬、赤茯苓、泽泻、前胡、枳壳、甘草、菊花、防风、黄连）。

由于青葙子油脂有扩瞳作用，故古籍中有“瞳子散大者禁用”之说。

刺蒺藜不独退翳尚可解郁散结

刺蒺藜（北京将白蒺藜作为刺蒺藜给药）性味平、苦，微温，有小毒。归肝经。眼科常用祛风明目退翳，祁老根据多年经验将其功用分述如下：

（1）息风止痉。高等中医教材将白蒺藜列入平肝息风药类，故凡肝阳上亢，头晕目眩而致眼底病变之患者，如视网膜动脉硬化所致眼底出血，或致视盘水肿等病变，祁老常将刺蒺藜、天麻、钩藤、菊花、夏枯草等伍用于相应治疗方剂中。

（2）解郁化癥去滞。《本草汇言》："刺蒺藜去风下气，行水化癥之药也，其性宣通快便，能运能消，行肝脾滞气，多服久服有去滞之功。"《植物名实图考》谓："蒺藜，近时《临证指南》一书用以开郁，凡胁上乳间，横闷滞气，痛胀难忍者，炒香入气药服之极效。"故凡因肝郁气滞而致目疾者皆可伍用之。如暴盲、青风内障等，如韦文贵老中医之"青光眼三方"（石决明、白蒺藜、决明子、防风、羌活、蝉蜕、蒙花、白术、白芷、细辛、生地）即是。

（3）伍于软坚散结方剂中，可增强磨运，去滞生新化癥之力。其缘于刺蒺藜其形为三角四棱，故善于磨运而去滞生新也，于眼底较陈旧之机化病变，常用此伍用于软坚散结或磨云退翳之剂中。

（4）祛风止痒。祁老常将此品与蝉衣、僵蚕、防风、荆芥、地肤子、归尾、赤芍伍用，治疗眼部风疹赤痒以及眼表过敏病变。若因血虚风盛或瘙痒难忍者，应与当归、何首乌合用，往往可以收到良好效果。

论蛇蜕定惊解毒之功

蛇蜕性味甘、咸而平。归肝经。眼科常以此祛风退翳明目，治疗睑生风粟，或痛或痒，渐生翳膜，或久患头风抽搐。如万应蝉花散（《原机启微》：石决明、蝉蜕、当归身、甘草、川芎、防风、白茯苓、苍术、羌活、蛇蜕、赤芍药）。

除此，还可用于消障退赤，以治赤膜下垂及一切顽固宿翳夹有赤脉侵入以及圆翳内障日久者。如皂角丸（《审视瑶函》：穿山甲、蝉蜕、白术、玄精石、谷精草、当归、茯苓、木贼草、赤芍药、龙退、连翘、刺猬皮、龙胆草、菊花、人参、真川芎、猪爪，一半入猪牙皂，一半入仙灵脾，治内障，与生熟地黄丸同服）。

蛇蜕除眼科多用于退翳明目消障外，祁老还将此用来治疗胞轮振跳、目睛　动、辘轳转关、目劄等。此乃取其"专治风动为病"，正如《本草汇言》倪朱谟谓："蛇蜕，专治风动为病，故前古主小儿惊痫癫疾，四肢瘈疭，摇头弄舌，皆属厥阴经为病也。"《内经》言"诸风掉眩，皆属于肝"，因上述眼病，目珠胞睑动摇不定皆为肝风内动之故，其治疗总宜柔肝潜阳，方剂中伍用蛇蜕可增加疗效，如张锡纯之镇肝熄风汤[怀牛膝、生赭石（打碎先煎）各 30g，生龙骨、生牡蛎、生龟板（切，打碎先煎）、生白芍、元参、天冬各 15g，川楝子 9g，生麦芽、茵陈各 6g，生甘草 4.5g]加蛇蜕，钩藤、全蝎等。

除此，蛇蜕尚有解毒止痒之功，故眼部疖肿如胞肿如桃、眼丹、风赤疮痍等，皆可伍用于清热解毒方剂中。因止痒之功似比蕲蛇力强，故临证中遇目睛奇痒者在辨证基础上加用之往往获效。

千里光尚能补肝明目

千里光又名天胡妥，《滇南本草》称之为千里光或千光草，其性苦，寒。功效为清热解毒，清肝明目退翳。

常与黄芩、夏枯草、密蒙花等同用，治疗肝经热盛之胞轮红赤、黑睛生翳、紧涩羞明、热泪如汤、视物昏矇。亦可将其单味捣烂外敷，或为末调敷，或煎水熏洗患目，以治疗风弦赤烂，实热生疮，粟疮，椒疮，风痒眵泪，白睛红赤等，故有将千里光全草加工制成千里光眼药水作为“白睛病变”通治方。

另据《银海精微》有千里光散（菊花、千里光、甘草）用来治疗能近视不能远视，其病因血虚不足也。故可知其有养肝血之功，亦可用治疗因肝血不足而致目疾，而非皆用于清热解毒消肿。

木贼祛风兼磨云退翳

木贼为木贼科植物木贼的干燥地上部分。药性甘、苦，平。归肺、肝经。功能疏散风热，明目退翳。内服煎剂 3～9 克。眼科临床应用如下：

（1）用于清热祛风止泪。常与白蒺藜、防风、羌活等同用，治疗眼出冷泪，如木贼散（《济生方》：木贼、苍术、白蒺藜、防风、羌活、川芎、甘草）。

（2）用于清热祛风，益肾明目。常与龙胆草、仙灵脾等同用，治疗青盲、忽然不见物等病证。如还睛散（《济生方》：川芎、龙胆草、楮桃仁、木贼、仙灵脾、甘草、淡竹叶）。

（3）用于疏散郁结，祛风止疼明目。常与丹参、白芍、银柴胡、蝉衣等同用，治疗暴盲因眼底血管阻塞所致者，如舒肝破瘀通脉汤（《庞赞襄中医眼科经验》：当归、白芍、丹参、赤芍、银柴胡、茯苓、白术、羌活、防风、蝉蜕、木贼、甘草）。

（4）用于疏风散热，退翳膜。常与白蒺藜、密蒙花、菊花、决明子等，治疗风热瘀滞所致之胬肉攀睛、赤脉缕睛等。如栀子胜奇汤（《原机启微》：白蒺藜、蝉蜕、谷精草、甘草、木贼草、黄芩、草决明、菊花、山栀子、荆芥穗、羌活、密蒙花、防风、蔓荆子）。

（5）用于发散肝肺风热，退翳明目。常与薄荷、蝉蜕、羌活、红花、苏木等同用，治疗花翳白陷，如洗肝散（《审视瑶函》：当归尾、川芎、防风、苏薄荷、生地黄、红花、苏木、密蒙花、白蒺藜、蝉蜕、羌活、木贼草、赤芍、甘草）。

祁老认为：①因木贼茎部表面含大量硅质，极粗糙似砂纸样，匠人常用此打磨木制品，故借以来磨云退翳（乃寓其意也），依此木贼治疗宿翳为必备之药，如《原机启微》之拨云退翳丸。然克削之力甚强，苟其气虚、血弱者用之当加以归、芍、参、芪以助之。②由于木贼草有克削之力，故可与软坚散结之品相伍用，以增加软坚散结之力。③河北庞赞襄老中医常以木贼配蝉衣，祛风散热、疏解玄府郁结，治疗因风热郁闭玄府之内外障眼病。

第十五章　平肝息风药

凡以平肝潜阳或息风止痉为主，治疗肝阳上亢或肝风内动病证的药物，称平肝息风药。《素问·至真要大论》言："诸风掉眩，皆属于肝"，故本类药物皆入肝经，多为介类昆虫等动物及矿石类药物，具有平肝潜阳，息风止痉之主要功效；部分药物以其质重、性寒沉降之性，兼有镇惊安神、清肝明目、降逆、凉血等作用，某些息风止痉药物兼有祛风通络之功。

故凡见头目晕眩、头风损目、胞轮振跳、目眨目睛　动、辘轳转关、视瞻昏渺、萤星满目、眼底血证、风牵偏视、神光自现等兼见失眠、心悸、烦闷、面赤、震颤、痉挛、麻痹、脉弦、舌红者，根据辨证均可选用在相应的方剂中。由于眼是全身不可分割的器官，故诸如心脑血管系统病变、神经系统及部分内分泌功能紊乱所致的眼部病变，也常伍用此类药物进行治疗。

使用本类药物应注意其病证的病因与兼证，如肝风内动，有因火热炽盛而致的"热极生风"，肝阳上亢亦可由肝热引发，应用时要佐以清热泻火或清肝泄热之品；亦有因血少阴虚、"水不涵木"、肝失滋养所致的肝风内动或肝阳上亢，治疗时要与补肾益肝，滋阴养血类药物同用。肝病常可出现神志方面的兼证，又需与养心安神类药物相配。

本类药物有性偏寒凉或性偏温燥之不同，又因多为沉重之介类及矿物，或有毒性的虫类，故临床使用时要掌握分寸，注意配伍，审慎用药。

平肝息风药可分为以平肝息风为主要作用的平抑肝阳药和以息肝风、止痉抽为主要作用的息风止痉药两类。

第一节　平抑肝阳药

凡能平抑或潜镇肝阳，主要用治肝阳上亢病证的药物，称为平抑肝阳药，又称平肝潜阳药。

本类药物多为质量沉重之介类或矿石类药物，具有平抑肝阳或平肝潜阳之功效，主要用治肝阳上亢之头晕目眩、头痛、耳鸣和肝火上攻之面红、口苦、目赤肿痛、烦躁易怒、头痛目昏等症。亦用治肝阳化风、痉挛抽搐及肝阳上扰、烦躁不眠者，当分别配伍息风止痉药与安神药。

石决明眼科常用

石决明药性咸，寒。归肝经。功能平肝潜阳，清肝明目。内服煎剂宜生用打碎先煎,外用宜煅用。张锡纯谓:“石决明为凉肝镇肝之要药,肝开窍于目,是以其性善明目,研细水飞作敷药能治目外障,作丸散内服能消目内障,为其能凉肝兼能镇肝,故善治脑中充血作疼,作眩晕,因此证多系肝气,肝火挟血上冲也”。眼科具体应用如下:

(1) 平肝潜阳。常与生地、白芍、牡蛎相配治疗肝肾阴虚,肝阳上亢所致两眼发胀、眼前黑花缭乱、视物昏矇,或突然盲而不见,或眼内积血,瞳仁散大,目珠偏斜等。如慢性青光眼方(《韦文贵眼科临床经验》:防风、羌活、细辛、蝉衣、石决明、菊花、蒙花、生地、川芎、石斛、僵蚕)。

(2) 平肝清热。常与夏枯草、钩藤、菊花相配,治肝热头昏、视物不明、目赤、头痛目胀。如石决明散(《中医眼科六经法要》:石决明、草决明、赤芍、青葙子、山栀子、木贼、大黄、羌活、荆芥)。

(3) 明目退翳,祛风清热。如菊花决明散(《原机启微》:石决明、石膏、木贼、羌活、炙草、防风、菊花、蔓荆子、川芎、黄芩、草决明)治目疾日久,白睛微变青色,黑睛稍带白色,黑白之间,赤带如环,视物不明,眵多羞明等。

珍珠母功似石决明但能安神

珍珠母药性咸,寒。归肝、心经。功能平肝潜阳,安神定惊明目。宜先煎打碎入药。

珍珠母与石决明,功能主治基本相同。但石决明清肝明目之力强,又有滋养肝目之功,尤宜于血虚之羞明、目暗、青盲等目疾及阴虚阳亢之眩晕、耳鸣等。珍珠母又入心经,有镇惊安神之效,故失眠烦躁,心神不宁等神志疾病多用之。祁老认为临证时多互相代替使用,但治疗目疾当以石决明为先。

紫贝齿平肝、镇惊、明目

紫贝齿药性咸,平。归肝经。功能平肝潜阳,镇惊安神,清肝明目。内服宜打碎先煎。本品内服与珍珠母相近,古代多用此与其他药如冰片、炉甘石、珍珠等配制成散剂、膏剂外用治疗两目赤肿,黑睛生翳等。如七宝膏(《证治准绳》:珍珠、琥珀、龙齿、石决明、水晶、紫贝齿、空青、玛瑙)。亦可与桑叶、菊花等相配伍用来治疗头痛、头晕、目赤肿痛、黑睛生翳等。

第二节　息风止痉药

凡以平息肝风为主要作用,主治肝风内动,惊厥抽搐病证的药物,称息风止痉药。

外风宜疏散,内风宜平息。本类药物主入肝经,以息肝风,止痉抽为主要功效,适用于温热病热极动风，肝阳化风，血虚生风等所致之眩晕欲仆、项强肢颤、痉挛抽搐等证，以及风阳夹痰，痰热上扰之癫痫、惊风抽搐；或风毒侵袭，引动内风之破伤风、痉挛抽搐、角弓反张等证。部分兼有平肝潜阳，清泻肝火作用，亦可治疗肝阳眩晕和肝火上攻、头痛等。此外，某些息风止痉药尚兼祛外风之功，故可用治风邪中经络之口眼㖞斜、肢麻痉挛、头痛、痹证等。

羚羊角既善清里，又善透表

羚羊角药性咸，寒。归肝、心经。功能平肝息风，清肝明目，散血解毒。内服煎剂1.5～3g，宜单煎2小时以上。磨汁或研细末每次0.3～0.6g为宜。

祁老认为中药某些品种，由于疾病谱的变化以及市场供应和价格，稀有动物保护等诸多因素影响，其使用频率在不断变化。如羚羊角即是其中的一种，据统计在《秘传眼科龙木论》中内服方剂中羚羊角占16.41％，到了明代《审视瑶函》下降到5.78％，到清代《目经大成》及现代眼科学家其使用率更趋下降。究其原因是多方面的，主要有：①疾病谱的变化，眼病当不例外；②由于货源少，价格贵，故用也日益趋少；③受不少文献清规戒律的束缚而不敢使用。

为了继承和发扬的需要，对羚羊角的使用祁老认为只要药证对应，辨证相符，尤其是急重棘手眼病均应使用。再者，目前多用粉剂吞服，用量较小，其价位患者是可以接受的。临床大家张锡纯对羚羊角使用所论甚详，如谓："羚羊角最能清大热，兼能解热中之大毒，且既善清里，又善透表，能引脏腑间热毒达于肌表而外出，疹之未出，或已出而速回者，皆可以此表之，为托表麻疹之妙药，即表之不出，而毒气内陷者，服之亦可内消，所最异者性善退热却不甚凉，虽过用之不致令人寒胃作泄泻，与他凉药不同，此乃具有特殊之良能，非可以寻常药气耳之凉热相权衡也。"真乃经验之谈，故我辈用之不必太过审慎。但务必在使用过程中要详细观察病情变化，千万不能滥用以惑患者(具体请参考2004年第四期《中国眼科杂志》中《探讨犀牛角和羚羊角在眼科内服剂的使用价值》)。《秘传眼科龙木论》使用羚羊角频率较多，总以平肝息风，清热祛瘀，退翳明目，清热解毒为用。可供我们参考。

钩藤眼科妙用

钩藤药性甘，凉。归肝、心包经。功能清热平肝，息风定惊。眼科常用以下诸症：

(1) 平肝息风。常与防风、僵蚕、全蝎同用治疗辘轳转关，上睑下垂，口眼㖞斜等病症，如钩藤饮子(《审视瑶函》：钩藤、麻黄、甘草、天麻、川芎、防风、人参、全蝎、僵蚕)。

(2) 清热平肝，退翳明目。如决明汤(《圣济总录》：决明子、钩藤、丹皮、升麻、羚羊角、赤芍、大黄)治疗时气病后眼生翳，赤痛羞明。近代陆南山老中医用此与蝉衣、制香附、当归、川芎、白芍组成“退翳散”，治疗单纯疱疹性角膜炎。在说明中谓“钩藤虽然是用于热病高热，惊痫抽搐等证，但是在眼科方面可以平肝泄热，而且更可以用它有息风镇痉作用，而对眼病的流泪畏光兼有刺激症状者，用之颇为相宜”。

（3）清肝明目止眩。常与石决明、天麻、菊花、夏枯草、白蒺藜等同用治疗高血压，或肝火旺盛而致的眼底病变。

（4）清热息风定惊。如韦玉英主任医师钩藤息风饮（钩藤、银花、连翘、生地、白僵蚕、全蝎、蝉蜕、薄荷、石菖蒲）治疗各种急性热病后风热未解，双眼青盲或视瞻昏渺，瞳神散大，兼有身热神烦、肢体强直、屈伸不利。如急性视神经炎，尤其适于小儿视神经萎缩和小儿皮质盲有以上诸症者。

天麻内外风皆可平，故有定风草之谓

天麻药性甘，平。归肝经。功能息风止痉，平抑肝阳，祛风通络。眼科常用如下：

（1）息肝风平肝阳。眼病凡兼眩晕、头痛者均可于方剂中伍用天麻，因其有息肝风，平肝阳之功，且不论虚实皆可用之。而外风引起头痛者亦可伍用天麻，因其不但平内风，而且可祛外风，故罗天益称天麻为定风草。

（2）息风化痰除湿。如和阵方十九（《目经大成》：姜制天麻、黄芪、人参、白术、茯苓、橘皮、半夏、神曲、麦芽、黄柏、干姜、泽泻、苍术）治痰饮内停之头痛头旋，眼暗睑黑，恶心气促，心神颠倒，身重而倦，四肢厥冷，脉大缓而浮。

（3）息风止痉。常与钩藤、防风、全蝎相配治疗因风邪所击，神珠不待人转而自转动、搏击不定、筋脉振惕天吊之候，如钩藤饮子（《审视瑶函》：钩藤、麻黄、甘草、天麻、川芎、防风、人参、全蝎、僵蚕、姜）。对顽固性之睑痉挛者可用本方加白芍、当归以治。

（4）补肝明目。常与枸杞、菟丝子、巴戟天等相配伍治疗肝肾俱虚，眼昏或黑花乱飞如蝇翅、冷泪常流等，以其天麻入肝引诸补益药达病所。

钩藤、天麻、羚羊角均有平肝息风，平抑肝阳之功。然钩藤性凉轻清透达，长于清热息风，如小儿高热惊风轻证为宜；而羚羊角清热力强因其性寒，除治热极生风，又能清心解毒，多用于高热神昏，热毒发斑；天麻甘平质润，清热之力不如钩藤、羚羊角，但治肝风内动，惊痫抽搐之证，不论寒热虚实皆可伍用之，且能祛外风而止痛，与钩藤、羚羊角相比亦偏于补益。

全蝎、蜈蚣功同，前者力平，后者力猛

全蝎药性辛，平，有毒，归肝经。蜈蚣药性辛，温，有毒，归肝经。两者功能皆为息风镇痉，攻毒散结，通络止痛。内服煎剂 3～6g，研末吞服 0.6～1g。因有毒用量不宜过大，且不适长期服用。除上述功能外，根据文献记载该两味药物还能“引风药以达病所”，故

一般而言，凡因风邪作祟而致眼病（尤其是内风），伍用该药物可作引经发挥药力。又因眼部经脉血络纤细而深邃，如有病邪侵入，一般药物恐难深入而全蝎、蜈蚣之属，不但引药深达病所而且有搜剔驱邪之功。因此，凡痰瘀阻于眼部脉络日深者非伍用全蝎，则难以疏通。如陈旧眼外伤，视网膜静脉阻塞以及日久难消的眼底增殖改变；在通络止痛方面，如顽固的眼球深部顿痛，久治不愈的眶上神经痛，严重的伴有牵掣抽痛的偏头痛，常可与夏枯草、白芷、香附、僵蚕、天麻、川芎等伍用，往往有效。

全蝎、蜈蚣皆有息风镇痉，解毒散结，通络止痛之功效，二者相须有协同增效作用。然全蝎性平，息风镇痉，攻毒散结之力不及蜈蚣；蜈蚣性猛性燥，善走窜通达，其功效较全蝎力强。故临床应根据病情，视病势缓急择而用之。至于相须为用，必须急重顽疾，否则不宜。

僵蚕祛风定惊，兼能化痰散结

僵蚕药性咸、辛，平。归肝、肺、胃经。功能祛风定惊，化痰散结。本药药力和缓适中，眼科临证较全蝎、蜈蚣用之较多。

（1）祛风化痰通络。为眼科治疗风牵偏视之常用之物，如牵正散（《杨氏家藏方》：僵蚕、白附子、全蝎），《审视瑶函》正容汤乃由此方加减化裁而来。

（2）化痰散结。常与陈皮、半夏、茯苓、浙贝、防风相配治疗胞生痰核。如系小儿者可加焦三仙，往往效果显著。

（3）散风止痒。常与白芷、辛夷、桔梗、防风、白蒺藜、杏仁合用，治疗眼部过敏性疾患。

（4）息风止痉。常与钩藤、蝉蜕、菊花、天麻、半夏等配合治疗眼部抽搐，目眨繁繁，紧闭难开等。若属小儿目　者，亦可用此伍用清夏、防风、白蒺藜、焦三仙、钩藤以治之。

近代大医章次公、朱良春临证常使用虫类药。据朱良春在《医学微言》中讲虫类药物功用有：攻坚破结、活血化瘀、息风定惊、宣风泄热、搜风解毒、行气和血、壮阳益肾、消痈散肿、收敛生肌、补益培本等10个方面。并提示使用时要辨证明确，选药精当，注意配伍、剂量、疗程，特别对有毒的斑蝥、蟾酥应谨慎使用，防止毒副作用。因此，建议同行在治疗眼疾中辨证使用，认真参考前人经验，即“胆欲之大，心欲之细”，总结经验以继承发扬，造福患者。

第十六章 补 气 药

本类药物均具有补气的功效，能补益脏气以纠正人体脏气虚衰的病理偏向，补气又包括补脾气、补肺气、补心气、补元气等。本类药物的性味以甘温或甘平为主，其中，少数兼能清火或燥湿者亦有苦味，能清火者药性偏寒。大多数药能补益脾肺之气，主要归脾、肺经，少数药兼能补心气，又归心经。

气的含义有二：一是指构成人体和维持人体生命的精微物质，如真气、宗气、营气等。二是指脏腑组织的生理功能，如肾气、脾气、肝气等，气与眼同脏腑一样具有非常密切的关系，如“眼通脏腑，气贯五轮”，故气的正常与否，常会直接或间接由脏腑或眼部表现出来，故有学者认为以气血辨证理论来指导内眼病的治疗，在气与眼的关系中，脾、肺之气占主导地位，其中又以脾为之最，故李东垣在《兰室秘藏》中谓：“五脏六腑之精气，皆禀受于脾，上贯于目。”故补气药中多归脾经，其理就在其中。眼科临证中补气药多用于治疗气虚、气陷所致病证，而气虚气陷之证多因劳伤过度(包括竭视劳瞻)或久病失养而耗伤元气，以致气机衰惫，不能敷布精微充泽五脏上荣于目或卫外不固统摄，温煦失职，全身常表现为少气懒言、肢体乏力、语言低微、自汗、心悸、头晕、食少小便清或频、脉虚弱或濡细无力、舌质胖淡。眼部可为眼睑下垂、举抬无力、冷泪常流、黑睛陷翳久不平复，或内外障翳久不痊愈，视力疲劳不能久视，眼睑水肿、出血、睛珠混浊，青盲内障。

临床使用补气药时，应分辨不同病因选择适当药物相配伍。例如脾虚湿滞证，应配伍化湿、燥湿或利水渗湿药以消除因脾虚不运而停滞的水湿；若气虚兼血虚、阳虚里寒，又需配用补血、补阳、温里药；脾虚统摄失职而出血者，又应配止血药。血可化气，故酌加补血之品可增强补气的功效。由于本类药中部分味甘壅中助湿，对湿盛中满者应慎用，必要时辅以理气除湿药。

人参为补气第一要药

人参药性甘、微苦，平。归肺、脾、心经。功能大补元气，补脾益肺，生津止渴，安神益智。祁老认为凡属补益之药均为补虚扶弱，纠正人体气血阴阳虚衰的病理倾向，而眼部视觉功能正常与否，离不开气血的正常供应。以气虚为论，它可以造成种种眼病，如元气暴脱或失血过多之暴盲，脾气虚损而致视瞻昏渺、视瞻有色、青盲内障、圆翳内障以及脾虚肌肉无力之上胞下垂或气虚收摄无力之泪溢，或陷翳，或漏睛疮瘘、久不平复之外障。除眼部表现指征外，全身证候表现是治疗上述眼疾的必不可少的依据。即不论内外障翳，只要有气虚表现者，人参为必用之品。例如冲和养胃汤，益气聪明汤，人参补胃汤等方剂中均有人参成分。

人参除补气外，临证中如遇血虚需用补血药外，尚可配伍补气药如人参等，即所谓："有形之血不能自生，生于无形之气。"除此，湿热病或消渴病所致眼病，造成伤津耗气，在补阴生津如石膏、知母、花粉、麦冬中伍用适量人参会增药力。如目睛偏视、眼底渗出机化物或瘀血停滞久不吸收者，可酌加人参往往有效。

目前市售人参有野生和人工栽培的两种。野生的称野山参，价贵缺货，一般用之不多，而人工栽培的又分红人参、白人参和生晒参，产于朝鲜的称高丽参。其中红参其性刚健温燥，能振奋阳气，适用于急救回阳；白参和生晒参药力平和，不但补脾又可养津，亦可扶正祛邪。

附 西洋参产于美国、加拿大，我国亦有栽培。它与人参均有补益元气之功，可用于气虚欲脱之气短神疲、脉细无力等证。但人参益气救脱之力强，单用即可收效；西洋参偏于苦寒，兼能补阴，较宜用于热病所致气阴两脱证，故脾肺气阴两虚之证用之较良。

党参功同人参但力稍逊而益气固脱

党参药性甘，平。归脾、肺经。功能补脾肺气，补血生津。

人参与党参均可用于脾气虚、肺气虚、津伤口渴、消渴、血虚气虚之证。但党参味甘平，作用缓和，药力单薄，古方治以上轻症和慢性疾患者，可用党参加大用量代替人参。但党参不具人参益气固脱之功，故遇元气虚脱之证不能用党参代之，一般内服煎剂可用9～15g或至30g。下面古籍用以医治目疾方剂可供参考（原方为人参者目前处方也可用党参代之）：

（1）用于补益脾气。如参苓白术散（《太平惠民和剂局方》：党参、白术、茯苓、扁豆、陈皮、山药、莲子、炙甘草、桔梗、砂仁、薏苡仁）用于治疗中气虚弱所致眼睫无力，常欲重闭，久视睛痛，神光不足等。

（2）用于益气滋阴。如二气左归丸（《目经大成》：党参、炙黄芪、潼蒺藜、鹿角胶、龟板、五味子、山萸肉、地黄、当归、枸杞子、蕤仁、肉苁蓉、山药、夏枯草、肉桂、楮实子、防风、白菊花、茺蔚子）治疗热病伤津所致青盲及气阴两虚所致的高风内障，瞳神干缺等。

（3）用于益气脱毒，治疗气阴不足，毒邪未尽，大眦瘘等。如千金托里散（《眼科集成》：党参、生黄芪、茯苓、甘草、当归、芍药、川芎）。

附 太子参又名孩儿参，乃为石竹科植物并叶假繁缕的块根。与人参、党参本不同属，与西洋参均为补脾胃之阴，生津止渴。但甚力薄，均不及西洋参，故凡气阴不足之虚证、火不盛及小儿宜用之。

黄芪功擅升阳举陷，益卫固表，托毒生肌

黄芪药性甘，微温。归脾、肺经。功能健脾补中，升阳举陷，益卫固表，利尿，托毒

生肌。内服煎剂10～15g(大剂量可用30g以上)。生用走表，能固表止汗，托里排脓，敛疮收口；炙用走里可补中益气、补气生血、利尿。闷胀胃满、表实邪旺、多气多怒者勿用。

眼科应用方面：在治疗脾气虚弱证中多与人参或党参同用，如益气聪明汤、补中益气汤等。而脾虚水湿失运所致眼部浮肿或眼底水肿者，常可选加黄芪伍于方剂中，如可用黄芪水煎送服参苓白术散以利水消肿，如加防风其效力更佳(因风能胜湿之故也)。在补血、摄血方面，也是必用之品，如当归补血汤、归脾汤。除凡属易于复发之眼病或属免疫低下或眼底病变、水肿、渗出、机化、瘀血、瘢痕等，以及眼表陷翳、黑睛上皮失荣(即着染久不消退)、眼珠软塌眼痿等，经治久未能改善修复者，均可在原方剂中伍用黄芪以举陷、益卫、托毒生肌，使病情改善。

白术为健脾第一要药

白术药性甘、苦，温。归脾、胃经。功能健脾益气，燥湿利尿，止汗安胎。

白术与黄芪、人参同为补气之品，治疗脾气虚弱证。但白术补气之力不及参芪，而白术性燥，故脾虚不能运化、水湿停留诸证，必用白术。燥湿利水宜生用，补气健脾宜炒用。白术与苍术均可健脾燥湿，然白术偏于健脾，苍术偏于燥湿，故《本草逢原》云："凡欲补脾则用白术，凡欲运脾，则用苍术，欲补运相兼，则相兼而用。"另外，白术还有利尿、止汗、安胎之功，而苍术还有发汗解毒、祛风湿及明目作用。白术治脾虚湿困而偏于虚者，苍术以苦温燥湿为主，适用于湿浊内阻而偏于实证者。由于白术能固表止汗，与黄芪、防风相配，即玉屏风散(《丹溪心法》：黄芪、防风各一两，白术二两)，故凡眼疾患者常年感冒不断或易患鼻痒喷嚏、目泪不断、痒若虫行、过敏体质或体虚自汗者等均可服用。

山药补脾益肾生津

山药药性甘，平。归脾、肺、肾经。功能补脾养胃，生津益肺，补肾涩精。眼科主要应用如下：

(1) 用于补脾胃。常与人参、茯苓、白术等同用，用于治疗因脾胃虚弱所致内外眼病。如参苓白术散(《太平惠民和剂局方》：莲子肉、薏苡仁、砂仁、桔梗、人参、炒甘草、白术、山药)。

(2) 用于补脾益肾。由于山药既补脾又益肾，故脾肾俱虚用其既可补后天，亦有助于充养先天，故凡眼疾内障，即使全身脉证不显者仍可用此医治，即"瞳神属肾"也。如眼科最为常用之明目地黄丸(熟地、山萸、山药、泽泻、茯苓、丹皮、柴胡、当归)、杞菊地黄丸(即六味地黄加枸杞、菊花)。

(3) 用于补脾益肾养肺。消渴一病与脾、肾、肺有关，其气阴两亏为主要病机。本品既补脾肺肾之气，又补脾肺肾之阴，故可与黄芪、天花粉、知母等同用治疗消渴病，如《医学衷中参西录》之玉液汤。有关消渴目病根据辨证伍用山药实为必要。

甘草补气缓急，调和诸药

甘草药性甘，平。归心肺、脾、肾经。功能补脾益气，祛痰止咳，缓急止痛，清热解毒，调和诸药。煎服1.5～9g。生用性微寒，可清热解毒，蜜炙药性微温，并可增药之力。但不宜久服，久服则导致水钠潴留浮肿。

(1) 补脾益气。如助阳活血汤(《原机启微》：炙草、黄芪、当归、防风、蔓荆子、白芷、柴胡、升麻)治疗脾胃虚弱、中气不足所致眼病，如眼睑无力、不能久视甚则酸痛、陷翳等。

(2) 清心泻火。如泻心散(《一草亭目科全书》：甘草、泽泻、黄连)治血轮红赤、眦帷赤烂。

(3) 缓急止痛。如小芎辛汤(《证治准绳》：川芎、细辛、当归、甘草)治风寒头痛、眉棱骨痛。

(4) 缓和药性。如调胃承气汤(《伤寒论》：大黄、芒硝、炙甘草)，方中炙甘草制大黄、芒硝之性，用以治疗目睛红赤疼痛，兼大便秘结、谵语等。

(5) 清热解毒。多与地丁、连翘、银花、防风等同用，治疗眼部疖肿。与牛蒡子、桔梗、板蓝根同用治疗咽喉肿痛。

大枣补气养血安神

大枣药性甘，温。归脾、胃、心经。功能补中益气，养血安神。

常与人参、白术、山药、黄芪等补益脾胃药相配伍，治疗因脾胃虚弱所致眼病。再者，因其具有养血安神之功效，故可用作治疗心失充养之心神无主而脏燥的要药，如甘麦大枣汤(《金匮要略》：甘草、小麦、大枣)。另外，本品有缓和毒烈药性之效用，故眼科也用此配制外用药，如治时眼风火方(《眼科集成》：枣肉、胆矾、黄柏)、治疗天行赤眼之红枣金丹(《眼科秘书》：红枣、铜绿、明矾、黄丹)。内服汤剂如十枣汤(《伤寒论》：炒芫花、甘遂、大戟、大枣)。对血虚者可用赤小豆同煮熬粥当食饮。

第十七章 补 阳 药

凡能补助人体阳气以治疗各种阳虚病证为主的药物，称为补阳药。

本类药物味多甘、辛、咸，性多温、热。主入肾经。咸以补肾，辛甘化阳，能补助一身之元阳，肾阳之虚得补，其他脏腑得以温煦，从而消除或改善全身阳虚诸证。肾为先天之本，内寄元阳，具有激发和维持机体各种生理功能的独特作用，直接关系到人体的疾病转归和生命的夭寿。肾之元阳虚弱，则机体各种机能随之减退，百病滋生。神光的产生主要是靠肾精的上承，阳不足则清气不能上升，浊阴不能下降，清浊不分，视物昏矇。五脏六腑之精气皆上注于目，肾阳亏损，五脏六腑皆不能受其温养，目失所养，茫茫而无所见。

本组药物使用指征、全身辨证相当重要。其中肾阳不足表现为畏寒肢冷，腰膝酸软，性欲淡漠，阳痿早泄，精寒不育或宫冷不孕，尿频遗尿；脾肾阳虚则见脘腹冷痛或阳虚水泛之水肿或完谷不化，五更泄泻，或口涎自流，少气懒言，面色 白；肝肾精血亏虚多为眩晕耳鸣，须发早白，筋骨痿软，小儿则为发育迟缓，齿迟行迟等。而眼科在使用补阳药方面，多以全身辨证为主要依据，而具体眼部指征为辅。如肾阳不足则可见视物昏花，目无光彩，视物变形，夜视不见，视衣色淡，不耐久视，怕日羞明（非外障者）或某些小儿先天目疾。

使用本类药物，若以其助心阳、温脾阳，多配伍温里药；若见气虚，多配以补脾益肺之品；精血亏虚者，多与养阴补血益精药配伍，使“阳得阴助，生化无穷”。补阳药性多燥烈，易助火伤阴，故阴虚火旺者忌用。眼科使用补阳药时，必须辨证与辨病互参，必要时可舍病求证，即“有是证用是方”，更不能受“瞳神属肾”所限，治疗内障动则补益肝肾，方取六味，药用杞地。殊不知病至陈旧，久治不愈，病证复杂者多非单阴或纯阳而为阴阳互损，其治宜取平补阴阳，如菊睛丸（《太平惠民和剂局方》：枸杞、菊花、肉苁蓉、巴戟天）、加减驻景丸（《银海精微》：楮实子、菟丝子、枸杞子、五味子、车前子、川椒、当归、熟地）、还少丹（《一草亭目科全书》：熟地、枸杞、苁蓉、巴戟天、川断、川牛膝、杜仲、山萸肉、远志、菖蒲、楮实子、小茴香、白茯苓、怀山药）。但亦不可盲用鹿茸、紫河车、仙茅，尤其是眼底血证者，以免伤阴动血。

鹿茸补肾阳，益精血

鹿茸药性甘、咸，温。归肾、肝经。功能补肾阳、益精血，强筋骨，调冲任，托疮毒。内服多研粉冲服 0.3～1g，或入丸散。但宜小量缓补，即大虚缓补之义也。否则易发生吐血、衄血、目赤头晕等。一般如眼底血证或肾虚有火，胃火炽盛，肺热有痰及外感者忌用。

眼科鹿茸多用于眼疾全身兼具肾阳亏虚或脾肾阳虚者，如高风内障、小儿先天禀赋不足伴生目病。

附 鹿角即雄鹿已骨化的角，可做鹿茸代用品，惟效力较弱，除补肾助阳外尚能活血散瘀消肿。鹿角胶为鹿角煎熬浓缩而成胶块，其功效较鹿茸差而比鹿角强，并有良好的止血作用，可试用于因头部放射致损视神经病变，一般 5～10g 烊化服，与龟板胶合用名龟鹿二仙胶用于阴阳俱补。鹿角霜为鹿角胶熬制后的残渣，似鹿角之功能，有涩精、止血、敛疮之功。上述之药阴虚火旺者忌用。

淫羊藿又名仙灵脾

淫羊藿药性辛、甘，温。归肾、肝经。功能补肾阳明目，强筋骨除湿。

本药较上述诸药性温而燥烈，长于补肾壮阳，不似肉苁蓉、菟丝子、沙苑子等虽能温补肾阳，但兼以滋补肝肾之阴。故眼科临证肾阳亏虚兼有风寒湿痹者如畏寒肢冷、腰膝无力、阳痿早泄、尿频泄泻，常与肉苁蓉、巴戟天、威灵仙、桑寄生、木瓜等同用。除此，古籍如《圣济总录》用此与生王瓜（即生黄瓜）等分为末，茶下日服两次，每次 3g，治目昏暗、黑睛翳膜等。阴虚火旺者不宜服用。

巴戟天能治多种眼病

巴戟天药性辛、甘，微温。归肝、肾经。功能补肾助阳，祛风除湿，温通止泪。

《本草新编》陈士铎曰："夫命门火衰，则脾肾虚寒即不能大进饮食，用附子、肉桂以温命门，未免过于大热，何如巴戟天之甘温，补其火而又不烁水之为妙耶？"又言"巴戟天补水火之不足，盖心肾之有余，实补药之翘楚也。用之补气之中，健脾以开胃气；用之补血之中，可以润肝以养肺阴。"又因其补肾阳，强筋骨，祛风湿，故祁老在治疗因脾肾阳虚、肾阳虚或肾阴阳俱虚以及肾阳不足而致风湿骨痹，腰膝酸软而致目疾者，每多在辨证相应的方剂中伍用之。无怪眼科古籍中多取其治疗疑难缠绵之目疾，如菊睛丸、还少丹等，故请同行参考放心使用。

杜仲擅治腰痛

杜仲药性甘，温。归肝、肾经。功能补肝肾，强筋骨，安胎。

眼科临证主要用于补肾温阳，明目聪耳。如杜仲丸（《圣济总录》：杜仲、肉苁蓉、楮实子、五味子、茴香子、远志、山茱萸、白茯苓、山萸肉、牛膝）治因肝肾不足所致目昏耳聋,腰膝冷痛。

因现代药理研究杜仲有降压作用,故眼疾源于高血压者常伍用于相应的方剂中。除此,因它有治疗腰痛的功效,故凡目疾兼有腰痛者多取其用之,尤其属肾虚腰痛者。至于冲任不固而胎动不安者,与续断、山药、桑寄生同用每多取效。

续断与杜仲常相须为用

续断药性苦,辛。归肝、肾经。功能补益肝肾,强筋健骨,止血安胎,疗伤续断。

续断与杜仲功能相近,常相须为用。但杜仲入肾经气分,偏治腰脊酸痛;而续断入肾经血分,善能接骨续断,如与生血活血之品相伍用其效更著,若头部外伤骨损伤及眼者可伍用之。

肉苁蓉药性平和,当为平补从容之品

肉苁蓉药性甘、咸,温,归肾、大肠经,功能补肾助阳,润肠通便。

由于本品味甘能补,甘温助阳,质润滋养,咸以入肾,故为补肾阳,益精血之良药。又因其性平和助阳而又益阴,故可与补肾助阳药相配,如《张氏医通》之金刚丸(杜仲、巴戟天、紫河车)治肾阳虚损;亦可与羚羊角、生地等同用治疗肝肾两亏之坐起生花、视物不明,如《银海精微》之补肾明目丸(羚羊角、生地、肉苁蓉、枸杞子、防风、草决明、楮实子、干菊花、羌活、当归、羊肝),再有老年因肝肾两亏而致津液耗伤之大便秘结。但阴虚火旺,大便泄泻者不宜服用。

菟丝子为平补阴阳之品

菟丝子药性辛、甘,平。归肾、肝、脾经。功能补肾益精,养肝明目,止泻安胎。

因菟丝子药性平和,为平补阴阳之品,为眼科常用补益之品。如:

(1) 温补肾阳。如菟丝子丸(《圣济总录》:菟丝子、人参、山萸肉、茯苓、防风、车前子、熟地黄、黄芪、石决明),用以治疗目暗不能远视。

(2) 滋补肾气。如补肾丸(《银海精微》:磁石、枸杞子、石斛、菟丝子、五味子、熟地、覆盆子、楮实子、肉苁蓉、沉香、青盐)治疗眼目昏花,瞳仁不明,渐成内障,迎风流泪等。

(3) 由于其功能平补肝肾,可久服而不燥热,故目前常与五味子、覆盆子、车前子、枸杞子相配,名为五子衍宗丸,用以治疗一些先天遗传眼病如视网膜色素变性,遗传性视神经萎缩等,以及伍用于治疗消渴目病的方剂中。

沙苑子又名沙苑蒺藜或潼蒺藜

沙苑子药性甘，温。归肝、肾经。功能补肾固精，养肝明目止泪。

沙苑子味甘兼苦，补益肝肾，明目固精，治肝肾不足，腰膝酸软目昏，遗精早泄，小便频数，遗尿、尿血、白带，为补肾涩精之药。其气清香能养肝明目，润泽瞳仁，补肾固精，强阳有子，不烈不燥，乃和平柔润之品。因其为豆科植物扁茎黄芪的成熟种子，与菟丝子、覆盆子、枸杞子等同为子药，缘于子能明目之故，连同药性平和，亦为眼科常用之物。

第十八章　补　血　药

凡能补血以治疗血虚证为主的药，称为补血药。

血虚多由失血过多或化生不足所致，全身症状多表现为面色苍白、唇舌色淡、爪甲无华、头目眩晕、失眠健忘、心悸怔忡、疲倦无力或手足发麻、脉细、舌淡等以及妇人月事量多、色淡。眼科表现可见眼睑内面及白睛血脉淡红不鲜，目睛干涩少泪，不耐久视或视物不清、眉骨酸楚、目睛隐胀、目痒时止时作或血虚不能荣筋，致使眼睑抽掣以及眼内出血、色淡稀疏不浓，或反复少量出血。眼病可见迎风流泪、白涩症、眉棱骨痛、圆翳内障、视疲劳、视瞻昏渺、云雾移睛、暴盲、青盲及产后目病等。

使用补血药常配伍补气药，即所谓“有形之血不能自生，生于无形之气”，又因血虚与阴虚关系密切，血虚往往可导致阴虚，形成阴血亏少，故临床有时会与补阴药同用。补血药有时兼有补阴作用，故有时补血药也可作补阴药用。脾为气血生化之源，血虚多源于脾虚，故多配伍补益脾气之品。补血药多滋腻黏滞，故脾虚湿阻，气滞食少者慎用，必要时可配伍化湿行气消食药，以助运化。

当归诚血中圣药，亦血中之气药

当归药性甘、辛，温。归肝、心、脾经。功能补血调经，活血止痛，润肠通便。关于归身补血，归尾行血之说，古人亦不定论，如考虑取类比象则归身补血，归尾行血似乎可信，而归头止血之说不信也可。如使用全当归者即补中有动、行中有补，方称血中气药之谓也。即并非补气，欲补血者需与芎地合用为宜，故祁老反复强调熟悉每单味药的药性、归经、功能主治固属必要。但临证之时很少使用单味为主，而更多的是复方，即通过合理的配伍组成相应方剂，才能对复杂疑难棘手之疾患取得理想效果。故合理的配伍似乎更为重要，尤其寒热错杂、补攻兼施的方剂更需深谙药性，注意配伍剂量轻重，才是学习用药之真谛。下面介绍的当归治疗眼病的功用即是通过当归与其他药物配伍下取得的：

(1) 补血。常与地芎同伍，治疗血虚目昏，妇女临经血室空虚，两目酸楚，不能久视。如当归补血汤(《证治准绳》：生地黄、天门冬、川芎、牛膝、白芍、炙甘草、白术、防风、熟地、当归身)。

(2) 活血化瘀，通利血脉。如血府逐瘀汤(《医林改错》：桃仁、红花、当归、川芎、生地、赤芍、柴胡、枳壳、甘草、桔梗、牛膝)治睛内脉道瘀阻甚至闭塞不通。

(3) 凉血止血。如荷叶丸(《药典》：藕节、白茅根、茜草、大蓟炭、知母、黄芩炭、棕榈炭、焦栀子、白茅根炭、玄参、白芍、当归、香墨）治眼内外血不归经，溢于络外的各种出血早、急期。

（4）和血定痛。如《本事方》用川芎、防风、细辛、薄荷、麦门冬等治睛痛难忍者。

（5）润肠通便。眼病因血虚肠燥便秘者，尤以老人或妇女多见，常与肉苁蓉、牛膝、杏桃仁等配伍以治之。

除此，眼部外伤以及疮疡肿毒也可与其他相应药物组成方剂，如复元活血汤（《医学发明》：柴胡、花粉、当归、红花、甘草、炮山甲、桃仁、大黄）及仙方活命饮（《校注妇人良方》：炙山甲、白芷、花粉、皂刺、归尾、甘草、赤芍、乳香、没药、防风、贝母）。

熟地滋阴养血，为眼科常用之品

熟地药性，甘、微温。归肝、肾经。功能补血养阴，填精益髓。临证所用鲜地黄，甘苦大寒，滋阴力虽弱，但长于清热凉血，泄热除烦，多用于血热邪盛或阴虚津亏证。干地黄或生地黄味甘寒质润，凉血之力稍逊，但长于养心肾之阴，故血热阴伤及阴虚发热者宜之。熟地性味甘温，入肝肾。功专养血滋阴，填精益髓。凡真阴不足，精髓亏虚者皆可用之。又熟地性黏腻有碍消化，凡气滞痰多、脘腹胀满、食少便溏者忌用，重用久服宜与陈皮、砂仁等同用，以免黏腻碍胃。

（1）滋阴填精。如四物五子丸（《证治准绳》：熟地、当归、地肤子、白芍、菟丝子、川芎、覆盆子、枸杞子、车前子）治血少视昏及干涩不能久视。

（2）填精益髓，滋补肝肾。如杞菊地黄丸（《医级》：枸杞、菊花、熟地、丹皮、山药、山萸肉、泽泻、茯苓），治诸般肝肾两虚，或全身无证而视昏之诸般内障。

（3）滋阴益肾，升水降火。如滋阴降火汤（《审视瑶函》：当归、生地黄、熟地黄、白芍药、麦门冬、川芎、知母、黄柏、黄芩、柴胡、甘草）治双目萤星乱散，六阳贼火上炎。

熟地黄功兼养血滋阴，入心、肝、肾经，又因乙癸同源，以及四物、六味中皆有熟地，故眼疾用之较多，尤以内障为著。但熟地主静偏阴，质地重腻，并非所有内障之疾皆可用之，故欲用之必须辨明病因，适者当用，或依证与他药配伍，不可乱用耳。

白芍养血敛阴止痛，平肝解郁

白芍药性苦、酸，微寒。归肝、脾经。功能养血敛阴，柔肝止痛，平抑肝阳。

白芍在补血及养肝明目方面常与熟地相配，如四物汤及四物五子丸即是。但在调和肝脾，柔肝解郁，敛阴缓急方面为其他养血药所不具，故由玄府闭郁，气机不畅而致目病者非逍遥散莫属（白芍、当归、白术、茯苓、甘草、煨姜、薄荷），而眼底血脉挛急或新生脉络（病态脆弱失柔）可与阿胶、乌梅相配以求缓急敛阴软坚，不必断用活血化瘀之品。再有因高血压、动脉硬化病属肝阳上亢、虚风内动而致目疾者，本品常与牛膝、龙骨、牡蛎、代赭石、生石决明、夏枯草、天麻等相配伍，以其养血柔肝、平肝息风。此外，白芍伍入夏枯草散（夏枯草、香附、炙甘草）中医治目珠胀痛以及与山萸肉、五味子伍入除风益损汤中（防风、前胡、藁本、川芎、熟地、白芍、当归）中治疗撞击伤目之瞳孔散大，均可收效。

阿胶有补血滋阴，润肺止血之功

阿胶药性甘，平。归肺、肝、肾经。有补血、滋阴、润肺止血之功。阿胶块多烊化服，烊即溶化之意，一般 4.5～9g。

阿胶为驴皮熬制而成的胶块，乃血肉有情之品。常与熟地、当归、芍药同用，如阿胶四物汤，用以血虚诸证，尤以治疗出血后的血虚之证。在止血方面，眼科常用于眼底反复出血缠绵之证，如治疗视网膜静脉周围炎之补肺阿胶散（《眼科临证录》：炒阿胶、炒牛蒡子、炙甘草、杏仁、糯米）及糖尿病性视网膜病变新生血管增殖者，常与白芍、乌梅相伍以治之（详见白芍条）。

除补血养阴、止血外，阿胶尚有治疗热病伤阴后之心烦失眠或阴虚风动、手足瘛疭，故眼病患者眼睑痉挛抽动者亦可伍于相应方剂中。

何首乌有抗衰老及乌须发之功

何首乌药性苦、甘、涩，微温。归肝、肾经，功能制用补益精血，生用解毒截疟，润肠通便。何首乌在养血补阴方面与熟地黄相似，但首乌补血之力不如熟地，但熟地滋腻太甚，易碍膈伤胃，而首乌不寒不燥，亦不腻膈伤胃，又有祛风散结之用，尤其在抗衰老、延年益寿以及乌须发方面为熟地之不如。临床常用之首乌延寿丹（《世补斋医书》：何首乌、豨莶草、菟丝子、金银藤、生地、杜仲、牛膝、女贞子、桑叶、桑椹、黑芝麻、金樱子、旱莲草），七宝美髯丹（《积善堂经验方》：赤白首乌、赤白茯苓、牛膝、当归、枸杞子、菟丝子、补骨脂）亦可用于血亏精弱、年迈体衰、耳目昏花、须发早白、腰膝无力等。此外，眼部疖肿痰核，生首乌可配合蒲公英、地丁、玄参、连翘、花粉同用以解毒消肿。

龙眼肉养血安神

龙眼肉药性甘，温。归心、脾经。功能补益心脾，养血安神。

龙眼肉临证常用于思虑过度、劳伤心脾、惊悸怔忡、失眠健忘，如归脾汤（《校注妇人良方》：人参、白术、炒黄芪、茯苓、龙眼肉、当归、远志、炒枣仁、木香、炙甘草加姜枣）。祁老在归脾汤治疗眼病方面有一定见解与经验（详见用方心得相应条目）。

第十九章 补 阴 药

以滋养阴液，纠正阴虚的病理偏向为主要功效，常用于治疗阴虚证的药物，称为补阴药。

本类药性以甘寒为主，能清热者，可有苦味。其中能补肺胃之阴者，主要归肺胃经。能滋养肝肾之阴者，主要归肝肾经。少数药能养心阴，又归心经。

阴虚证主要表现为两类见症：一是阴液不足，不能滋润脏腑组织，出现皮肤咽喉、口鼻、眼目干燥或肠燥便秘。二是阴虚内热，出现午后潮热、盗汗、五心烦热、两颧发红，或阴虚阳亢，出现头晕目眩。不同脏腑的阴虚证还各有其特殊症状，如肺阴虚可见干咳少痰，咯血或声音嘶哑，眼部可表现为眼部干涩，白睛及黑睛表层多呈不荣甚则失润；若发金疳则肿痛不甚但易缠绵或反复，有眵则不稠结。胃阴虚可见口干咽燥，胃脘隐痛，饥不欲食或脘痞不舒或干呕呃逆，眼部也可伴生目眵。脾阴虚大多是脾的气阴两虚，可见食纳减少，食后腹胀、便秘，唇干少津，干呕呃逆，舌干少苔，眼部也可伴生胞虚如球，而眼底病变如视瞻有色或视瞻昏渺多为病变后期，如老年黄斑变性，则以干性为多。如患疳积上目者，全身表现为脾之气阴两虚者，治则应重在补脾气、益脾阴，如山药、生苡仁、西洋参等。肝阴虚可见头晕耳鸣，两目干涩，或肢麻筋挛、爪甲不荣等，眼部多可伴生不耐久视或眼目酸胀，眉骨酸楚胀痛，黑睛表层不荣，甚则伴生星翳、胞轮振跳、目眨抽掣拘挛等。肾阴虚可见头晕目眩、耳鸣耳聋、牙齿松动、腰膝酸痛、遗精，眼部可伴生诸般内障。心阴虚可见心悸怔忡、失眠多梦等，眼部可伴生小眦赤脉或胬肉攀睛（均是肿痛不甚、血丝稀疏、病势缓慢等）或能远怯近，不耐久视，妇女行经目痛等。

使用本类药治疗热邪伤阴或阴虚内热证，常与清热药配伍。而不同脏腑之阴虚则亦可配伍相应药物以求标本兼顾，如阴虚兼血虚或兼气虚，则应配以补血或补气药同用。

本类药大多有一定滋腻性，脾胃虚弱、痰湿内阻、腹满便溏者慎用。

楮实子功擅清肝滋肾明目

楮实子药性甘，寒。归肝、肾经。功能滋肾、清肝、明目、利尿。

楮实子除多用于治疗腰膝酸软，虚劳骨蒸，头晕目昏外，眼科方面因本品性甘、寒，故可用于肝经有热，目生翳障之症，如《仁斋直指方》楮实散即用楮实子单味研末蜜汤调下。如风热上攻、目翳流泪、眼目昏花，也可与芥穗、地骨皮相配练蜜为丸，米汤调服。

沙参养阴清肺，益胃生津，有南北之分

南北沙参本两种不同植物，因功用相似均能养阴清肺，益胃生津。但北沙参清养肺胃作用较强，故肺胃阴虚有热之证用之为多，而南沙参尚兼益气及祛痰之功，故宜用于气阴两伤及燥痰咳嗽者，临证医者常在处方中南北沙参共用。

沙参与麦冬、杏仁、桑叶、玄参、黄芩、桔梗等临证主要用于阴虚肺燥之干咳少痰、咳带血丝、咽干音哑，或与石斛、玉竹、乌梅用于治疗胃阴虚所致口干多饮，饥不欲食，便秘，苔光舌红，胃胀痛等。而眼科多用于肺火上炎、耗伤肺阴或脾胃燥热以及肝火刑金等目疾，如白涩症、金疳肿赤不甚或流金凌木以及目眨等。

百合养阴润肺，清心安神

百合药性甘，微寒。归肺、心、胃经。功能养阴润肺，清心安神。

百合微寒，作用平和，即补肺阴又兼清热，故常与沙参、杏仁、麦冬等用于治疗阴虚肺燥之目疾。另外，也可与酸枣仁、麦冬、丹参等配伍治疗目疾兼心悸失眠之患者，或兼情绪不能自主，口苦、小便赤、脉微数为主的百合病证。因百合鲜可作药，干可熬粥，如遇目睛干涩，不耐久视者，亦可与马蹄、山药熬粥作食疗以助药力。

麦冬养阴润肺清心

麦冬药性甘、微苦，微寒。归胃、肺、心经。功能养阴生津，润肺清心。

眼科临床主要用于肺胃津液亏耗，肝肾阴液不足之目疾诸证。明清眼科古籍所用甚多，现简介如下，以供参考：

(1) 养阴润肺。如百合固金汤(《目经大成》：生地、麦冬、百合、当归、地黄、芍药、贝母、甘草、元参、桔梗)用于火热刑金、肺伤咽痛、喘咳痰血、目赤痛之候。

(2) 清心除烦，益胃。如芎苏散(《审视瑶函》：紫苏、川芎、麦门冬、白术、陈皮、干姜、白芍、甘草、姜葱)用以治疗孕妇外感风寒，憎寒发热，眼花头昏如旋，甚则眼疼头痛，心胸烦闷。

(3) 清心补水宁神。如补水宁神汤(《审视瑶函》：熟地、生地、白芍、当归、麦门冬、茯神、五味子、甘草)治疗阴虚不能济火，无形之火妄动致神光自现症。

天冬清肺润燥

天冬药性甘、苦，寒。归肺、肾、胃经。功能养阴润燥，清肺生津。眼科临床多用于

肺肾火燥为害所致目疾。

天冬、麦冬性能功用相似，常相须为用。然天冬苦寒之性较强，清火润燥之力强于麦冬，且入肾滋阴，适用于肾阴不足，虚火亢盛之证。麦冬微寒，虽清火滋润之力稍逊，但滋腻性亦小，且能清心除烦，宁心安神，故可治心阴不足及心火旺盛之证。但因天冬寒润滋腻，凡新感外邪，脾胃虚弱，便溏者慎用。眼科临证应用如下：

(1) 清热降火。如泻肝散(《秘传眼科龙木论》：大黄、知母、芒硝、车前子、茺蔚子、黄芩、天冬、黑参)用以治疗因火毒炽盛炎蒸胞睑之睑硬睛痛或胞肿如桃，风赤疮痍等。

(2) 滋阴润燥，益精明目。如地芝丸(《审视瑶函》：天门冬、干地黄、枳壳、菊花)治目能远视，不能近视。

(3) 滋阴补肾明目。如还睛丸(《一草亭目科全书》：黄柏、天冬、麦冬、生地、白芍、山药、杜仲、百部、当归、知母、黄芪)治疗中年两目昏花，视一为二，皆由饮酒诸事过伤病目者。

石斛为益胃补肾平和之品

石斛药性甘，微寒。归胃、肾经。功能益胃生津，滋阴清热。目前市场供应有金钗石斛、霍石斛及鲜石斛之分，其中金钗石斛偏于养胃阴，补肾精；霍石斛常用于老年人、虚人、阴液不足；鲜石斛有清热生津、解渴之功。但总体而言，其治疗作用大体相同，一般内服用量可 10～15g。

石斛其功用主要有二：一为滋养胃阴，生津止渴，兼能清胃热；二为能滋肾阴兼能降虚火，故《原机启微》将其与天冬、人参、犀角、羚羊角等 20 余种药物组成石斛夜光丸，系扶正与驱邪兼施之明目除翳剂，多用于圆翳内障、瞳神散大、慢性青光眼、青盲等。其方中君药为天门冬、人参、茺蔚子，而石斛与菊花、蒺藜等为佐药(详见《中国中医眼科杂志》2004 年第 3 期 170 页)。故祁老提示不要理解石斛为该方之君药，即不能过分强调石斛治疗眼病之能事，石斛因其药性平和，能养胃阴益肾津，很适于平素当茶饮，可起到保健作用。临证时如遇眼疾重急棘手者，仍应遵辨证与辨病相结合，循规施治方能有效，不能只凭石斛，因其味薄力缓也。

玉竹养阴润燥，生津止渴

玉竹药性甘，微寒。归肺、胃经。功能养阴润燥，生津止渴。因其质地柔滑，养阴润燥，治肺胃燥热咳嗽，烦渴之症最宜。眼科临床常用于阴虚津少或阴虚火旺之候，或佐以祛风剂中，防其风燥伤津之弊；或辅以清热剂中，助其降火之功，故可伍用于糖尿病性视网膜病变新生血管之反复出血、内燥之证，或视网膜静脉周围炎，及火疳缠绵反复和瞳神紧小缓解期。因药性平和，功力稍缓，能代参、芪实过誉之言。

黄精抗虚延年

黄精药性甘，平。归脾、肺、肾经。功能补气养阴，健脾，润肺，益肾。

由于古籍本草中对黄精之功能多有“久服轻身延年不饥，多年不老，发白更黑，齿落更生，壮元阳”等赞美之词，故多取补肝益肾，生精明目。如蔓荆子散(《圣惠方》：蔓荆子、黄精)、全真散(《目经大成》：黄芪、枸杞、当归、地黄、苁蓉、龟板、山萸、五味、人参、枣仁、山药、黄精)。然本品甘腻，脾虚有湿者慎用，现代制剂中，如当归黄精膏、黄精片、黄精注射液多以黄精经过加工提纯，用以治疗身体虚弱、倦怠无力、腰膝酸软、神经衰弱等。

枸杞子平补肝肾，益精明目

枸杞子药性甘，平。归肝、肾。功能滋补肝肾，益精明目。

枸杞子药性甘平，既能补肾以生精，又能养肝以生血，又为子类，故服食家为益精养血明目之上品。沿至今日，世人也常以此配制成药酒作为明目养生之用。在药用方面，杞菊地黄丸或口服液等几乎为家喻户晓之名品。至于枸杞缘何有明目之功，如《本草经疏》缪希雍谓“昔人多谓其能生精益气，除阴虚内热、明目者，盖热退则阴生，阴生则精血自长，肝开窍于目，黑水神光属肾，二脏之阴气增益，则目自明矣”。基于上述原因，故古今方剂在治疗眼病特别是内障眼病多伍用之，如菊睛丸(《审视瑶函》：菊花、巴戟、肉苁蓉、枸杞子)、《眼科六经法要》陈达夫之加减驻景丸。

祁老对此认为枸杞子作为食疗养生以及用作治疗，确为可用之品。但其药性甘平，而药力缓和，且宜较长时间服用，对某些慢性眼病或康复阶段及保健养生，以此治之甚为相宜。但对紧急棘手疑难眼病，不能以此为主，必须与其他相应药物相伍用方能有效，更不能依此不加辨证的配伍于方剂之中。

女贞子又名冬青子，乌须明目

女贞子药性甘、苦，凉。归肝、肾经。功能滋补肝肾，乌须明目。

近代老中医庞赞襄常用此品配合清肝解郁渗湿之品用于治疗中心性浆液性脉络膜视网膜病变、急性视网膜色素上皮炎等，如清肝解郁益阴渗湿汤(柴胡、菊花、蝉蜕、木贼、羌活、防风、白术、苍术、生地、赤芍、女贞子、菟丝子、甘草)。或用于滋阴养肝明目，如滋阴养肝汤(生熟地、麦冬、天冬、党参、枸杞子、女贞子、菟丝子、茯苓、山药、白蒺藜、石斛、草决明、杏仁、白术、苍术、牛膝、五味子、青葙子、川芎、甘草)治疗中心浆液性视网膜病变属病变后期肝肾阴亏者。或滋阴解郁明目，如滋阴养肝汤(生地、山药、枸杞子、女贞子、知母、沙参、白芍、生龙骨、生牡蛎、黄芩、旱莲草、赤芍、甘草)治疗视网膜静脉周围炎眼底出血,属阴虚肝郁者。

古代《济急仙方》用冬青子不以多少捣汁熬膏,净瓶收固,埋地中七日,每用点眼。根据"子能明目"又兼补益肝肾,故眼科常用以明目而伍用于治疗肝肾阴亏内障方剂中。亦可与旱莲草相配,名为二至丸,以滋补肝肾,乌须明目。

黑芝麻补肾润燥

黑芝麻药性甘,平。归肝、肾、大肠经。功能补肝肾,润肠燥。

眼科临证除与补益肝肾药物相配伍治疗相应目疾外,也常可与桑叶相配伍,名为桑麻丸,亦名扶桑丸,《医方集解·引胡僧方》用于治疗早期白内障、玻璃体混浊等。若精血亏虚、目疾便秘者用之为良,因本品含油脂故能润肠通便。

龟板又称龟甲,生精明目

龟板药性甘,寒。归肾、肝、心经。功能滋阴潜阳,益肾健骨,养血补心。本品经砂炒醋淬后捣碎后先煎,也可用此熬成胶,名为"龟板胶"其作用更好,并有止血作用。龟板乃阴中至阴之物,且得水火既济之义,常用于真阴亏损,肾气不足之候。

眼科主要用于补益肝肾,生精明目。如全真散(《目经大成》:黄芪、枸杞、当归、茯蓉、龟胶、山萸肉、五味子、人参、枣仁、山药、黄精)用以治疗精血亏亡,形容憔悴,视物昏花,口不甘味等。

由于本品对阴虚阳亢,虚风内动引起头目昏眩或并发眼底出血者,可伍用于相应方剂中,如高血压眼底病变,以取其滋阴潜阳止血之用。

因本品为血肉有情至阴之品,对小儿发育不良如鸡胸、龟背、囟门不合甚或智力不聪等有治疗作用,故亦可用于因先天遗传眼病如眼球震颤、黄斑发育不良、弱视等。本品熬制之胶块不仅能增加补益精血止血而且可以柔肝润燥,故对眼底新生血管反复出血者如糖尿病视网膜病变及老年黄斑变性、高度近视等有治疗作用。

鳖甲滋阴除蒸散结

鳖甲药性甘、咸,寒。归肝、肾经。功能滋阴潜阳,退热除蒸,软坚散结。

龟甲与鳖甲,均能滋养肝肾之阴,平肝潜阳,同治肾阴不足,虚火亢旺之骨蒸潮热、盗汗、遗精以及肝阴不足、肝阳上亢之头痛眩晕等症。但龟甲长于滋肾,鳖甲长于退虚热。此外,龟甲兼有健骨、补血、养心等功效;而鳖甲兼能软坚散结,常用于癥瘕积聚,故可与软坚散结药相配伍,治疗眼底增殖性改变,或硬性渗出机化等。

第二十章　收　涩　药

凡以收敛固涩，用以治疗各种滑脱病证为主的药称为收涩药，又称固涩药。

本类药物味多酸、涩，性温或平。主入肺、脾、肾、大肠经。有敛耗散、固滑脱之功。本类药物因其功能主治不同，故可分为固表止汗、敛肺止咳、涩肠止泻、固精缩尿、收敛止血止带等。使用本类药物应根据具体证候，寻求根本，适当配伍，标本兼治，才能收到较好的效果。因眼科临证应用本类药物总体上不多，故择其要者，分述如下：

五味子擅收瞳孔

五味子药性酸、甘，温。归肺、心、肾经。为敛肺涩肠类药物，功能收敛固涩，益气生津，补肾宁心。张锡纯谓："五味子至酸之味，又善入肝，肝开窍于目，故五味子能敛瞳孔散大。"祁老认为瞳子阴看则大，阳看则小，随阴阳变化而展缩自如，且能维持瞳子等大正圆，不大不小，此等功能乃受天真之气维护耳。临证当中罹患内障而目盲者，每多伴见瞳仁散大而不收，此即病损天真之气斫伤至极而致，其治必须培元固本，且避饥饱劳役，驱七情五贼，禀要德性纯粹。故倪维德主治"气为怒伤散而不聚之病"中，滋阴地黄丸、石斛夜光丸、益阴肾气丸皆有五味子佐入其中，此既取其五味子专功补肾收摄则真气归元之义耶。故凡遇内障、瞳孔散大、视力极差者，无论内损外伤，皆可伍用五味子其理自明也。

五味子也可配以人参、附子等纳气而滋化源，助益真元而使火交于下，水布于上，水火既济，如回阳汤(《银海精微》：附子、人参、当归、川芎、赤芍、茯苓、五味子、细辛、车前子、甘草)。也可伍用于治疗外伤瞳孔散大方剂中。

诃子敛肺开音止泪

诃子药性苦、酸、涩，平。归肺、大肠经。功能涩肠止泻，敛肺止咳，利咽开音。

诃子除涩肠止泻，敛肺止咳及润喉开音外，眼科常用其与退翳消障明目药配成外用散剂或膏剂治疗翳膜遮睛，目昏流泪，如仙传紫金膏(《一草亭目科全书》：真黄丹、川黄连、石燕、诃子、真熊胆、白蜜)及炉甘石膏(《证治准绳》：炉甘石、代赭石、黄丹、诃子、槐柳枝、黄连、冬蜜)。也有将其与栀子、金铃子等份共研细末，水煎服，每日三次，每次6克治疗慢性结膜炎以清热泻火，理气止痛。

山茱萸大敛元气不敛邪

山茱萸药性酸、涩，微温。归肝、肾经。功能补益肝肾，收敛固涩。

山茱萸补益肝肾，故《中华本草》将其列入补阴药，补益肝肾之主方六味地黄丸中即有此物，因此在治疗内障方剂中常伍用之。除此，山萸肉大能收敛元气而不敛邪，故常和五味子相须为用以增收敛耗散之瞳神，且兼补益肝肾，亦可治疗肝肾不足，阴液不制之冷泪不止。如羌活散(《济生方》：羌活、木香、官桂、胡黄连、山药、升麻、艾叶、牛膝、山茱萸、白附子)。

覆盆子益肝肾，固精缩泉

覆盆子药性甘、酸，微温，入肝、肾。功能固精缩泉，益肝明目。

眼科主要用于补肝益肾，生精明目。如四物五子丸(《审视瑶函》：当归、川芎、熟地、白芍、枸杞、覆盆子、地肤子、菟丝子、车前子)治心肾不足，眼目昏暗及干涩昏花。也可用于泪液不固，冷泪常流，取其固摄之用。

金樱子固精缩泉

金樱子药性酸、涩，平。归肾、膀胱、大肠经。功能固精、缩尿止带，涩肠止泻。

眼科常用于滋肾降火，祛翳明目。如补肾丸(《一草亭眼科全书》：人参、白蒺藜、白术、杏仁、苍术、蛤蚧、玉屑、石脂、车前子、金樱子、旋覆花、五味子、黄柏)治疗花翳内陷，肺金被心火克制，金虚不能平制肝木，木反刑金，肾水又枯，不能制火，火更旺而肺金益虚。

莲子、芡实常相须为用以补脾肾

莲子、芡实均为睡莲科植物的成熟种子，药性甘、涩，平。功能固精缩尿止带，为药食共用之平和之物。除与上药配合使用，亦可作为食疗以康复保健。由于两者固精止带，如眼底渗出明显兼有脾肾两虚，可与党参、白术、苡仁、山药配合以治之。若渗出稠黏色浊者，亦可伍用清热利湿之黄柏、车前子。

下　篇

用方心得

“凡为医者，不可不知方也”，然方书之多，汗牛充栋，就眼科方剂而言，又何止万千。据杨维周编著《中医眼科历代方剂汇编》(载有从汉代至民国眼科方书72本)书中就收入近4000首之多，欲穷其尽，谈何容易。即便如此，医者又如何知方呢？祁老认为必须“由博返约”，作为眼科医师，以下两类方剂要做到心中有数：一是部分经方和传统名方，二是眼科重点方剂。对其处方来源、药味组成、主治功效、配伍关系、组方原理、加减化裁、煎煮方法、用方宜忌等了然于胸，这样才能运用自如，取得疗效。

或问既然已列为专科，其经方和传统名方不知亦可，祁老答曰“非也”。其原因是：其一，中医眼科学术发展有始至今，是在中医传统理论指导下前进和发展的；其二，眼和全身脏腑经络有不可分割的关系，即眼部病变，无论外障与内障，尤其是内障往往是脏腑经络病变的一部分，如糖尿病视网膜病变、年龄相关黄斑病变等，仅仅考虑脉络膜新生血管膜，而不涉及年龄问题，恐不合乎逻辑。历史上内科大家如刘完素、李东垣、王肯堂、张景岳等对眼科均有建树与贡献。如《原机启微》一书中所列方剂不少是引自《东垣试效方》的，其中如冲和养胃汤、泻热黄连汤、益阴肾气丸等，还有《目经大成》、《银海指南》两部眼科专籍，所列方剂多含此类方剂，尤其是后者，几乎占绝大部分。而眼科教材的方剂索引也反映了同样的情况，即经方与传统名方也占很大比例。故凡业眼科医者必对上述方剂必学必用必究。所以在“用方心得”中对此进行了介绍，并且在方后加了按语与引申。

所谓眼科重点方，即指眼科专籍中常用传统方剂，如《银海精微》的加减驻景丸，《原机启微》的抑阳酒连散，《审视瑶函》的正容汤，近代韦文贵的退红良方，陆南山的退翳散等。此类方剂大多以局部辨病或佐以五轮为制方主要依据，而以全身辨证为辅，甚至于只凭辨病，且多用于治疗外障，例如《审视瑶函》在“花翳白陷”中谓“凝脂四边起，膏伤目坏矣，风轮变白膏，低陷如半粃，总是见瞳神，也知难料理”，对局部病变描述比较细致，却很少提及舌脉，也可概括为“见此病用此方”。但祁老认为在使用此类方剂过程中，在辨病的前提下，恰当地照顾全身舌脉，似乎可增加疗效，但进行加减时，不能另起炉灶，而要保持大体原貌，即“不动筋骨”。此类方剂不少是沿袭继承前人方剂组成，药味基本变动不大。例如《眼科临证录》中“巩膜炎兼硬化性角膜炎”中，就选用了《原机启微》中的菊花决明散。在眼科教材中同样如此，例如在胬肉攀睛中，既根据病变局部表现不同而分别选用了《原机启微》的栀子胜奇散和《银海精微》的泻脾除热饮，祁老在使用此类方剂中也基本遵循上述原则进行治疗相应的眼病。

除上述两类方剂外，眼科医师随着多年的临证积淀，以及由于时代的推移，疾病谱、自然环境和人文社会的变化，上述方剂已不甚适用于眼科疾病治疗的需要。为了提高疗效，从而产生了自拟经验方。所谓自拟经验方，不应是凭空杜撰、胡编乱凑或抄袭自诩而来。自拟经验方的产生，必须符合传统原则，继承前人的脉络，结合自己的功底以及汲取现代医学中与中医理论契合不悖可以借鉴的检测指标(即扩大的望诊)，如用检眼镜看到的眼底出血是由于静脉血栓阻塞或糖尿病继发而成等，而后试用于临床逐渐加减累积病例，确有疗效，才能称之为自拟经验方，如祁老自拟经验方“止衄饮”及“眼部挫伤通用方”等即是。

由于中医眼科根据临证需要，除内服药物外，尚需辅以必要的其他治疗手段，如外治(点药、熏洗、手术等)、针刺、激光以及放射等。在病案举例中为了突出方剂作用和减少篇幅，均省略不计。读者阅后应视病情灵活应用，如葡萄膜炎的局部散瞳、青光眼的局部应用降眼压眼药水、睑腺炎的切开排脓及糖尿病性视网膜炎的相应光凝治疗，不可误解为只用所介绍的内服方药而不用其他的辅助治疗手段，因而贻误病情。

为了突出中医眼科的特点，拟按经方和传统名方，眼科重点方，自拟经验方三部分进行介绍。

第一章 经方和传统名方

黄芪建中汤(《金匮要略》)

组成 桂枝 炙甘草 生姜 芍药 大枣 饴糖 黄芪

本方主要用于治疗阴阳气血不足,腹中拘急,自汗或盗汗,身重或不仁,脉大而虚等症。该方虽有报道,但均见于内科杂病,眼科前人用之鲜见。祁老是如何将该方引进眼科治疗领域中来的呢?为了更好地继承和发扬的需要,有必要将其中过程概括地进行叙述。20世纪60年代祁老在治疗顽固角膜上皮浅层迟迟不能愈合过程中,特别是外伤后或上皮营养不良者,由于当时尚缺少角膜上皮营养滴剂,使用一般常用的明目退翳法,效果均不满意。祁老曾接诊过一名角膜化学性烧伤的患者,经过明目退翳药内服,并配合传统外用散剂(拨云散)治疗,效果均不满意,月余后其妻哭述,患者乃厂中劳动模范,该病是在搞科研试验中受伤所致,在天津各大医院治疗无效,才到北京援请中医治疗,无论如何请祁老救治,患者一定配合,后祁老在秦伯未用黄芪建中汤治疗胃溃疡获愈以及参芪能起陷翳(即角膜溃疡或上皮迟迟不能愈合,而炎症已退)的启发下,运用该方加减而解决了这一棘手疾患。后患者角膜愈合,留有云翳,经戴镜矫正,视力达到0.8而治愈。此后凡遇类似此类眼病,祁老均用此方加减治疗,每获满意效果,详见下述病案。

(一) 角膜伤口迟迟不愈合案

【病案举例】

患者崔某,男,57岁。2003年10月25日就诊,患者系某厂车工,国庆节前,右眼进入切溅飞之铁屑,二日后到附近医院就诊,经取铁屑后,迟至今日患眼仍怕光刺疼,视物不清。检查右眼:眼睑痉挛,睫状充血(+),角膜近瞳孔区有一较深缺损,缺损处周边浸润不明显,前房(—),瞳孔(—),诊断为右角膜铁屑取出后伤口不能愈合,给予局部红霉素药膏,戴眼罩,并予角膜营养剂贝复舒点眼。一周后再诊检查角膜病损处形成小凹,嘱继用前药,局部可湿热敷。一周后再诊仍怕光、异物感,检查角膜仍着色无浸润,睫状充血不明显,全身舌脉无异常,祁老认为乃剔除异物过深,损伤角膜实质,兼以年长,故而角膜迟迟不能愈合,属陷翳。予黄芪建中汤加减,以建中益气托里生肌。

处方 生炙黄芪各20g 桂枝6g 炙甘草6g 生姜2片 白芍12g 大枣5枚 饴糖30g 蒙花10g 三七粉(另包,冲服)3g 防风10g

5剂,水煎食后服。

二诊　怕光磨疼明显减轻，检查角膜染色(±)，小凹近平复，继服前药加白蒺藜12g 5剂。

三诊　自觉症状已无，角膜染色(一)，小凹平复形成小片斑翳；再于前方每剂分两日服。

(二) 角膜上皮受损迟不愈合案

【病案举例】

患者伍某，男，41岁，河南安阳工商银行工作，2005年4月12日就诊。主诉：双眼异物感、羞明，视物如雾已近二月，曾因患眼胀，视疲劳，就诊于当地医院，经住院作排除青光眼多项检查，诊为视疲劳。予以润舒眼水及维生素口服等，自此视疲劳不减且胀，并加眼磨，怕光，视物不清，到京某医院经检查诊为病毒性角膜炎，予阿昔洛韦眼水、妥布霉素、贝复舒等治疗，经治半月余，诸症不减，故请中医治疗。检查：视力远右0.8左0.7，近右0.66左0.66，双睑结膜轻微充血，球结膜未见明显充血，角膜浅层点状弥漫着色，瞳孔前房正常，指测眼压正常，小孔眼底未见异常。询问过去仅有视疲劳史，远视力均为1.0，自住院排除青光眼后，增添怕光，异物感，似沙粒磨眼，无分泌物，外部用药均遵医嘱滴用。患者还补充说在外地住院测眼压(压陷式)，因实习医生测试不熟练，曾反复测试后，则产生磨痛，怕光，视物模糊，翌日再作24小时眼压检查等，诸症似重，后因已排除青光眼给氧氟沙星眼水及眼膏后出院，至今因病而致睡眠差，食纳无味，思想压力很大。全身脉弦而苔薄白质润。思之结合病史及检查，此病恐非病毒性角膜炎，可为测眼压不当及检查过频有关，属陷翳，乃黑睛表层受损，气机亏乏，无力滋生所致，予以黄芪建中汤加减以建中益气，托里生肌，并嘱停用外用滴剂，改用珍珠明目液滴眼每日三次。

处方　生黄芪30g　桂枝4g　炙甘草6g　生姜2片　白芍15g　大枣5枚　饴糖30g　蒙花10g　蕤仁10g　防风10g　白术10g　夜交藤15g　白蔻5g

7剂，水煎食后服。

二诊　点服药后，自觉怕光已无，磨疼大减，视物清，食睡均佳，检查远视力双0.8，角膜染色着色明显减少，效不更方，继服5剂。

三诊　自觉症状无，视力双远1.0，角膜染色仅有极少数点状着染，因急于回单位开会，请开具药方回程。

隔数月来人述伍某返回后，服药半月，至今眼如常人，持带红薯等表谢意。

桂枝茯苓丸(《金匮要略》)

组成　桂枝　茯苓　牡丹皮　炒桃仁　芍药

用法　上药各等分为末，炼蜜为丸，兔屎大，每日食前服一丸，不知加至三丸。

本方能活血化瘀，缓消癥块，治妇人宿有癥块，妊娠胎动，漏下不止，及瘀血而致的痛经经闭，癥积痞块等症，近日有报道应用此方治疗子宫肌瘤及声带小结者。祁老于20世纪70年代初曾接待一妇人，患右眼眶内血管瘤（手术后复发），曾到某医院诊治，建议手术治疗，患者不愿再行手术，故请服中药治疗。祁老接诊后思之，此类目疾尚无运用中药治疗案例，根据病情似可归纳入血瘀癥瘕之列，可用桂枝茯苓丸方义加减化裁治之。因桂枝能温经行气通阳，丹皮桃仁活血祛瘀，茯苓化瘀渗湿健脾，赤芍行血中之滞。此虽称之为瘤，而非一般肿瘤概念，乃为血管畸形盘聚而成，且属良性发展不快，故可医治，再者病变可以扪及故可以针刺之。

【病案举例】

患者王某，女，51岁。于1971年3月就诊。主诉右眼患眼眶内血管瘤，于2年前到某医院行手术治疗，具体术式不清。检查：双眼视力右0.8左1.0，右眼上睑皮肤略粗糙，色较暗，眼球略向前突，指测眼压Tn，角膜透明，前房深浅正常，瞳孔对光反应良好，与左眼等大，眼底视盘颜色正常，静脉迂曲，黄斑中心凹隐见，视网膜（一），嘱低头伏案10分钟后，患眼明显外突，上下睑皮肤亦显紫暗，且有复视感。经原来手术医院检查后诊为眶内血管瘤术后复发，建议再行手术，如不手术恐压迫神经而使视力下降，甚至于摘掉眼球，患者非常恐惧，因手术甚为痛苦，不愿再行手术，故请中医诊治。祁老接诊后，谓此类眼疾，从未接触过，需查阅有关资料，并询问患者全身情况，得知该女，未曾婚配，素好清静，月事已无近一年，素习惯性便秘，眠可，纳佳，脉弦细，苔薄白质偏绛，嘱隔日再诊。诊后查阅眼科书籍与之相应者无，能否按妇科癥瘕诊治，翌日来诊予以桂枝茯苓丸加柴胡、夏枯草。

处方　桂枝5g　茯苓12g　丹皮10g　炒桃仁10g　赤白芍各10g　柴胡10g　夏枯草12g

7剂，水煎内服。

二诊　服后无不适，嘱原方再进14剂后复诊。

三诊　服后患者及全身无不适，唯感大便较前润而易解，并恳请予以针刺，故针睛明（左）、太阳（左）、合谷（双）、曲池（双）、足三里（双），隔日一次。

四诊　针后，发现左眼睑周围皮下瘀血，患者主诉针后自觉患眼轻松，全身无不适。再针对左睛明、丝竹空、阳陵泉（双）、三阴交、曲池（双），继服前方。

再诊　5个月后，针刺睛明已很吃力，起针后无血流出，再低头伏案，眼球已不突出，且无伴随复视，视力眼压眼底检查均正常，全身舌脉如常，原方（加浙贝、海浮石以加强软坚散结之力）配制水丸，早晚饭后各服9克，每用针一次，逐渐停施针刺。一年后再诊，全身无不适，眼部正常，嘱可间断服药以防复发。

五苓散（《伤寒论》）

组成　猪苓　白术　茯苓　泽泻　桂枝

本方出自张仲景之《伤寒论》，用于治太阳病，发汗后，汗出脉浮，小便不利，微热消渴，中风发热，六七日不解而烦渴欲饮水，水入即吐之水逆证。伤寒诸家认为本方亦有利湿之效，故后世医家治湿病多以五苓散加减，多用之有效。如五苓散治湿多热少之黄疸；若与平胃散合方名胃苓散，治湿盛的大便溏泻；若加附子、苍术名苍附五苓散，治阳虚而寒湿内盛的腰腿冷痛，腿酸踝肿等证；若加入人参名春泽煎，治老人正气虚衰，少气懒言，心悸息短，晨起而目胞肿；若加姜枣又治风湿疫气等证。

陆南山老中医认为单纯性青光眼发病即与水湿上泛致使眼压升高有关，故以五苓散加减，组成“平肝健脾利湿方”用于治疗早期宽角型青光眼即慢性单纯型青光眼之眼压偏高。还可以用于治疗青光眼头痛，呕吐而渴欲思饮者，这无疑是中医眼科在治湿方面的发展。原因是在眼科专著中，明以前多注重眼的局部辨病，故祛湿法仅局限于外障眼病，如胞虚如球，状若鱼胞，而内障仅见于云雾移睛，其他则很少应用。如茯苓泻湿汤(《原机启微》)用来治疳积上目，除湿汤(《眼科纂要》)，用来治疗睑缘赤烂；猪苓散(《银海精微》)用来治疗云雾移睛(详见眼科常用方剂)。即以上这些方剂多从六淫中湿邪外侵着眼。虽然至清代顾锡在(《银海指南》)治湿方面虽有发挥也多为外障而无内障，由于受时代限制，也只提及瞳神呆钝，色淡昏暗无光与内湿有关。由于现代眼科检测仪器引进了中医眼科，使望诊得到了延伸，再由于从事中医眼科医师基础理论及临床各科知识不断掌握，从而大大地改变了只囿于传统眼科师徒相传的局面，特别是解放后在这些方面有了很大飞跃，祛湿法在中医眼科治疗方面，不但用于外障而且在内障眼病(由于脏腑功能失调而造成的“内湿”)中也多被使用，如开角型青光眼、中心性浆液性脉络膜视网膜病变、中心性渗出性脉络膜视网膜病变、黄斑水肿、视网膜及视神经水肿等，故五苓散在眼病治疗中有用武之地。祁老使用五苓散治疗眼病过程中，是以辨病为主，但也不忽视辨证，以五苓散药味为基础，即药味不变，再根据辨证结果伍入相应的药物，详见病例举例。

此外，对方中的桂枝用法，因桂枝不在祛湿药物中，但为了使湿邪得解，在五苓散中不是可有可无的，因桂枝既可温扶脾阳用以运水，又可温肾阳，逐寒邪以助膀胱气化，以行水湿痰饮之邪，为治痰饮蓄水证的必备品。

(一) 中心性浆液性脉络膜视网膜病变

【病案举例】

患者车某，男，32岁，2006年10月15日就诊。主诉：左眼曾患中心性浆液性脉络膜视网膜病变，经治已愈。于4月前复发，曾于某医院治疗数月不效建议激光治疗，患者不愿接受，故请服中药治疗。检查：远视力右眼1.2，左眼0.4，双外眼(—)，右眼眼底正常，左眼散瞳检查，视盘颜色正常，边界清晰，黄斑区中心凹不见，夹杂色素，有1～2.5PD大小盘状光晕，经眼底荧光造影，黄斑区呈墨渍样向四周扩张的渗漏点，诊断为左中心性浆液性脉络膜视网膜病变(复发)，脉象濡弱，苔薄白，便偏软，纳可。此为水湿上泛，治宜五苓散加味。

处方　猪茯苓各15g　炒白术10g　泽泻10g　桂枝4g　炒薏仁20g

7剂，水煎服，早晚饭后各一次。

二诊　服药后症不减且既往有纳呆，便溏，乏力。左视力0.4，眼底仍有水肿晕轮，思之此系脾虚失健，不能运湿，且水肿已逾四月不减，予以上方酌加黄芪、生姜、大枣以健脾益气。

处方　猪茯苓各15g　炒白术10g　泽泻10g　桂枝4g　炒薏仁20g　党参10g　炙黄芪20g　生姜3片　大枣5枚

7剂，水煎服，服法同上。

三诊　全身症状均减轻，唯视物仍发暗变小。检查：左视力0.8，眼底黄斑水肿减轻，水肿区隐见黄白色沉着物，舌脉同前。予以上方加三七粉(另包，冲服)3g、石斛10g，7剂水煎服。

四诊　全身(一)，舌脉同前，左视力1.0，眼底黄斑中心凹水肿基本消退，其间夹杂硬性渗出呈白色小点且色素紊乱。上方加象贝、清半夏以化结软坚。

处方　猪茯苓各15g　炒白术10g　泽泻10g　桂枝4g　炒薏仁20g　党参10g　炙黄芪20g　三七粉(另包，冲服)3g　石斛10g　象贝10g　法半夏8g

14剂，水煎服

五诊　全身无不适，左视力1.2，眼底中心凹可见水肿消失，仅见色素紊乱，嘱继服前药7剂后，可改为早晚口服明目地黄丸各一丸，午后服参苓白术丸半袋，省目力，戒辛辣厚味，半年后复查视力1.2，眼底如前。

(二) 眼睑血管性水肿(胞虚如球)

【病案举例】

患者宋某，女，40岁。于2000年2月20日就诊。主诉双眼肿胀，晨起明显，不痛，不影响视力。检查：双视力远1.0，上下双眼睑肿胀，皮色发白，扪之且微凉，光亮紧绷，双睑结膜仅见两眦充血(+)，有少许滤泡，球结膜(一)，角膜透明前房(一)，瞳孔对光反应存在，眼压Tn。散瞳眼底视盘颜色偏淡，视网膜血管(一)，网膜无渗出，双中心凹光反射可见，诊断双眼睑非炎性水肿，建议做头颅CT检查，内科会诊排除心肾病变后再诊。

二诊　内科会诊排除心肾病变，头颅CT检查结构正常。询问病史，患者春节前后操劳家务，较为紧张，饮食欠规律，睡眠不佳，月事正常，偶有白带，便软，体乏，脉缓，苔净舌淡。此系脾虚不运，湿邪上泛，侵及肉轮，属西医眼睑血管性水肿，予以健脾利湿兼以温阳利肺，取五苓散加味治之。

处方　猪苓15g　茯苓12g　炒白术10g　泽泻10g　桂枝5g　炒薏仁20g　防风已各8g　桔梗6g　杏仁10g

7剂，水煎服，嘱药渣不弃，乘热湿敷双睑，以助药力。

三诊　服药后全身体乏无力减轻，便仍软，饮食可，眼睑水肿稍减，脉舌同前，上方加山药、人参以加强益气之功。14剂服法同前。

四诊　全身症减，双睑皮肤肿消，隐见皱褶，自觉眼睑开合自如，上方再进10剂。

五诊　双眼睑肿消如常人，全身(一)，脉濡，苔薄白色淡，嘱可停服汤剂，改服参苓白术丸早晚饭后各一袋，以巩固疗效。

（三）慢性单纯性青光眼

【病案举例】

患者李某，男，37 岁。于 1972 年 4 月 5 日初诊。主诉：5 个月前，因视疲劳伴头痛，经某医院诊为慢性单纯性青光眼，当时眼压超过 30mmHg，给予 1%毛果芸香碱点眼，眼压下降不明显，改用 2%毛果芸香碱，并口服乙酰唑胺，早晚各 250mg，眼压降至 20mmHg 以下，但不能停药，至今仍局部用 1%毛果芸香碱，每日 3 次以及口服乙酰唑胺 250mg。因点缩瞳药后瞳孔缩小而影响视力，口服药后出现手麻不适，故请中医诊治。检查：视力矫正双远 1.0，近 1.0，双角膜透明，前房不浅，瞳孔小（药物性），眼底因瞳孔小，隐见视盘血管偏向鼻侧，凹陷，C/D 为 0.5，不深，房角为开角。诊断为：①双慢性单纯性青光眼；②屈光不正。看书多则有偏头痛且视疲劳，脉濡，苔薄白质偏淡，大便稍软，睡眠尚可。患者已婚，夫妻和谐，现有男孩一名，经济尚可，平素性情平缓，不易激动，唯编辑工作紧张，此系脾虚水湿不运，上凌目窍而致，予以健脾利湿为主，以五苓散加味，局部点 1%毛果芸香碱，口服乙酰唑胺 125mg 早晚各一次。

处方　猪茯苓各 12g　炒白术 10g　桂枝 5g　泽泻 10g　山药 15g　陈皮 8g　石斛 10g

7 剂水煎服。

二诊　服药后，全身无不适，视疲劳改善，没有头痛，眼压均在 20.55mmHg，嘱原方再进七剂，口服醋氮酰胺改为 125mg 每日一次。

三诊　眼压降至 17.35mmHg，全身（—），大便已成形，视疲劳已除，嘱停服乙酰唑胺，点药同前。

四诊　全身（—），眼压正常，嘱可改用 0.5%毛果芸香碱每日三次，注意劳逸结合，上方一剂分两日服，半年后来诊，全身及眼压均正常。日常工作偶尔加班，也无不适，且每日仅点 0.5%毛果芸香碱一次，嘱可停服汤剂，改服上午明目地黄丸一丸，晚饭后服参苓白术丸一袋，眼药水仍遵前医嘱，定期复查。

泻心汤（《金匮要略》）

组成　大黄　黄连　黄芩

本方功能泻火解毒，化湿泻热，治热盛迫血妄行，吐血咯血，或三焦实热，高热烦躁，面红目赤，口疮痈肿，及湿热黄疸，霍乱等症。眼科常用以此方加味引进治疗眼科病症，例如《原机启微》的竹叶泻经汤，《审视瑶函》的洗心汤，《眼科纂要》的泻心汤，主要用于治疗外障眼病。如大眦赤脉传睛，大眦漏，漏睛疮（急性发作）胬肉攀睛等心经实热上攻于目的病症。

然明言用此方治疗眼部血证者甚少。自现代检测仪器引入中医眼科领域即扩大了望诊以来，眼部血证病变，尤其是眼底血证，已摆在中医眼科医师面前，其中不少是西医治疗效果不理想而求治于中医中药的，这无疑是促进了中医眼科治疗血证的学术步伐。例如目前中医眼科治疗眼底血证的方法比较明清以来有了很大的发展，其代表作就是陆南山所著的《眼科临证录》中血证篇可以说陆老将中医中有关对"血证"的理论和认识，引入了中医眼科治疗。如在治疗《外伤性前房积血继发青光眼》中就应用了《金匮要略》的"泻心汤"。此点引起了祁老的重视，于是他有目的地学习唐容川的《血证论》，该书对"血上干、血外渗、血下泄、血中瘀证及失血兼见诸证的170余种血证的辨证治疗作了较详细的探讨"，其中对"目衄"也作了论述，同道可以参考。由于唐容川本人对眼科的学识有限，对临证指导意义不大，但对脏腑气血论述颇深，如对仲景泻心汤论述中谓"心为君火，化生血液，是血即火之魄，火即血之魂，火升故血升，火降即血降，知血生于火，火主于心则知泻心即是泻火，泻火即是止血，得力大黄一味逆折而下兼能破瘀逐陈使不为患……方名泻心，乃仲景探源之治，能从此悟得血生于心，心即是火之义于血证思过半矣。"此论对泻心汤治疗血证的作用，值得学习深思，故凡眼部急性出血者之治疗，在辨证的基础上伍用泻心汤方义是有理论根据的，而且是有效的。

(一) 外伤性前房积血

【病案举例】

患者刘某，男，17岁，于2000年元月就诊。主诉右眼被篮球击中，因视力下降故来急诊，检查：视力右眼前指数，左视力1.2，右眼肿胀，可见球结膜下出血，角膜上皮损伤，前房满贯出血，不见瞳孔，指测眼压Tn+1，左眼前节(—)，眼底小瞳孔检查无异常。诊断为右眼钝挫伤，前房积血，继发眼压升高。治疗嘱右眼冷敷，局部点抗生素以防感染，为了预防继续出血，仿仲景泻心汤即可泻火止血之意。

处方　制大黄8g　黄连10g　黄芩10g　三七粉(另包，冲服)3g　防风8g

3剂急煎，早、中、晚各服一次。

二诊　右眼肿势稍减皮下瘀血呈青紫色，眼睑开合不利，视力右 0.1^{+1}，球结膜下出血已局限，角膜透明，前房积血达2/3，瞳孔可见上方，对光反射迟钝，眼底不见，指测眼压Tn，效不更方，再进三剂。

三诊　视力0.4，眼睑肿胀减半，已能开合，结膜下积血大部分吸收，前房积血明显吸收达前房的1/3，瞳孔已见稍大，对光反射尚有，眼底可见视盘，黄斑检查不满意，眼压Tn。为恢复瞳孔功能于上方加山萸、五味、防风，减大黄，以敛阴助瞳神收缩。

处方　黄连6g　黄芩8g　三七粉(另包，冲服)3g　防风10g　山萸10g　五味子8g

7剂，水煎服早晚各服一次。

四诊　视力右1.0，球结膜积血已吸收，角膜透明，前房积血全部吸收，瞳孔等大正圆，对光反应灵敏，眼底(—)，嘱可不服药，如有不适及时就诊。

(二) 急性泪囊炎

【病案举例】

患者，王某，女，48岁。于2007年11月就诊。主诉右眼内眦下方肿痛二月，服消炎片无效，故请中医治疗。检查：右眼泪囊区红肿，扪之发热肿硬核压痛明显，耳前淋巴结肿大压痛，全身恶寒不适，体温升高至39℃。询问素有右眼溢泪病史，近日食辛辣过多，而且便秘口干，脉弦滑有力，苔黄厚而干，此系过食辛辣，心火上炎，致使诱发漏睛疮，予以清热泻火兼以散风解毒为治。

处方 制大黄8g 黄连6g 黄芩10g 荆防风各10g 银花15g 皂刺12g 3剂，嘱用煎后药渣湿热敷每日两次，忌食辛辣厚味。

二诊 服药后，大便已下，右侧泪囊红肿消散减半，痛势大减，体温正常，脉滑数苔黄厚，效不更方，再进三剂，并药渣湿热敷。

三诊 检查可见右眼泪囊肿痛均无，皮色如常，按之稍硬，便畅，脉数，苔厚。上方去制大黄，加花粉10g、赤芍10g以助消散。嘱两周后来门诊冲洗泪道以排除泪道疾患。

参苓白术散(《太平惠民和剂局方》)

组成 莲子肉 薏苡仁 砂仁 桔梗各一斤 白扁豆一斤半 茯苓 人参 炒甘草 白术 山药各二斤

用法 为细末，每服二钱，枣汤调下。

本方是在参苓术草四君为主的基础上辅以山药、莲子、扁豆、苡仁、大枣，使之增加补脾渗湿和胃之功。砂仁、陈皮芳香醒脾理气，使之补而不滞，而桔梗为舟楫之药可载药上行，全方配伍，药不虚设，实为健脾益气之名方。故《局方》称“此药中和不热，久服养气育神，醒脾悦色，顺正辟邪”。中医眼科受“肝开窍于目”、“肝受血而能视”、“肝主通于目”以及肝脉连目系，和五轮瞳神属肾的影响，故治疗内障疾患习以补益肝肾为先，而顾及脾胃不多，脾为后天之本，人身气血供应之源泉，《内经》中论述脾与眼目关系远不及肝，但直至金·李东垣在《兰室秘藏·眼耳鼻门》中对此有所补充，如谓：“夫五脏之精，皆禀受于脾，上贯于目，脾者诸阴之府也，目者血脉之宗也。故脾虚则五脏六腑之皆失所司，不能归明于目矣。”这一观点及学术思想被明初眼科大家《原机启微》倪维德所推崇和继承，祁老早于1982年发表论文即明确指出《原机启微》主导思想，可概括为“师承李杲，重视调补脾胃升阳益气”。倪氏的学术思想对以后眼科学家有很大影响，多引用如《证治准绳》、《审视瑶函》、《目经大成》、《银海指南》等。由于祁老20世纪60年代毕业前后曾随著名眼科大家唐亮臣出诊，唐老在眼科治疗中重视全身，尤重脾胃的宗旨对他影响颇大，加之以后对《原机启微》一书的深入钻研，故在临证中，非常重视患者的脾胃功能，尤其是患慢性内障眼病，如果脾胃功能不济则很难发挥内服药物功能，所以参苓白术散是祁老非常喜欢使用的方剂之一。如眼病患者全身体虚乏力，自汗便溏，形体虚弱，面色晄白，食后腹胀，视力疲劳，脉象缓弱，舌苔白薄质淡有齿痕者，甚至不考虑所患具体眼病，而径直用之。实际临证中所患眼病与脾虚有关者不在少数，例如眼底黄斑水肿，眼肌麻痹，上睑下垂，胞虚如球，视力疲劳，慢性结膜炎等，则理当用此方加减治疗，如水肿日久难消者可加桂枝、葫芦巴、巴戟天；自汗明显者可加炙芪以益卫固表；上睑下垂可酌加柴胡、升麻、生芪以升阳举陷；眼肌麻痹可伍用全蝎、天麻、胆星以通络解痉。

归脾汤(《校注妇人良方》)

组成　人参　炒白术　炒黄芪　茯苓　龙眼肉　当归　炒酸枣仁各一钱　木香　甘草各五分

用法　上药加姜、枣水煎服。

其方功能益气补血，健脾养心，治脾经失血少寐，发热盗汗，或思虑伤脾，不能摄血，以致妄行；或健忘，惊悸，怔忡，不寐或体倦乏力，食少，或思虑伤脾，血虚发热；或肢体作痛，大便不调，妇女月事不调等，中医眼科应用此方或以方义伍入相应方药中屡有报道，特别是有关眼底血证。其理论原理就是“脾主统血”，即李用粹《证治汇补》所言：“凡血证有脾虚者，当先补脾以统血。”如高等中医院教学参考丛书《中医眼科学》、《中西医结合眼科急诊学》、《糖尿病的眼部并发症及治疗》、《眼科临证录》、《眼科证治经验》等。

祁老根据此方组方原理及其临证心得认为眼底出血证，使用归脾汤的主要指征为，凡眼底有出血者皆可纳入眼底血证范围，而全身之指征要突出主证，参以病机之原则。此言主证者，就其典型而言，属脉证病机相符方可投用，然而临证所见典型者病例较少，不典型者较多，故有其主证虽同而病机难以丝丝入扣，此时用方，但求病机大体相同，无寒热虚实之径庭，便可据证用方，故曰“参以病机”。其主证为“脉细无力，舌质淡嫩或胖有齿痕，面色萎黄，神疲乏力，眩晕，心悸，失眠等”。“医者，意也，方者，仿也。”寓意极为深刻，绝非泛泛之词，在仲景《伤寒论》中 101 条柴胡证下，有“伤寒中风，有柴胡证，但见一证便是不必悉具”。刘渡舟根据此言提出：“只要见往来寒热，胸胁苦满等一二个主证，即可投以小柴胡汤。”祁老认为但见一证便是不必悉具，即符合突出主证，参以病机之意，而非独柴胡证不必悉具，其余诸证莫不皆然。故凡眼底血证，全身有归脾汤主证者皆可用归脾汤治之，即所谓有此证用此方之意。但使用本方重视抓主证外，也不能忽略主要的兼证，即在使用归脾汤的基础药中伍用针对兼证的相应药物。

凡眼底血证使用归脾汤时大多伍用相应的止血药，祁老常喜用如下药物，如白及因其涩中有散，补中有破，去腐逐瘀，动物实验和临床均证明它有很好的止血作用，可直接涂于出血的创面；仙鹤草收敛止血，不论寒热虚实皆可与其他药物配伍使用，不但止血而且具有补虚强壮作用，用量宜大，一般为20g以上；炒蒲黄止血祛瘀利尿，炒用以助补脾之药，润血而兼止，摄血归源使不妄行；旱莲草凉血止血，兼补肝肾；阿胶气虚血少者出血证，用之为良，它不但止血还可润燥，故对眼底新生血管，包括新生血管膜之脆弱易破反复出血者有改善作用。

归脾汤治疗眼底血证应注意的问题如下：

其一，归脾汤治疗眼底血证，重点在止，其次是防止反复出血，祁老认为只要不再出血，则多少会保存一定视力，不急于促进血的吸收，其瘀血可随全身症状改善而逐渐吸收，确实出血久不吸收，而且影响视力者，有“瘀”可祛者，在使用活血化瘀药物中，要考虑“痰”是否挟杂其中，且不可过用猛药，缓缓图之。根据临床观察瘀久者必有痰，故药中可伍用软坚散结之品，一般可选清半夏、天花粉、浙贝母、海浮石、硼砂等。

其二，服药期间一定要医患配合，首先是医生对患者真诚相待，真心体贴与患者交心，树立患者与眼病做斗争的信心，按医嘱坚持服药，安心治疗。除服药外尚应在生活起居等方面配合，尤其是勿妄作劳，珍惜所残存的视力，曾有一糖尿病视网膜病变患者，经治疗后视力改善，病情稳定，为了职称晋升连续参加五门课程考试，而致病情加重视网膜脱离。归脾汤证患者一般疗程较长，如病情稳定，其药量可递减，直至按原处方配成丸剂长期服用为妥。

（一）高度近视黄斑出血（漆裂样纹）

【病案举例】

于某，女，41岁，会计。患者素患高度近视，近月来因工作繁忙，加班加点，发现左眼突然视力下降，视物中心有暗点，并伴视物变形，右眼视物尚可。检查视力右矫正－10.5DS→1.0近1.5，左矫正－11.5DS→0.2近0.16，双眼眼压Tn，眼前节（－）。散瞳后眼底检查，右眼底视盘边界清，色淡红，生理凹陷未见病理性扩大，颞侧可见近视弧形斑，视网膜呈豹纹状，黄斑中心凹隐见。左眼近视眼底改变同右眼，黄斑区中心可见约1/4PD大小的斑片状深层出血，周围见不规则条纹及水肿。眼底FFA及ICGA均提示黄斑中心区有清晰的漆状纹样改变，未见有CNV，诊断为左眼高度近视，黄斑出血（漆状纹样改变），双高度近视眼底改变，全身体乏无力，月事后衍量偏多，睡梦多，面色 白，脉细弱，苔薄质淡，此系脾虚统摄失职所致，予以健脾养心，益气补血仿归脾汤加味治之。

处方　党参10g　白术10g　炙黄芪20g　茯苓15g　龙眼肉15g　炒枣仁（打碎）20g　炙甘草6g　白蔻6g　仙鹤草20g　阿胶（烊化）8g　炒蒲黄12g

7剂，水煎服，嘱省用目力，勿妄作劳。

二诊　服药后，自觉视力改善，全身无不适，视力左远矫正0.4近0.5，眼底黄斑区出血未见新鲜出血，水肿减轻，前方14剂水煎服。

三诊　服药后视力提高，全身无不适，检查视力左矫正远0.6，近0.66，眼底黄斑出血，渐薄，原方再进15剂。

四诊　经治疗后左眼视力基本同右眼，唯视物仍有轻度变形，检查视力左远矫正

0.8,近 1.0,眼底出血基本吸收,水肿消退,脉濡,苔薄白质正常,前方同改为一剂分两日服,半月复诊。

(二) 湿性老年性黄斑变性(脉络膜新生血管)

【病案举例】

尚某,男,56 岁。主诉右眼视力急速下降,且伴视物变形及中央阴影,无明显疼痛,到某医院诊为右眼老年黄斑变性,建议作光动力,因新近失业,经济困难,故请服中药治疗。检查,右眼视力远 0.3,近 0.1,左眼(一),眼压正常,前节(一),散瞳,检查,屈光间质透明,视盘(一),黄斑可见一圆盘样,网膜下出血,周围网膜水肿。出示前院 OCT 检查,提示黄斑区水肿伴新生血管膜,全身素体质虚弱,兼因司机工作,饮食、生活不规律,失眠,便不成形,面萎黄,体瘦弱,脉细弱,苔薄白质淡有齿痕,(其妻谓因近月下岗,兼以眼病故哀叹悲观),此系心脾两虚,血失统摄而致,予以归脾汤加味,并开导宽慰。

处方　炙芪 25g　党参 10g　白术 10g　茯苓 12g　当归 10g　远志 8g　炒枣仁 20g　白蔻 6g　生姜 3 片　夜交藤 30g　仙鹤草 20g　大小蓟各 15g　生龙牡各 15g

7 剂,水煎服。

二诊　服药后,自觉睡眠改善,视物稍有进步。检查,视力远 0.4 近 0.1,眼底同前,前方再进 14 剂,并嘱放松医治,病情可以改善。

三诊　主诉视力明显进步,检查视力远 0.8 近 0.5,眼底出血见薄水肿减轻,前方改炙芪为生芪 35g,加龙眼肉 15g 、百合 20g ,15 剂再诊。

四诊　自诉全身睡眠饮食均正常,便已成形,视力除轻度视物变形外,已与左眼无异,散瞳检查,右眼黄斑出血明显变少,水肿消退,脉稍有力,苔薄质淡,上方黄芪改为 40g,余同,再服 15 剂。

五诊　右眼远近视力均为 1.0,眼底隐见黄斑中心反光,出血已大部吸收,建议再作 OCT。结果除水肿吸收外,并有色素上皮改变,新生血管膜仍在。因患者自觉视力已恢复,且已找到临时工作,不愿继续治疗,经解释病情后,请服丸剂故改为人参归脾丸,早、中、晚各服一丸,一个月后再行复诊。

注　此例患者治疗仅 2 个月,效果如此迅速,但 OCT 检查与视力提高不符,其原因尚待进一步研究。

仙方活命饮(《校注妇人良方》)

组成　炙穿山甲、白芷、天花粉、炒皂角刺、当归尾、甘草、赤芍药、乳香、没药、防风、贝母各一钱　陈皮、金银花各三钱

用法　水煎或水酒各半煎服。

该方功能清热解毒,消肿溃坚,活血解痛,主治疮疡肿毒初起,局部红肿热痛,或身

热微恶寒。舌苔薄白或微黄，脉数有力。《医宗金鉴》称此方为“疮疡之圣药，外科之首方”，实乃中肯之言，因不少解毒之方剂，多由清热解毒之药物组成，如五味消毒饮，由银花、蒲公英、野菊花、紫花地丁、紫背天葵组成。便不似该方组方合理，究其根源，乃为照顾全程，使其脓未成者，服之可以消散，脓已成者，服之可使外溃，总以消之为贵。例如方中仅用金银花以清热解毒，而配以防风、白芷以祛风除湿，排脓消肿，归尾、赤芍、乳香、没药能活血散瘀止痛，贝母、天花粉清化痰热以散结，陈皮理气行滞以消胀；穿山甲、皂角刺溃脓消肿，甘草调和诸药兼以清热解毒。

祁老多用此方对眼科很多疾病进行治疗或配用于相应的方剂中，除了针眼、眼丹、漏睛疮、凝脂翳等原发病证外，尚可用于转移性脓毒病变，即脓毒之物侵入血液随血液转移到海绵窦或眼球内部组织，如患眼剧烈疼痛，眼睑肿胀，眼肌麻痹，视盘水肿，及眼蜂窝织炎，化脓性虹膜睫状体炎者，脓毒性视网膜炎等。在使用本方祁老具体加减是主要用其组方原则，不必死搬硬套，如该方中清热解毒药物比较单薄，使用时可加蒲公英、紫花地丁、连翘，如疮初起发热恶寒表症明显的可加荆芥、豆豉，或重用白芷，若疮势红肿焮痛重者可酌加黄连、生石膏以增泻火解毒之功。如属转移性脓毒病变，多为脓毒侵入血液，故病情多为紧急之证，且多能损坏眼目，甚至危及生命，故方中可按热毒侵犯血分论治，可加水牛角、羚羊粉、生石膏、生地、玄参以清热凉血，并配合必要的西药，以免贻误病情。

(一) 急性泪囊炎

【病案举例】

关某，女，48岁。左眼内前下方红肿热痛，甚至牵及额部及牙齿疼痛已2天。检查：左眼泪囊区红肿而硬，蔓延到鼻根部，明显压痛，耳前淋巴肿大压痛，诊断为左急性泪囊炎。询问得知该患者平素流泪，未作检查及治疗，全身有轻度恶寒、口干、大便不爽、脉数、苔薄黄，此系热毒上攻而致，予以清热解毒，消疮散结，仿仙方活命饮加减内服，药渣局部湿热敷。

处方　银花20g　连翘15g　蒲公英20g　防风10g　荆芥8g　赤芍10g　生草10g　花粉10g　杏桃仁各10g　皂刺15g

3剂，水煎服，早晚饭后各一次温热服。药渣煎汤做局部温热敷，忌食辛辣。

二诊　服药后疼痛大减，肿势亦消，检查，泪囊区红肿明显减轻，眼开合自如，脉同前，前方加浙贝母以化结消肿，去荆芥(因已不恶寒)三剂，服用同前。

三诊　检查，左眼患处肿痛已消，建议一周后来门诊冲洗泪道，以排除慢性泪囊炎。

(二) 外睑腺炎(麦粒肿)

肖某，女，12岁。左眼患针眼2天，曾服消炎药及点药不愈。检查，左眼上睑明显红肿，偏外眦肿甚，有一硬结压痛明显，外眦白睛肿如鱼泡，耳前淋巴结压痛。诊断左眼上睑外麦粒肿。主诉大便偏秘，并有恶寒发热，脉数，苔薄黄，此系毒邪上攻胞睑而致，予以清热解毒兼以散风，仿仙方活命饮治之。

处方　银花12g　公英12g　皂刺10g　赤芍8g　生草6g　荆防各8g　黄连3g　白芷8g　枳壳6g

3剂口服，用药渣打温热敷。

二诊　服药温热敷后痛大减，肿已消，大便已解，无恶寒发热。检查，左上眼肿胀明显减轻，外眦肿核仍在，白睛鱼泡消退。脉苔同前，前方加夏枯草8g、山甲8g以促其肿结消退，三剂内服，药渣湿热敷。

三诊　左上眼肿消，外眦硬结已退，白睛微红，脉数苔白，为清余毒，上方去山甲、夏枯草、黄连、荆防加芦根12g、花粉10g，三剂内服，以善其后。

龙胆泻肝汤(《兰室秘藏》)

组成　龙胆草、生地黄、当归各三分　柴胡、泽泻各一钱　车前子、木通各五分

用法　上药为粗末，水煎，空腹服。

该方功能泻肝胆实火，清三焦湿热，主治因肝胆湿热内蕴所致的目病。经查阅有关眼科文献该方所治目疾甚多，似可与逍遥剂并列为眼科内服药之首，分析其原因因龙胆泻肝汤为泻肝火最常用的代表方剂，从病机角度看《素问・至真要大论》所列病机19条中，火热居其九，六气致病火居其二，故刘河间提出了“六气皆从火化”，即风、湿、燥、寒诸气在病机变化中皆能化火。还对眼科火热病证作过一些精辟的论述，所谓“目昧不明，目赤肿痛，翳膜眦疡，皆为热也”。眼科专著如《秘传眼科龙木论》治疗72证的内服方150首中，其清热泻火方药也占较大比重，如泻火方中以泻肝、凉肝、洗肝命名的方子就有15个，再加上9张含有羚羊角(清肝明目)的方剂。由于刘河间和《秘传眼科龙木论》如此重视清热泻火，尤其是清肝泻火对后代在治疗眼病中有相当大的影响。另外从眼科五轮学说中黑睛为风轮在脏属肝，目系直接与肝脉相连，“肝开窍于目”、“肝受血而能视”等也提示了眼之发病与肝关系甚重，故治肝方剂在眼科领域中常用似乎在情理之中。以上所述龙胆泻肝汤从眼病发病的病机和从发病的病位两个方面看，无疑是治疗眼病内外障常用方剂，其使用指征多为眼科的重证、急证，而且发展快，反应强烈，破坏性强的眼病，全身多表现为胁痛、口苦、目赤、耳聋；肝经湿热下注者为小便淋浊、阴肿、阴痒，妇女带下等，脉弦数，苔黄厚干等。将以上两点来看，龙胆泻肝汤在临证中使用就不难掌握。因此近年来该方治疗内外障眼病，报道甚多，如《临床方剂丛书・五官科病实用方》计有急性泪囊炎、单纯病毒性角膜炎、原发性青光眼、葡萄膜炎、视神经炎等。

(一) 急性闭角型青光眼(肝胆湿热型)

【病案举例】

患者万某，女，58岁。主诉昨晚因剧烈头痛，伴呕吐，到我院急诊，诊为高血压，服药及输液后症稍缓后，回家至半夜仍头痛呕吐不减，又来急诊测血压仍高，再按高血压诊疗，症不减。早晨接班医生建议到眼科会诊，排除眼底是否有高血压眼底改变，其子

用三轮车推至眼科会诊。检查：右眼视力眼前指数，左眼（－），右眼球结膜混合出血（＋＋＋）并有水肿，角膜雾状水肿，前房极浅，隐见瞳孔散大呈竖椭圆形，瞳孔隐见青绿色，眼压 80^{+} mmHg，诊断右眼闭角型青光眼急性发作。询问得知近日因天气转冷为安炉具而操持繁忙，便秘溲赤，口苦，耳鸣，两胁胀痛，脉弦数，苔黄厚而腻质偏红，此属肝胆蕴积湿热上攻于目而致，予以泻肝胆实火，清三焦湿热，龙胆泻肝汤急煎饭前服用，如口渴不可暴饮，可分次服淡糖水，局部滴用 2% 毛果芸香碱（5～10 分钟一次），因患者不愿住院且拒服西药，因家距医院很近，要求急切回家急煎中药口服，为了观察病情及眼之情况嘱下午再诊。

处方　龙胆草 10g　生地 12g　当归 10g　柴胡 10g　泽泻 10g　车前子（包）15g　木通 6g　生石膏（先下）30g　羚羊粉（冲服）0.3g

3 剂水煎服。

二诊　下午来诊主诉，按医嘱点药并口服中药后，头痛目胀均减，恶心呕吐已无，检测眼压降至 40mmHg 以下，脉苔如前，嘱继服中药，因仍便秘故酌加熟军 10g 后下服。翌日再诊，回家后将新添加的熟大黄，加入原来药方中，服下夜间已见大便，排出燥屎后感症状明显减轻，且已思食。检查，右眼视力 0.2，左 0.8，右眼球结膜充血水肿（＋），角膜已转透明，角膜后壁可见棕色沉着物，瞳孔已较前缩小（5mm）对光反应迟钝，眼底隐见乳头，眼压 30mmHg，舌脉同前，嘱可将熟大黄减半后下，2%毛果芸香碱可改为每 2 小时一次，二日后再诊。

三诊　按医嘱口服及局部点用后，视力明显提高，症状已无。二便正常，血压已降至正常，甚为欣慰。检查：右眼视力 0.5 球结膜充血（±），角膜透明，瞳孔与左眼等大，眼底可见乳头正圆边界齐，视网膜动脉细，有压迫征，眼压 20^{+} mmHg。脉弦细，苔薄黄。原方去熟大黄，羚羊角粉再进三剂，药水改为每日四次，停服汤剂改服龙胆泻肝丸午饭后服一袋，明目地黄丸早饭后口服一袋，2%匹罗卡品药水 3 次/日（右），忌食辛辣厚味，慎过劳，忌恼怒，半月后复查。

（二）急性虹膜睫状体炎（肝胆湿热型）

【病案举例】

患者沈某，男，32 岁。主诉：左眼虹膜睫状体炎复发已 5 日，曾散瞳及点用醋酸可的松仍感目珠坠痛视物模糊，羞明流泪，眼红不减，故请服中药。检查：右眼视力 1.0，前节（－），左眼视力 0.5，睫状压痛（＋＋），球结膜睫状充血（＋＋），角膜透明，角膜后灰白色沉着物（＋＋＋），前房可见房水闪光（＋＋），瞳孔散大（药物性），晶体前有褐色附着物，虹膜充血暗红纹理不清，眼底隐见乳头，眼压 17.30mmHg。诊断：左眼虹膜睫状体炎（复发）。询问复发诱因及全身情况和以前治疗情况，得知该眼半年前曾患虹膜睫状体炎，作过多项检查均不能提示与本病有关，发病原因不明。其治疗为局部阿托品散瞳，点用可的松眼水，局部湿热敷，一周后治愈。此次用同样治疗效果不明显，发作诱因可能与羊肉涮锅及饮酒有关，全身有烦躁口渴，大便秘结已 3 日未行，溲黄、纳呆，胁胀、脉弦数有力，舌苔黄厚偏腻舌质红，此系酒肉辛膻诱发肝胆湿热上壅于目而致，予以清肝泻火，利湿导滞，龙胆泻肝汤加减内服，局部散瞳滴用激素，药渣煎汤湿热敷，忌食辛辣厚味及烟酒。

处方　龙胆草 10g　生地 15g　当归 10g　柴胡 10g　泽泻 10g　车前子 15g　山栀 10g　茺蔚子 12g　生石膏(先下)30g　枳实 10g　熟大黄(后下)8g

3 剂内服。药渣煎汤湿热敷。

二诊　经上述治疗后，疼痛明显减轻，视物较前清楚，大便已行。检查：左视力 0.6，睫状压痛(＋)，球结膜睫状充血(＋)，角膜透明，KP(＋)，房水闪光(＋)，瞳孔散大(药物性)，眼底乳头(－)，血管偏饱满，脉弦数，苔薄黄，原方熟大黄减半，五剂，阿托品散瞳隔日一次，激素滴用同前，药渣湿热敷。

三诊　自觉症状已无，视力提高，全身纳可便调。检查：视力 0.8，睫状充血(±)，角膜透明，前房闪光(－)，灰白色 KP(＋)，瞳孔散大(药物性)。上方去熟军，五剂(每剂可分二日服)，阿托品 4 日一次，激素同前，仍忌食辛辣烟酒。

四诊　症状皆无，视力 1.0，前节(－)，瞳孔仍大为药物性，嘱可停内服中药，阿托品停用，激素递减，慎饮食有助以求全功。

玉屏风散(《丹溪心法》)

组成　黄芪、防风各一两　白术二两

用法　上药为粗末每服三钱，加生姜三片，水煎服。

玉屏风散其功能为益气固表止汗，主治表虚自汗，缘何表虚而自汗此乃卫气功能失调而致。因卫气能“温分肉，充皮毛，肥腠理，司开合，此皆卫外而为固也”。故卫气有护卫肌表防御外邪入侵而且还有驱邪外出之功。除此尚有调节控制肌腠的开合，汗液的排泄，还可根据人体生命活动的需要，通过有规律地启闭肌腠来调节人体的水液代谢和体温，以维持人体内环境与外环境的平衡，故卫气失调功能不足则人体常表现为自汗，易患感冒或对自然环境的异常改变，抵御能力低下，而产生的诸多病变和皮肤搔痒，喷嚏，皮肤起疹，鼻流清涕，怕冷等。眼部则可表现怕光、遇风则冷泪，视力疲劳(尤以暗光或影屏环境下)无感染而致的浅层点状角膜炎，过敏性结膜炎(特别是合并有过敏性鼻炎者)。治疗上述诸病其根本在于调整卫气的功能，所以以生黄芪益气固表止汗为君，白术健脾益气合黄芪以补脾而助气血生化之源，使气充血旺则固表实卫之力更著，故以为臣；防风可助黄芪益气以御风邪，两药相配一补一散，相反相成相得益彰。黄芪得防风补中有疏，固表而无留邪之弊，防风得黄芪能引黄芪之气达于肌表而御风邪，不致发散太过，祛邪亦不留正故为本方之佐。诸药合用，配伍成方，共奏益气固表止汗之效，既可防风邪之内入，又可祛风邪以外出，犹如屏风之可避风，故名“玉屏风”。

祁老认为本方除治由于卫气不足防御功能失调而致的病证，更重要是在于用于预防，由于该药补中有疏，散中寓补，故可长期服用可增强肌体防御卫外之力，用以预防感冒，以及由于对外界应答达能力下降而产生的过敏病患，故又可用预防的保健药品。

(一) 迎风冷泪

【病案举例】

邓某，女，40岁。主诉迎风冷泪已多年，近一年来逐渐加重，曾多家医院眼科检查，泪道通畅，给多种眼药水均效果不佳。检查：双视力正常，泪点位置正常，泪道冲洗正常。询问得知在屋内则不流眼泪，遇风则流，遇冷则流之更甚，夏日减轻，全身易患感冒，劳作应较常人汗多，脉细苔薄，月经正常，此系卫外失职失于调摄而致，予以益气固表玉屏风颗粒内服。

二诊　经服玉屏风颗粒2个月，全身无不适，亦感体力较前改善，出汗无减，遇风泪基本不流，嘱继服前药一个月再诊。

三诊　服药3个月流泪已无，且很少感冒，食、便均可，甚悦。

(二) 视力疲劳

【病案举例】

钱某，男，30岁。主诉视力疲劳，尤其看电脑1小时即感眼干涩，不愿睁眼，已近半年。检查：双眼视力1.2，眼压正常，屈光检查(－)，角膜染色(－)，泪液分泌正常，眼底(－)。经询问得知一般阅读视疲劳不太明显，尤其是看电脑屏幕不到一小时即感眼疲倦不堪，全身脉苔正常，诊断视疲劳。此系对电脑屏幕放射光线防卫功能低下而致，应属卫气防御功能低下，予以益护卫气为治，玉屏风颗粒为治，并嘱电脑前加保护装置，连服1个月再诊。

二诊　经服药及电脑屏幕加保护装置，目前已能电脑操作1小时，但超过则仍感疲劳，全身(－)，继服一个月再诊。

三诊　经治后目前电脑操作1小时，无疲劳感，偶尔加班连续操作2小时无感疲劳，嘱继服前药，电脑操作1小时即休息到室外活动，最好不超过1.5小时。前药可改为每日1次，以巩固疗效。

五子衍宗丸(《医学入门》)

组成　枸杞子、菟丝子各八两　五味子一两　覆盆子四两　车前子二两

用法　上药为细末，炼蜜为丸，梧桐子大，空腹服九十丸，睡前服五十丸，温开水或淡盐汤送下，冬日酒送下。

本方为五味子药组成，从各自剂量即可看出其君臣佐使不同位置，其中枸杞子，菟丝子为君各为八两，覆盆子为臣四两，五味子为使，而车前子渗利湿热起着反佐作用，可以达到补中有泄，涩中有利，泻中寓补，使之久服而不腻。诸药合用，共奏益肾补精，助阳止遗的功用。为平补肾之阴阳之剂，肾为先天之本，藏先天之

精，故关乎人体之胚胎形成与发育，以及禀赋遗传等，又因肾主藏精，乃生精之本，而精能生髓，而脑为髓海，且脑之延续而为目系，而目系则为视网膜总汇。所以有关与生俱来的遗传眼病以及视网膜视神经病变均可考虑用五子衍宗丸进行治疗，为此祁老以五子衍宗丸为主结合全身辨证进行加减，治疗遗传性视神经病变，视网膜色素变性，锥细胞先天发育不良等，因该药组方之初主要针对慢性先天禀赋不足或不珍惜奉养自我毁伤，日积月累所致，或急性暴发之病经治病情已属稳定，但过伤元精，当需填补调养者，服用极属合拍，因其补中有泄泻中寓补，久服而不腻实良方妙剂也。

香砂枳术丸(《景岳全书》)

组成　木香、砂仁各五钱　枳实一两　白术二两

用法　上药为末，荷叶裹烧饭为丸，梧桐子大，每服五十丸。

本方功能顺气宽胸，和胃快脾，主治气滞停食，心胸满闷，不思饮食。《类证治裁》将本方加陈皮、半夏亦名香砂枳术丸。其特点是消补兼施，使祛邪不伤正，扶正不碍邪。本方主治病证主要是脾胃虚弱，运化失职致食滞湿停，气机受阻，故治以补气健脾第一要药，白术为君，而其他的木香、砂仁、枳实、荷叶，其意在调畅气机，如木香乃三焦气分之药能升降诸气，砂仁则行气醒脾，枳实更是破气行痞，荷叶功在升清降浊。这样就可使脾胃得健，气消湿化，清升浊降，而诸证得平，祁老在论述散结法中谓，“消者，去其壅也，脏腑，经络，肌肉之间，本无此物，而忽有之，必为消散，乃得其平，而所结有形之邪，无论气、血、痰、食、水、虫，欲求其散，通调气机，当不可少。

故凡脾虚气弱者患慢性眼疾如初期老年性白内障，眼底陈旧性病变视功能差者，尤其是有机化改变，或瘢痕化者，或小儿多发或复发霰粒肿者，钝挫伤后视功能受损者，结合具体眼病可单独使用香砂枳术丸或可与相应药物配伍使用，以达到消散所结之邪，而改善病情。如眼底陈旧病变可配合明目地黄丸或四物五子丸；钝挫伤者可配合丹七片；角膜云翳者可配合拔云退翳丸。除此祁老认为众多内障眼病，常须服用补益气血，养阴补肾，滋补厚重之品，而且服用周期较长，故每可辅用香砂枳术丸以防脾胃呆滞，气机郁阻。

夏枯草散(《张氏医通》)

组成　夏枯头(即夏枯草)一两　香附二两　炙甘草三钱

用法　上药为末，每服四钱，茶水调下。

该方出自《张氏医通》，用来治疗肝虚目珠疼痛，至夜疼剧。并言痛久血伤，加当归、白芍、生地黄、黄芪。但《审视瑶函》卷首，前贤医案中有：“楼全善治男子，每夜至

目珠连眉棱骨痛，头亦半边肿痛……遂用夏枯草、香附子各二两，甘草四钱，共为末，每日后茶清调服钱半，下咽痛即减半，七日痊愈。”故疑张璐之《张氏医通》乃录之前人，因楼全善及傅仁宇皆早于张璐。李时珍在《本草纲目》皆引楼全善之夏枯草治目珠疼至夜者，神效。故再次证明《审视瑶函》所引似为可信。夏枯草散之所以善治目珠夜痛，李时珍所言可作参考，他谓：“盖目珠连目本，肝系也。属厥阴之经，夜甚及点苦寒药反甚者，夜与寒亦阴故也。夏枯草禀纯阳之气，补厥阴血脉。故治此如神。以阳治阴也。”李时珍此言虽未明言夏枯草性属寒凉为误，但也说明夏枯草其性属阳不属苦寒。此论可能受朱丹溪所谓夏枯草禀纯阳之气得阴气而即死，观其治瘰疬、破癥散结，脚肿湿痹，皆以宣通泄化见长，必是温和之气，方能消释湿痹，疏通壅滞，而非寒凉所能耳。

祁老应用此方加减治疗目珠疼痛、眉棱骨痛或目疾兼患目痛者，每每取效且不局限于肝火上炎而致者，故夏枯草之性味苦寒，确属值得考虑。应用此方治疗肝血不足或气虚血少之目珠痛疼，伍用归身、白芍或参芪而效亦上佳，即焉有以苦寒之品施治于气血亏损者之理。具体加减是凡因风热上扰除目珠疼痛者兼鼻流浊涕，疼痛者兼舌红，苔薄，脉浮而数者，可加防风、柴胡、黄芩、白芷以祛风清热；若因鼻渊而致致眉棱骨疼者可加杏仁、苡仁、辛夷、白芷、僵蚕、桔梗以利窍消浊；若因风痰上扰血压升高者，兼见头目昏眩，苔黄脉弦滑者可加天麻、清半夏、白蒺藜、枳壳、生石决明以清肝化痰；若肝血不足症见怕光羞明，目珠酸痛，不耐久视，目睛无力，苔白脉细数；若为妇女，多兼月事量少，腰酸，抑郁，可于方中加归身、白芍、龙眼肉、蔓荆子、太子参以补益肝血；若因久视电脑、用脑过度，长坐少动而致视力疲劳，怕光羞明，目睫无力，目珠酸甚者此多为气阴两亏，方中可加生芪、白术、枸杞、红景天、桑寄生以补气养阴；若因肝火上炎者症见除眼眶骨和前额骨皆痛外，尚兼目珠胀痛而赤，口苦咽干，小便短赤，大便干结，舌红，苔薄白或薄黄，脉弱数，可于方中加胆草、柴胡、生石决明、草决明以清肝泻火。

除此祁老还特别指出，临证时如遇目珠胀痛或眉棱骨痛者，每多考虑青光眼或屈光不正等，而较少考虑属眶上神经痛。其实诊断并不困难，只要左手托住患者枕部，右手拇指或食指按压，眶上神经处如有明显压痛者往往属于本病。

（一）眉棱骨痛（风痰上扰）

【病案举例】

患者葛某，男，65岁。主诉左侧目珠胀痛，甚则牵及前额及太阳穴处，已半月余。平素血压偏高，目前口服降压药已属正常，痛甚时只能服用止疼片，暂时缓解。检查：视力右1.0，左0.8，眼压正常。眼底双视乳头边界整齐色正常，视网膜静脉显饱满，动脉细反光增强，有交叉征，左侧眶上神经处明显压痛，太阳穴处亦压痛，询问患者素无鼻塞流涕之病史，无虹视目昏，便秘，溲黄，血压135/80mmHg，食呆、睡可，脉弦滑有力，苔黄厚，舌红，此系风痰上扰湿热瘀阻而致，予以搜风化痰，清热止痛，仿夏枯草加味治之。

处方　夏枯草 12g　香附 10g　生甘草 6g　天麻 10g　龙胆草 10g　清半夏 10g　全蝎 6g　枳实 10g　蔓荆子 10g

5 剂，水煎服。医嘱忌食辛辣厚味，降压药照服。

二诊　服药后，眼目胀痛明显减轻，仍便秘，检查，眶上神经压痛明显减轻，脉弦滑，苔黄厚，上方加杏桃仁各 10g，五剂水煎服。

三诊　经治疗，眼目胀痛已无，血压、大便已属正常，食欲大增；检查：左眼眶上神经压痛已无，脉滑稍弦，舌质红苔薄黄，上方加白芍、怀牛膝减胆草去全蝎，7 剂继服。

处方　夏枯草 10g　香附 8g　生草 6g　天麻 10g　清半夏 10g　枳壳 8g　白芍 15g　怀牛膝 10g

7 剂水煎服。

（二）目珠酸胀（肝血亏虚）

【病案举例】

患者何某，女，32 岁。近月来双眼酸胀，不耐久视，入夜更甚，经某医院诊断为视疲劳、屈光不正，给予维生素及滴用奈维多，经治疗症状不减故请服用中药治疗。检查：双远矫正 1.2，近 1.5，眼压正常，眼前节（—），眼底正常，眶上神经压痛不明显，辐辏功能正常。询问得知眼痛前曾作人流，至今已逾 2 月，未见月经来潮，体乏无力，夜寐多梦，食可、便调，脉细数，苔薄白质偏淡，此系肝血亏虚，目失所养所致，予以夏枯草散加当归身、白芍、龙眼肉、太子参、桑寄生以滋肝养血为治。

处方　夏枯草 10g　香附 10g　炙甘草 6g　当归身 12g　白芍 15g　龙眼肉 15g　太子参 10g　桑寄生 12g

7 剂水煎服。

二诊　服药后，眼酸胀如失，且月事已见，脉苔同前，为巩固疗效，上方酌减，再进 7 剂。

处方　夏枯草 8g　香附 8g　炙甘草 6g　当归身 12g　白芍 15g　龙眼肉 10g　太子参 10g　桑寄生 10g　陈皮 8g

水煎服。

（三）眉棱骨痛（肝火上炎）

【病案举例】

患者迟某，男，42 岁。主诉近 5 日来双眼痛胀，且兼目赤，便秘溲黄，易怒，自服牛黄上清丸，并点氯霉素眼药水不减，故来求治。检查：双视力 1.0，眼压 14.2mmHg，双睑结膜充血，角膜透明，前房深，瞳孔直径 4mm，对光反应好。指按反侧眶上神经，明显压痛，诊脉弦数有力，舌质偏红苔黄稍厚，大便两日一次，溲黄，口苦思饮，此系肝火上炎所致，予以夏枯草散加清肝泻火之品以治。

处方　夏枯草 12g　香附 10g　生草 8g　胆草 10g　栀子 10g　草决明 12g　僵蚕 10g　酒军（后下）10g

3剂水煎，忌食辛辣厚味。

二诊　服药后，眼胀痛大减，便已下，再予上方减酒军加花粉、玄参以养阴润燥。

处方　夏枯草10g　香附8g　生草6g　胆草10g　栀子8g　草决明12g　僵蚕8g　花粉12g　玄参12g

5剂水煎服。嘱如服后便通痛无，可原方每剂二日分服。注意起居饮食调配，可不再诊。

第二章 眼科常用方

通脾泻胃汤(《银海精微》)

组成 麦门冬 天门冬 茺蔚子 防风 大黄 黄芩 知母 玄参(另方无此药)

用法 上药各等分为末,每服五钱,水煎食前服。

注 《审视瑶函》黄膜上冲症亦有通脾泻胃汤,即在《银海精微》方基础上加车前子(包)、软石膏(煅)而成。

该方最早见于《银海精微》为胞肉胶凝症下之经治方(且只有此一方),无相应方解。其病属脾胃壅热,肝膈风充气血壅滞,不能疏散积之年久而致,其功能为降火凉血去风,如热甚者加黄柏、石膏、朴硝、栀仁。而应用此方治疗黄膜上冲的应为《秘传眼科龙木论》,但其症状描述不及《证治准绳》和《审视瑶函》。如明·傅仁宇所著《审视瑶函》则将此方引入治疗"黄膜上冲",从其症状描述看与匐行性角膜溃疡合并前房积脓类似。其实《审视瑶函》乃采用《证治准绳·七窍门》之外障中第一症"黄膜上冲"(因傅氏没有言明,故后人多误认为出自傅氏之手也)。书中言:"于风轮下际坎位间,神膏之内有翳生,而色黄如年少人指甲内际白岩相似,与凝脂翳同一气脉,但凝脂翳在轮外生,点药可去者,此则在膏内,热蒸起,点药所不能除,若漫及瞳神,其珠必损,不可误认为涌波可缓者之证。此是经络阻塞极甚,三焦关格,火土邪之盛实者,故大便秘,小便涩,而热蒸从膏内作脓溃起之祸也,失治者目有粿凸之患,通脾泻胃汤、神消散、皂角丸、犀角饮选用。"其所用通脾泻胃汤药味组成与《银海精微》同,剂量有异。在400年前王氏用肉眼对此病观察的如此细致、真实,并与凝脂翳相联系,实为难能可贵,故建议同行初学者,对《证治准绳》所论"眼目"一节,特别是外障务必认真学习,为继承发扬之用。近代陆南山教授在使用本方时,则进一步从经络走行,功能方面阐述,从而证明中医理论对治疗该病的指导作用,如谓:"阳明为目下纲"及"足阳明胃经起于鼻孔两侧,经眼内角而进入眼眶下之承泣和四白穴等",据此推论前房积脓的病因乃属于阳明大热。

祁老则认为本方的方名即已明确本病定位在脾胃而用通与泻,即实则泻之意,而本方药组成即从《伤寒论》阳明篇的两张主方化裁而来,即治阳明热证主方白虎汤(石膏,知母,甘草,粳米)和治阳明腑实燥屎已成的大承气汤(厚朴,大黄,枳实,芒硝)。韦文贵老大夫治疗此病的眼珠灌脓方同样是由大承气和白虎汤化裁而来。所以祁老在治疗前房积脓病证时即沿此脉络进行的，即见此证则用此方，只不过根据眼部表现及全身舌脉调整药味而已，如热重而未便结腑实者，可从白虎；若热结便结者则从承气；如兼角膜病变时，处方也可酌加清肝明目退翳如柴胡、胆草、白蒺藜、谷精草亦可。一般随着前房积脓吸收，角膜病变也多可缓解，此时可根据病情减掉苦寒泻下之品而以明目退翳为主（详见治疗黑睛生翳的方药内容）。

【病案举例】

患者，杨某，女，53岁，于1977年9月就诊于门诊。主诉：右眼于10日前秋收时被枝叶碰及，治疗三日后仍见怕光流泪肿痛且视力明显下降，素有迎风流泪病史。经某医院给予眼水散瞳及结膜下注射治疗，诸症不减，痛肿加重且口苦大便数日未行，故求治于中医。检查：视力右眼前指数，左0.8，右眼睑肿红，明显痉挛，球结膜混合充血（＋＋＋），角膜中央有灰白色溃疡，边缘有掘状进展缘，前房下方有淡黄色积脓已近前房1/3，隐见瞳孔散大（药物性），虹膜欠清晰，泪道冲洗通而不畅。诊断为右眼匐行性角膜溃疡伴前房积脓。询问平素大便偏秘，有高血压史，服药可控，患者口干苦，大便已三日未行，腹胀满不思食，诊脉洪数，舌质红苔黄厚而干，此系阳明结热，燥屎已成，可拟通脾泻胃汤加味以治之。

处方　麦冬10g　茺蔚子10g　防风10g　生大黄（后下）10g　知母10g　枳实10g　芒硝10g　厚朴8g　白蒺藜12g　谷精草10g

3剂，嘱局部仍用抗生素及阿托品散瞳，忌辛辣厚味。

二诊　眼部痛疼怕光大减，大便已见但仍不畅，口苦无减。检查，球结膜充血减轻，角膜溃疡已较前收敛，前房积脓已大部吸收，前房隐见虹膜，脉仍数，苔黄厚质红，效不更方，3剂，外用药同前。

三诊　眼部刺激症状基本消除，视力提高至1.0，球结膜充血（＋），角膜水肿消退，溃疡面较清洁，前房积脓完全吸收，可见角膜实质层皱褶，大便已通畅，口苦已无，但口渴明显，脉数有力，苔黄质红，上方生军减为5g，加石斛10g、生地12g以补实热所伤之阴。

四诊　眼部已无刺激症状，充血消失，角膜染色弱阳性，并形成较厚白环，大便已属正常，口渴亦减，脉数，苔薄黄质偏红，上方去大黄加密蒙花10g、玄参12g，5剂水煎服。汤剂服完后可继服明目蒺藜丸，早晚各一袋，以清热明目退翳，外用药递减，停散瞳药，嘱注意饮食起居。

猪苓散（《银海精微》）

组成　（木）猪苓一两　车前子五钱　木通、大黄、栀子、黑狗脊、滑石、萹蓄各二两　苍术一两（原书无剂量，祁补）

用法　上为末。每服三钱，盐汤下。

该方出自《银海精微》蝇翅黑花证下。根据蝇翅黑花症状之描述与此后之《证治准绳》、《审视瑶函》之云雾移睛相类。故《审视瑶函》在云雾移睛症中将猪苓散引入治疗之首方。虽然《银海精微》认为本症乃肾水亏，不能济于肝木而肝木枯，胆气弱，故有黑花如蝇翅，乃为虚证耳。而猪苓散药物组成与《太平惠民和剂局方》之八正散（车前子、瞿麦、萹蓄）、滑石、栀子仁、炙甘草、木通、大黄）相类似，其功能主要是清热泻火，利水通淋，而非补剂，那么为什么虚证而用此清利之剂呢？按此方作者在治疗中已经说得比较清楚了，如谓："治之须用猪苓散顺其肝肾之邪热，次用黑参汤以凉肝，则胆经清净之府，亦无邪热之所侵，后用补肾丸黑花自消。"即先去其邪，邪去则再予以补，此符合中医之治则，故建议同行学习此段落时要仔细阅读不能断章取义。

祁老通过对猪苓散组方沿革、药物组成及功能主治的学习研究，认为本方用来治疗后葡萄膜炎以及严重的前葡萄膜炎所致的玻璃体混浊；或由于眼内炎症引起的玻璃体混浊。使用这张方子前提必须是：其一，新发作而且病情紧急；其二，不排斥相关的西药相配合（即中西药相配合）。此类眼病病情紧急，发展迅速，如不及时治疗其后果严重；另一方面也不能因为此类病情紧急而不敢使用中药或应付门面而不认真对待。

【病案举例】

患者，朱某，男，34 岁。主诉右眼前有棉絮样混浊，并有视物变形，闪光感已两天。检查：右眼视力 0.5，除角膜后偶见沉着物，眼压正常，散瞳后可见玻璃体有棉絮样混浊，眼底欠清，隐见黄斑，中心凹不见，网膜可见水肿，视网膜血管充盈。左眼前节（一），眼底未见异常。诊断为右眼后部葡萄膜炎。询问病史，否认既往有过此类眼病病史，全身除口苦咽干，大便秘结，溲黄外并无不适，脉数稍滑，舌红苔黄腻，此系湿热上壅所致，予以清热利湿，猪苓散加减，局部散瞳，地塞米松 2mg，球后注射每日一次。

处方　猪苓 12g　车前子（包）10g　川木通 8g　熟军（先入）8g　栀子 10g　滑石 10g　萹蓄 10g　草决明 10g　防风已各 10g

3 剂水煎服。

二诊　经治后，自觉眼前阴影减少，视物变形无减，大便已见。检查，右眼瞳孔散大（药物性）玻璃体混浊。眼底同前水肿较前吸收，脉苔同前，原方去熟军加三七粉 3g 4 剂，继续球后注射每日一次，阿托品散瞳隔日一次。

三诊　全身（一）视力右 0.8，前节（一），瞳孔散大（药物性），玻璃体混浊明显减少，眼底视网膜水肿明显吸收，脉数，舌红苔黄，上方加苍白术各 8g 以增强健脾利湿之力，再进 6 剂，球后注射隔日一次，局部可不用散瞳。

四诊　视力 1.0，前节（一），眼底黄斑中心隐见，脉数，苔薄黄，原方去木通加茯苓 12g，薏苡仁 20g，5 剂，球后注射每周二次，后改每周一次，二周后停。

抑阳酒连散（《原机启微》）

组成　独活 10g　生地 15g　黄柏 10g　汉防己 10g　知母 10g　蔓荆子 10g　前胡 10g　川羌活 10g　白芷 10g　生甘草 10g　防风 10g　山栀 10g　黄芩 10g　寒水石（先下）

30g 酒黄连 10g

用法 水煎趁热饭后日二次(急性者可服二剂)。

该方治疗瞳神紧小症,即渐如菜子大许,神水外围相类虫蚀者。其发病病机乃阳气亢盛,揉弄(抟)阴精,而阴精坚实,奋起抵御的一种眼病,即“强阳抟实阴”,而治法当以抑阳缓阴之法,故方名为抑阳酒连散。“强阳抟实阴”之病与前部葡萄膜炎相类,故抑阳酒连散可用于此类眼病。祁老认为瞳神紧小之病机与现代自身免疫疾病发病机制有近似之处,故在临证中常用此方加减治疗,前部葡萄膜炎如急性虹膜睫状体炎等,并引申到治疗后部病变。祁老于 20 世纪 90 年代发表了《中西医结合治疗葡萄膜炎 50 例疗效观察》其 50 例患者均用抑阳酒连散加减治疗,其西药治疗为局部点用散瞳药、激素类眼药,其中有 15 例患者严重者则采用全身激素治疗(详见中国医药科技出版社 1993 年 5 月出版的《名医奇方秘术・第二集》132～141 页)。

由于色素膜的解剖特点,血管丰富,密集,血流缓慢,故加丹皮、赤芍、红花以活血化瘀;另外该病常有明显的渗出,故加生薏仁、萆薢以清热利湿解毒。即:防风已各 10g、酒制黄连 10g、生石膏(先下)30g(替代寒水石)、白芷 10g、生地 12g、生甘草 10g、丹皮 10g、生薏仁 20g、盐知柏各 6g、羌活 10g、蔓荆子 10g、连翘 10g。因本方使用依据以辨病为主,而葡萄膜炎尤其是反复发作缠绵不愈者与全身有关,故祁老强调使用本方时,必须辨证与辨病相结合,不能胶柱鼓瑟。

关于使用激素问题,治疗葡萄膜炎使用激素尤其病势急剧者,已成中西医的共识,但在应用中药过程中,如何伍用激素?祁老认为:首先,凡伍用激素者,必须对所用激素的药理作用,剂量,作用时间,服法,禁忌等有所掌握;其次,不要认为用了中药而激素用量就可以减少或当陪衬,而应当把量用足,因为目前尚不清楚,中药伍用激素的具体用量,如果激素用量不足,则起不到控制炎症的作用;第三,运用中药治疗前,必须清楚的了解经治患者使用激素的经过,千万不能因为有了中药而盲目地减少激素用量或停止不用,从而引起病变加重;其四,中药伍用激素治疗取得疗效后,激素也应当逐步撤掉,不能骤然停用;此外,撤掉激素后应当根据患者具体情况调整所用中药。总之,中药治疗色素膜炎伍用激素是个较新课题,需要眼科同道共同努力,才能提出科学实用的具体方案。

(一) 急性葡萄膜炎

【病案举例】

患者,杨某,男,35 岁,住院号 13861。患者自 1979 年 3 月左眼发红,滴眼药水无效。半月后由某医院诊为“虹膜睫状体炎”,用中西药治疗半月余,症状加重,视力下降明显。1979 年 4 月 2 日来我院就诊,诊为“左眼急性葡萄膜炎”收住院治疗,初以中药苓桂术甘汤加减,并配合散瞳,局部和全身激素治疗。经治疗 20 天后,视力及症状均无好转,4 月 23 日检查,右视力 1.2,前、后节(一),左眼视力远 0.1,睫状充血(+),前房大量羊脂状沉着物,房水混浊(++),浮游物(+),因房水混浊,故只能看到上半部虹膜,虹膜肿胀 ,瞳孔直径 6mm(药物性散大),晶体前囊有大量渗出物,玻璃体大量絮状混浊，眼底不能窥入，眼压右 17mmHg，左 10mmHg，自觉身热口渴，不欲饮，时有左太阳穴处痛，舌质暗红，苔薄黄，脉滑数，大便秘结，小便上午次数多。综上脉证系脾胃内蕴湿热，外乘风邪，内外合邪上攻于目，予以清热利湿，散风活血，内服抑阳酒连散加减，另用番泻叶泡水代茶饮，同时配合散瞳，可的松药水滴眼，口服泼尼松及球后，结膜下注射地塞米松。

处方　防风己各 10g　酒制黄连 10g　生石膏(先下)30g　白芷 10g　生地 15g　生甘草 10g　丹皮 10g　羌独活各 8g　盐知柏各 10g　蔓荆子 10g　萆薢 10g　红花 10g

7 剂，水煎趁热饭后服，日二次。

二诊　治疗 20 天后，左视力上升至 0.6，睫状充血基本消失，眼压左 12mmHg，角膜后沉着物减少变薄，眼底已能窥见到乳头，血管迂曲，网膜欠清，黄斑有轻度水肿。大便已畅，日一行，头不痛，脉滑弦，苔薄白微红，原方加减。

处方　上方去红花、萆薢、独活，加连翘 12g、茯苓 12g、当归 10g、石斛 12g

7 剂，水煎饭后温服。

三诊　上方治疗 1 个月后，检查视力提高到 1.2，除瞳孔 6 点处有粘连外，余均正常。眼底视盘边缘稍模糊，黄斑区中心凹隐见有少许硬渗及色素沉着。自觉腰酸腿软，倦怠，于处方中减苦寒散风而加以补气理血之品。

处方　太子参 10g　茯苓 15g　白术 10g　陈皮 8g　赤白芍各 10g　丹皮 10g　草决明 10g　蒙花 12g　红花 8g

水煎服，饭后早晚温服。

随访 3 年半，未见复发。

(二) 交感性眼炎

【病案举例】

患者文某，男，26 岁。于 1980 年 2 月 25 日左眼眶裂伤，5 天后眼球剧痛，视力明显下降。经佳木斯某医院诊治认为左眼球不能保留，建议摘除，患者不同意，后到天津某医院治疗，仍建议左眼球摘除，患者不同意，后返佳木斯在伤后 20 天才行左眼球摘除。于术后第 12 天，健眼发炎，诊为“交感性眼炎”，用地塞米松静点每日 10mg，共 26 天，无效。改用地塞米松口服，每日 3 次，每次 0.75mg，及球后注射地塞米松治疗 1 个月，症状未能控制。至 5 月 26 日来我院收住院治疗，检查：左眼球摘除，右眼视力远 0.4，小孔 0.6，角膜后灰色沉着物偶见，房水闪光(±)，瞳孔散大(药物性)，玻璃体混浊，眼底视盘色红，边缘非常模糊，静脉充盈迂曲，视盘近颞侧下方有浅出血，中心凹反光不见，周围网膜水肿，累及黄斑区视网膜有皱褶，颜面及颈部皮肤密布红色丘疹，经皮肤科会诊诊为激素反应。食睡正常，便黏不爽，脉沉细弦，舌质略胖大，苔白腻。此病为外伤致眼部经脉受损，复受风邪所致，久之气血瘀阻，湿热郁结而致，故予以清热化湿，散风活血，抑阳酒连散加减，西药按常规激素维持量，随后根据病情调整。

处方　防风己各 10g　酒制黄连 10g　生石膏(先下)30g　白芷 10g　生炒薏仁各

20g 茯苓 15g 三七粉(另包,冲服)3g 红花 10g 羌活 10g 生甘草 8g 藁本 10g

14 剂,水煎趁热服,早晚饭后治疗一次。

二诊 症状趋缓,视力提高,右眼前节(—),玻璃体轻混浊,眼底乳头边界较前清楚,中心不见,网膜皱褶已消,全身无不适,脉细稍弦,舌苔白质偏红,减苦寒加补益脾胃之品。

处方 防风 10g 黄连 8g 炒薏仁 20g 白芷 10g 蔓荆子 10g 茯苓 15g 山药 20g 三七粉(另包,冲服)3g 桑寄生 15g 茺蔚子 20g 山萸肉 12g 当归 10g 巴戟天 10g

水煎早晚温服,饭后各一剂,共 14 剂。

三诊 视力提高到 1.2,前节(—),眼底乳头边界欠清,网膜皱褶消失,中心凹可见,上方每日口服半剂,石斛夜光丸早晚饭后各服一丸,激素递减以善其后。

石斛夜光丸(《原机启微》)

组成 石斛、天门冬、人参、茯苓各二两 五味半两 干菊花七钱 麦门冬、熟地各一两 菟丝子、干山药、枸杞各七钱 牛膝、杏仁各七钱半 生地黄、白蒺藜、肉苁蓉、川芎、炙甘草、枳壳、青葙子、防风、黄连各半两 草决明六钱 犀角、羚羊角各半两

用法 上药为细末,炼蜜丸,桐子大,每服三五十丸,温酒煮汤任下。

石斛夜光丸乃中医眼科常用之传统名方,可谓蜚声中外,耳熟能详,似乎没有再进一步探讨必要。但作为中医眼科工作者,为了继承和发扬的需要,不但要对其知其然而应知其所以然,例如对石斛夜光丸的出处、功能,主治方中为什么伍用如此大量的羚羊犀角,对其药味组成寒热错杂,补泻兼施当如何看待,与所谓内障通用方"明目地黄丸"有何区别,组成有何特点,以及现代研究等。为此祁老撰写了《试析石斛夜光丸》一文发表于 2004 年第 3 期《中国中医眼科杂志》上,现将以上问题分述如下:

(1) 出处,虽然《中医大辞典》明言其出处是《原机启微》,但《中国基本中成药》一部谓其配方来源是《瑞竹堂经验方》,而亦有言本方出自《审视瑶函》;《中华本草精选本》石斛项下药论中说《苏沈良方》中有石斛夜光丸"专治目光不敛,神水散大"。经查阅《苏沈良方》及《瑞竹堂经验方》书中均无该方出现,而《审视瑶函》之石斛夜光丸是傅氏照录倪维德之《原机启微》的 18 个病证连同相应方剂而来。故其出处应遵《中医大辞典》。

(2) 与明目地黄丸之区别,在于本方是补阴与益气并举,其意在于阳生阴长,也正是符合倪维德重视脾胃升阳益气之宗旨,而方中之肉苁蓉与菟丝子,乃不但补肾之阴,亦照顾肾之阳,取阴阳互补相辅相成,较单纯补阴更胜一筹。因肾阴亏虚日久必累及肾阳,故采取阴阳并补。方中重用天麦冬(因剂量为二两)乃取其养肺津滋肾阴,金能生水,母子同补之意,至于药味众多且寒热错杂补泻兼施非倪维德独创,张仲景先师早有所创,如附子泻心汤辈即是。故凡见虚实并在,寒热相兼之复杂疑难之病而所用方

剂必攻补寒热同用，方可取效（请参考徐大椿所著之《医学源流论》卷下），除此，《银海指南》卷二中的“用方法”“用药法”有关内容也可供参考。总之其人病目，不为其一成方而生，而顽疾其病情多寒热错杂，气血乖乱、经络阻滞、虚实并存，故治以补泻参用，寒热并举，疏塞互配，其理可解。至于病情单一，主证确凿，即不可不遵治则，借口病情复杂而拼凑药味，治则不清，法度不明，方剂无着，岂能为医。

(3) 关于方中使用了羚羊角和犀牛角且剂量不小，其中道理，令人费解。原因是羚羊角和犀牛角并用似乎不是倪维德的组方风格，或问羚羊角、犀牛角在眼科内服剂其作用如何。祁老在“探讨犀牛角和羚羊角在眼科内服剂中的应用价值”（见《中国中医眼科杂志》2004 年第 4 期）阐述得比较详细，文中从古代文献和近代著作中分析，犀牛角和羚羊角使用率日趋减少，其原因不能完全归责于犀角被禁用，而关键在疗效以及与犀牛角和羚羊角功能主治相对应的内障外障眼病不断减少有一定关系；再则目前和古代二角既有代用品，如《日华子本草》就有水牛角代替犀牛角之说，《本草纲目》中有玳瑁清热解毒之功同于犀角，现代药理同样提出水牛角可代犀牛角使用，只是药力较逊，使用时剂量可加大为犀牛角的 5～10 倍，而羚羊角同样可用山羊角代替，故目前之市售石斛夜光丸配方中除将犀牛角已改为剂量增加一倍的水牛角浓缩粉代替外，余则与《原机启微》药味相同不变。而同仁堂生产的石斛明目丸其药味组成与目前石斛夜光丸相同，仅将羚羊角去掉而代之以生石膏和磁石（煅醋淬），因此可以说目前石斛夜光丸和石斛明目丸之犀牛角和羚羊角之所以以代用品代之是有一定科学根据，不太可能影响其疗效，通过现代对石斛夜光丸的研究包括药理和毒理以及临床研究也可证明。

(4) 概括起来明目地黄丸和石斛夜光丸之区别：明目地黄丸重在平补肝肾兼以明目退翳，而石斛夜光丸除补肾阴外还兼顾肾阳，同时注重升阳益气，另一方面倪氏为防补之过腻，还在方中用了苦杏仁、川芎、枳壳、防风以行气导滞，另一特点是驱邪，即犀角、羚羊角、黄连、菊花、青葙子、决明子、白蒺藜即组成寒热错杂，攻补兼施，扶正祛邪之眼科内障通用之剂。

(一) 青睫综合征

【病案举例】

患者，冷某，男，32 岁。主诉右眼患青睫综合征已二年，前后共反复发作过 4 次，近日又发，经局部点降眼压药水及典必殊后，眼压已控制，唯残留 KP 不消，请服中药控制复发。检查：右眼视力 1.0，眼压 17.30mmHg，睑球结膜（一），角膜透明，前房有数个棕灰色角膜后沉着物，闪光（一），深浅正常，瞳孔正圆与左同大，对光反应好，眼底视盘色正常边整齐凹陷不大，诊断为青睫综合征。询问病史，平素易体乏无力，好生口疮，发作诱因可能与工作紧张熬夜有关，便偏稀不成形，睡眠差，有盗汗，诊脉细数，沉取尺较寸有力，苔薄白质偏红，此系阴虚气弱，若逢工作紧张熬夜伤神，则可诱发本病。嘱递减局部激素用药，降眼压药物亦递减，口服石斛夜光丸，早晨淡盐水温服，午后及晚上饭后各服一丸，10 日后复诊。

二诊 服药后无明显不适，检查，右前房角膜后KP已无，眼压正常，舌脉同前，嘱可停局部用药，前药口服，医嘱注意生活节奏，省用目力，如无不适可一个月再诊。

三诊 一个月后来诊主诉眼部无不适，体乏无力好转，便已成形，盗汗减，偶尔睡眠不实，检查双眼(一)，脉缓，苔薄白舌质偏红，继续服用石斛夜光丸早晚饭后各一粒，注意生活节律，省用目力，连服半年目疾未见复发。

(二) 慢性闭角型青光眼手术后眼压不稳

【病案举例】

患者，冯某，女，59岁。主诉：双眼青光眼左重右轻，已4年，一年前双眼手术。目前右眼眼压已能控制，左眼点毛果芸香碱，仍控制不理想，有时高过20mmHg以上，双眼视力模糊，自觉不适干涩无泪，且有胀酸感，甚则累及太阳穴及眉骨胀痛，头部晕眩、耳鸣，双下肢乏力且冷，口苦咽干，大便燥结难下，睡差梦多，全身兼患原发性高血压(控制尚可)，糖尿病两年(靠口服药控制，但有时空腹超过7mmol/L)，检查视力右眼0.8，左眼0.4(不能矫正)，眼压右17mmHg，左25mmHg，右眼前房偏浅，瞳孔对光反应好，晶体皮质较度混浊，眼底视盘生理凹陷偏大，视网膜静脉饱满，动脉偏细反光强，偶见压迫征，黄斑中心凹反光不清，无出血及渗出，左眼前房偏浅，瞳孔中等大小，且不圆，对光反应迟钝，晶体皮质轻度混浊，眼底视盘凹陷偏大C/D约0.6，血管偏鼻侧静脉迂曲，动脉细反光强，有压迫征，黄斑中心凹光反射不清，色素紊乱，无出血及渗出，双虹膜上方可见楔形缺损。诊断为双慢性闭角型青光眼(抗青光眼术后)，老年性白内障(初期)，视网膜动脉硬化Ⅱ。脉弦细而尺滑无力，苔薄黄根部稍腻，舌质偏胖。此系上盛下虚，阴虚气弱，虚中挟实，痰瘀血滞，予以扶正祛邪，明目除翳之剂，石斛夜光丸主之，并嘱左眼点噻吗洛尔，2次/日，全身继续控制高血压、糖尿病，一周后复诊。

二诊 点服药后，自觉双眼及头部胀痛减轻，仍便秘口苦，检查视力同前，眼压右15mmHg，左20mmHg，眼局部检查结果同前，脉象无变化，嘱仍左眼局部点药，口服石斛夜光丸、新清宁片，早晚空腹，成人量减半服用，半月后复诊。

三诊 点服药后，眼部自觉清亮几无痛胀，便已爽，血压、血糖控制良好，检查双眼压17mmHg，左眼瞳孔如前，脉细数，苔薄黄质暗红，嘱大便已通可递减口服新清宁片，余者同前，每月复查1次。

每月来诊，眼压均在正常范围，视力无变化，半年后，视野检查与诊前无变化。

明目地黄丸(《中华人民共和国药典》)

组成 熟地黄　山茱萸　枸杞子　山药　当归　白芍　牡丹皮　白蒺藜　石决明　茯苓　泽泻　菊花

明目地黄丸乃中医眼科治疗内障眼病之最常见的方剂之一，已收入国家药典，及非处方用药。该方系平补肝肾之明目除昏剂，多用于治疗青盲、干涩昏花，单纯性青光眼，视直如曲，初期老年性白内障等内障眼病，其全身体征为头目眩晕，耳鸣耳聋，目涩咽干，腰膝酸软，舌红少苔，脉细弱或数。祁老使用本方(包括化裁为汤剂)除脾虚气弱，便溏纳呆或脾胃失职蕴聚湿热者外，全身症情不具备上述指征的多数内障眼病均可独自或伍用于相应方剂之中。因该方所治眼病多系慢性眼疾，必须长期耐心服用，方能有效，具体服法，宜饭后服用以便药力上达目所。至于如患者用空心淡盐汤服后不影响脾胃功能，即无纳呆便溏者，亦可空心淡盐汤下。关于服用剂量如系新发者，可适当加大，如病情缓解或趋于稳定者可按常规用量。

作为一名中医眼科医师，对这一张家喻户晓的传统药方还应从其处方沿革，同名而药异的药方组成，以及相应的功能主治，有所进一步深入了解。根据查阅有关文献，在《太平惠民和剂局方》即载有“明睛地黄丸”，后被薛已《东洋医学大辞典》等将“明睛”错印为“明目地黄丸”，其处方组成为生熟地黄、杏仁、牛膝、石斛、枳壳、防风。功能：补肝益肾，驱风明目。20 世纪 60 年代同仁堂所配制的明目地黄丸组成与《局方》同，此为最早的“明目地黄丸”。至《万病回春》亦有明目地黄丸，处方为山药、熟地、知母、黄柏、菟丝子、独活、枸杞、川膝、沙苑蒺藜。功能为生精养血，补肾益肝，祛风明目，并治外障之暴赤热眼，赤膜遮睛。1963 年版药典之明目地黄丸仍原出此书，实则与目前药典之药组成相差甚远。再后《审视瑶函》上载有明目地黄丸其药味组成为熟地黄、生地黄、泽泻、山药、山萸肉、牡丹皮、柴胡、茯神、当归身、五味子。该组成与《原机启微》益阴肾气丸，仅归尾易成归身，茯苓易为茯神，其实即六味地黄丸加柴胡、当归、五味子。连同药典的同名而药异的计有四张方剂，所以不能笼统地理解为四张方剂的功能似乎皆为补益肝肾明目而已。其实四张方同中有异。《局方》其方中加石斛以增明目之功，且石斛能滋肾阴，降虚火。如石斛夜光丸中之石斛即是此义。而防风伍入其含义一为驱散风邪(故可治混睛冷泪，翳膜遮睛)；二是可升举滋阴明目之品上升目窍。而牛膝乃引药下达肝肾之用。杏仁、枳壳则可理气消滞以缓生熟地之腻。《万病回春方》方义与《局方》大同小异，即加强了滋阴降火之作用，如知母、黄柏即是为了加强补肾明目的功能，方中加了菟丝子、枸杞子、沙苑子(因子能明目)，而独活功同防风且力较雄。《审视瑶函》其方乃仿《原机启微》之益阴肾血丸，似乎更能专一的主治肝肾阴亏所致的内障病证，其中加归尾以辅丹皮行血导滞之功，而柴胡秉东垣升发清阳外，尚有引诸药上行精明之窠，五味子除增补肾填精之功尚能收敛瞳孔(内障至重者往往瞳孔散大)。《药典》方其处方组成乃杞菊地黄丸加当归、白芍以补血(乃乙癸同源)，再配以石决明、白蒺藜以增明目退翳。

若将此方变成汤剂时，祁老认为在方中加柴胡，不但不失遵承古训，也可增加疗效。因柴胡有引入厥阴之窠，即引经之用也，再则凡患目疼，多可致郁，而柴胡舒肝解郁之功正其所常也(详细可参考《中国中医眼科杂志》2007 年第 5 期 249 页《引经理论在眼病治疗中的作用》)。

在临床中使用该方时还应分清是丸剂(指《药典》配方)还是应用其化裁加减的汤剂，因其功能主治不尽相同，故在报道病例总结或介绍治疗经验时必须加以说明，否则会张冠李戴，更谈不上重复性了。祁老认为使用丸剂，只要不违背该方义者，以下眼病皆可使。如老年性初发期白内障，单纯性青光眼、眼压已控制正常范围但观功能已受损者多用此配合银杏胶囊或益脉康，以维护视功能，中心性浆液性脉络膜视网膜病变（恢复期或稳定期），老年黄斑变性干性者，可用焦三仙（神曲、麦芽、山楂）煎汤送服该丸，糖尿病性视内膜病变初期（Ⅰ期）在控制血糖前提下可兼服本丸。还有如视疲劳、干眼症等均可使用，但要长期耐心配合医嘱服药。病情急者，则宜根据辨证与辨病相结合原则，将此丸剂易成汤剂方可显效。总之，该方已成眼科治疗多种眼疾尤其是内障的通用方剂。

正容汤（《审视瑶函》）

组成　羌活　白附子　防风　秦艽　胆星　白僵蚕　制半夏　木瓜　甘草　黄松节（即茯神心木）

用法　上诸药各等分剉剂，白水二盅，生姜三片，煎至八分，去滓，加酒一杯服之。

本方出自《审视瑶函》“因风症”中，治口眼 斜，仪容不正，服此即能正之。教材称本病为“风牵偏视”，相当于西医的麻痹性斜视。本方乃傅仁宇根据《杨氏家藏方》“牵正散”（白附子、僵蚕、全蝎）加味化裁而来。教材“风牵偏视”脾虚湿盛，风痰阻络型，以此方合六君子汤进行治疗。祁老使用本方的指征，主要是以后天性眼外肌麻痹，尤其是急性发病，对原因不明者，应请神经内科会诊，以排除外脑部占位性病变。近来，因患糖尿病而眼外肌麻痹者也不少见，在控制血糖前提下，应用本方疗效亦显。应用本方多以辨病为主，即凡罹患本病者皆可应用本方为主，辅以辨证进行加减。因胆星与半夏性味相近，如无必要祁老多用半夏而少用胆星，以防过度辛燥；去僵蚕而易全蝎，因全蝎通经络较僵蚕力强；加赤芍、当归以增活血之力，如系外伤而致者则可加三七粉、藁本以化瘀止血、活血定痛，且可上达目窍；如属阴虚血少者，可酌减羌活、白附子，而加白芍、生地；如年老或病程较长者，可加生芪、桑寄生以助气机；如系感染发炎而致者上方可加清热解毒之品，如银花、连翘之属。总之以辨病为主，辨证为辅。为了增强疗效，也可配合针灸治疗。

（一）原因不明右眼外直肌麻痹案

【病案举例】

患者王某，女，53岁。2006年11月5日就诊，主诉双眼复视20余月，于20日前因复视伴头晕到成都某医院就诊，经眼科诊为右眼外直肌麻痹。经神经内科会诊，生化、头颅核磁、口腔、五官等科检查原因不明，故而来京就诊于某医院。经过检查，诊断同前，为寻找病因仍嘱重复检查，在进行化验抽血，途经中医特需门诊，因近20日多方检查病因不明，仅服维生素类药物，而症状不减，故请中医试诊。经眼部检查，诊断无异，询问病史，发病前，因赶写论文而加班熬夜而发复视，来京后因病因未定，至今未作针对性治疗而心情烦闷，诊脉弦细稍滑，苔白微腻质偏红，口干便秘，眠差，头晕，此系工作紧张，心脑失荣，兼以风邪阻络而致，予以正容汤减胆星加柴胡、白芍、天麻，七剂水煎服饭后温服。

处方　羌活 10g　白附子 8g　防风 10g　秦艽 10g　全蝎 6g　清半夏 10g　木瓜 10g　甘草 6g　天麻 10g　柴胡 10g　白芍 15g　生姜 2 片

7 剂，水煎服，嘱饮药前药液中加黄酒一小盅饭后温服，日二次。

二诊　药后复视大减，头晕已无，饮食睡眠，二便均正常，检查右眼外展角膜缘达外眦，脉细稍弦，苔白，故原方继服 7 剂。

三诊　服药后，主诉复视已无，右眼外展自如，舌脉正常。患者请再开据处方以善后，明日返成都。原方去羌活，白附子减半，加当归 10g，太子参 12g 以助益气活血。每剂分 2 日服，并嘱回成都后注意休息勿食辛辣。

（二）糖尿病致左眼动眼神经不全麻痹

患者张某，男，65 岁。2004 年 12 月 8 日就诊。主诉双眼复视伴头晕二月，素有高血压服药可控制，睡可食佳，便偏干。发病前无明显诱因，检查，左眼除外展运动不受限外，余运动均不到位，诊脉稍沉且弦滑有力，苔黄厚而干，嘱空腹抽血测血糖，并开据正容汤加减。

处方　羌活 8g　白附子 6g　防风 10g　秦艽 12g　清夏 10g　全蝎 5g　木瓜 10g　生甘草 6g　黄连 10g　枳壳 10g　茯苓 12g　葛根 20g

7 剂，水煎服，早晚饭后温服，并嘱忌食辛辣厚味戒烟酒，可配合针灸。

二诊　服药后复视减，头晕缓，便已润。空腹血糖≥11mmol/L，脉沉弦滑，苔黄厚质胖，上方加赤芍 12g、山萸 15g 以养阴润燥，桑寄生 15g 以活血通络，7 剂水煎服，嘱请内分泌科会诊控制血糖。

三诊　服药并配合口服降糖药后，血糖控制近正常，复视基本消除，检查左眼运动已正常，脉苔同前，嘱按医嘱服降糖药，并开据下方以善其后。

处方　防风 10g　白附子 6g　秦艽 12g　清半夏 10g　枳壳 8g　全蝎 5g　木瓜 10g　生草 10g　黄连 8g　夏枯草 12g　三七粉（另包，冲服）3g　山萸 12g

7 剂，水煎服日一次，戒烟酒及辛辣厚味。

（三）顿挫伤后右眼上直肌不全麻痹

【病案举例】

患者王某，男，15 岁。2002 年 3 月右眼曾被篮球打伤，之后右眼皮下瘀血、肿胀，经冷敷及口服云南白药，现已肿消，唯感双眼视物复视，且视物不如左眼。检查：视力右眼 0.6，左眼 1.2，右眼眼睑皮下仍青紫，眼球上下转动受限，上转尤甚，角膜（—），前房（—），瞳孔等大正圆对光反应（—），眼压正常，眼底乳头（—），血管（—），网膜欠清晰，中心凹欠清。左眼前节（—），眼球转动灵活。诊断为右眼外伤性上直肌不全麻痹，视网膜振荡。全身舌脉无异常，予以正容汤加三七粉 3g 冲服，藁本、防己、桑寄生以活血疗伤兼以利湿通络。

处方　羌活 10g　白附子 8g　防风已各 10g　秦艽 10g　清夏 8g　僵蚕 10g　木瓜 10g　甘草 6g　三七粉（另包，冲服）3g　藁本 10g　桑寄生 15g

7剂，水煎饭后温服。

二诊 视力1.0，复视无，眼球运动不受限，全身(一)，嘱再进5剂汤药，以善其后。

四物五子丸(《证治准绳》)

组成 当归 川芎 熟地黄 白芍药 枸杞子 覆盆子 地肤子 菟丝子 车前子(酒蒸)

用法 上药各等分为细末，炼蜜为丸，梧桐子大，每服50丸，不拘时盐汤送下。

该方见于《证治准绳》杂病中的“七窍门”眼病类的“目昏花”。总论中所引的方剂中，用来治疗因心肾不足所致的眼目昏暗。其方乃由《太平惠民和剂局方》四物汤和《医学入门》五子衍宗丸，去菟丝子加地肤子而成。其中四物汤为补血调经最常用方剂，且补而不腻，使营血恢复，而五子衍宗丸功能添髓补精，疏引肾气，两方相合以达到养阴补血，即补益心肾之用。或问五子衍宗丸中有五味子，但四物五子丸中无五味子而加地肤子其故为何。祁老认为这个问题值得探讨，不能含糊而过。因为五味子和地肤子本不相类，而且区别甚大，前者性温主收敛固涩，益气生精；而后者性寒，主清利湿热，祛风止痒，两者不能相代。虽然《本经》有地肤子可补中、益精气，久服耳目聪明，但后代本草学家均持异议。如张山雷认为地肤子有清热利湿之功，用之则湿热不扰而精自安，断不可拘泥而为补益之品。或许王肯堂认为五味子伍入五子衍宗丸中酸涩动火而用地肤子取代，但该方中为防止覆盆子、枸杞子、菟丝子、五味子过于动阳涩精，故用了车前子。正如《本草新编》陈士铎所言“用车前之小利用通于闭之中，用泻于补之内，始能利水而不耗气……非车前子能种子也。”故为什么四物五子丸中用地肤子取代五味子令人费解。对于这个问题曾有初学眼科者，每每问及祁老，祁老认为在使用这张方药时，如患者湿热不重，小便清利即虚象明显，无虚中夹实者应将地肤子改为五味子为宜。

把四物汤与五子衍宗丸相配引入眼科领域是有其意义的，因为在治疗眼病中特别是内障眼病大多以补益肝肾，养阴生精或益气或补血或气血双补而养阴补血，补益心肾者很少用之，而且在补肾方面改用五子(子能明目)而不用六味之属很有创意。故我院开设眼科不久，即将该药作为院内制剂(目前改为补肾明目丸)，至今仍在应用，而且疗效可靠使用方便，价格适宜，深受患者好评。

该方的适应，经过近40年临床观察，其该方使用指征为即凡患眼病，全身有精亏血弱或心肾两亏，如症见心悸征忡，面色淡白无华或萎黄，兼见头晕目眩，耳鸣，腰膝酸软，男子精少，女子少经，脉细数，苔薄质红，或使用补肾强精或益心补血效不显者也可以用之。原因是精能化血，血能生精，精血互生，即“精血同源”，血能生精，血旺则精充之意耳。至于主治何种眼病，祁老认为“凡有此证者即可应用此方”，如将其成方化裁为汤剂其加减更加灵活，但总的使用原则不应忽视，否则即失其组方原则。总之该方用于慢性眼病者多，而急重者用之少，如服后自觉口干便秘或纳呆者，可嘱患者用焦三仙、菊花煎水送丸药即可。

因该方药主治病种甚多且多为慢性目疾，验案众多，故医案省略不述。

除湿汤(《眼科纂要》)

组成　连翘　滑石　车前子　枳壳　黄芩　川连　木通　甘草　陈皮　白茯苓　防风　荆芥

本方出自黄岩所著《眼科纂要》论风弦赤烂外障，主治睑弦赤烂，即包括西医之鳞屑性睑缘炎，溃疡性睑缘炎，眦部睑缘炎。该书中言甚者当服除湿汤，即本病严重者服之宜。方名虽为除湿汤实乃针对脾胃蕴积湿热，蒸灼睑缘，复感风邪而致者，为内外兼治之剂。祁老治疗本病非常强调内因，认为患者脾胃蕴积湿热为病因之本，而外感风热毒邪乃为标也，使用本方的主要指征是辨病而辅以辨证，即有斯病即用斯方。所谓辨病不是凡见睑弦赤烂就一概照方应用。若睑缘赤烂灼热疼痛，甚则睫毛成束状或脱落者，此为湿热互结，有成毒之虞，故于方中加生石膏以增清泻脾胃之热；若兼便结者熟军亦当应用；而毒重成脓者则方中银花、地丁为必用之品；若睑缘皮肤红赤焮重者则可加赤芍、丹皮以解血热，甚者可加水牛角；若睑缘湿烂，而红赤不显者，此乃湿重热轻则方中应加生薏仁、地肤子、苍术以增祛湿之力；若痒甚者此乃兼风邪作祟，方中应加白鲜皮、白蒺藜、蝉蜕以祛风止痒；若睑缘皮肤干燥起皮屑者，此乃风热耗伤津液方中应加天花粉、杏仁、蕤仁以养阴润燥；若病变局限于眦角特别是外眦部者，结合五轮学说病皆属心，则方中重用黄连、木通、生草以清心导赤。治疗本病祁老除重视内治外，其外治也颇重视在涂抹相应眼膏之前，必须让患者所服汤剂的药渣，重煎以药汤熏洗患部，而且药液要温热以除去睑缘之痂皮、鳞屑，后用食指腹将药膏涂抹患部而且要反复按摩，以便药膏渗透到病变处。在治疗期间患者必须注意不食辛辣厚味，并注意省用目力。

关于本病容易复发的问题，第一要彻底治疗而且要在治愈后仍坚持治疗，特别是局部用药至少两周；第二要同时生活起居亦应遵照医嘱；第三要检查患者是否为屈光不正，特别是远视，如有应及时矫正。有人或问睑弦赤烂乃小病，何必如此多费笔墨，祁老认为此病特别是溃疡性睑缘炎，不治不但影响仪容，而且还可致使睑缘收缩眼睑变短，引发下睑内翻，甚者眼睑不能闭合，影响眼球终至预后不良。

(一) 溃疡性睑缘炎

【病案举例】

患者郑某，女，40岁。1999年秋门诊就治。主诉双眼肿赤湿烂痛热，经常涂抹眼药膏时轻时重，始终不愈已近半年。检查视力双0.8，双侧睑缘肿胀充血，附有黄色痂皮，睫毛呈束状，除去痂皮，于毛囊根部显露溃疡及小脓点，部分睫毛已经脱落，睑结膜充血，角膜染色(—)。患者系农家妇女，长期以柴草做饭，且喜食辛辣，体胖，便秘溲黄,诊脉滑数有力,苔黄厚而干,此系脾胃蕴热日久上熏眼睑,兼以柴草长期熏灼素食辛辣所致,予以除湿汤加生石膏、熟军、银花内服后药渣熏洗,除去痂皮涂抹抗生素眼膏,并嘱忌食辛辣油腻,三日后复诊。

处方　生石膏(先下)30g　熟军(后下)10g　银花 20g　连翘 15g　滑石 10g　车前子(包)10g　枳壳 10g　黄芩 10g　黄连 10g　甘草 8g　防风 10g

3 剂水煎饭后服,药渣煎汤局部熏洗后上药膏,日二次。

二诊　主诉服药后大便通畅,眼部肿痛热均有明显减轻,检视患部肿赤湿烂均减,舌脉同前,效不更方,再进 5 剂。

三诊　服药后大便日二次,偏稀,眼部肿痛已无,检视患部肿消,睑缘轻度充血,已无痂皮,睫毛稀疏,脉滑苔薄黄,上方去生石膏、熟军,加赤芍、生地以活血,茯苓、生炒薏仁以健脾。

处方　银花 15g　连翘 10g　车前子(包)10g　枳壳 8g　黄芩 10g　黄连 8g　甘草 10g　赤芍 10g　生地 12g　生炒薏仁各 15g　茯苓 12g

5 剂内服,熏洗及眼膏涂抹同前。

四诊　自觉眼部无不适,便润。检视眼部已无炎症,唯睫毛稀少及睑缘轻度肥厚,脉稍滑,苔薄黄。上方 7 剂,每剂分二次服,继续熏洗后涂抹眼膏,尽量减少用量,戒食辛辣厚味,保持眼部清洁。

(二) 鳞屑性睑缘炎

【病案举例】

患者段某,男,32 岁。于 1978 年 3 月门诊(就诊)。主诉双睑缘红赤微痒,并有灰白色头屑样痂皮附着,且伴有视力疲劳,已有 1 年许,近一月来加重,自上药膏效不显故来诊。检查双眼睑缘充血,睫毛及睑缘附有细碎灰白色鳞屑附着,拭去鳞屑可见睑充血无溃疡,眼底可见双侧乳头边界齐,色暗红。询问患者工作乃知为油漆工,近月来工程紧张,须加夜班,兼以吸烟瘾重,便偏秘,饮食不规律,脉细滑,苔灰稍厚,此乃生活饮食不节,兼以烟毒内蕴为本而油漆熏染为标,予以除湿汤加减内服,药渣煎汤熏洗,嘱戒烟加强油漆时操作防护。

处方　滑石 10g　车前子(包)10g　枳壳 8g　黄芩 10g　黄连 8g　生草 6g　防风 10g　荆芥 8g　白蒺藜 10g

5 剂水煎内服,药渣再煎局部熏洗后涂抹四环素眼膏。

二诊　治疗后自觉眼部痛痒不适明显减轻,但皮屑未减,并已加强防护,烟已大减,脉稍滑,苔灰薄,为了减轻滋生鳞屑,上方加花粉、杏仁、蕤仁以养阴润燥。

处方　车前子(包)10g　枳壳 8g　黄芩 8g　黄连 6g　生草 6g　防风 10g　白蒺藜 10g　天花粉 10g　杏仁 8g　蕤仁 10g

5 剂,用法同前。

三诊　经治后,患部自觉痛痒已无,屑皮明显较少,便调,且已转成正常斑疹,请再服以获全效,上方五剂,服用同前。并嘱注意饮食起居,最好戒烟。

明目蒺藜丸(北京市药品标准1980年)

组成　黄连　山栀子　连翘　黄芩　黄柏　当归　赤芍　川芎　生地　防风　荆芥　蔓荆子　白芷　蝉衣　薄荷　菊花　木贼草　炒蒺藜　草决明　密蒙花　生石决明　旋覆花　甘草

用法　上药研为末,水泛为丸。

本方系清热祛风散瘀退翳之剂,是在继承前人众多治疗,因内热而复感风热外邪而致的外障眼病之内服方剂加减化裁而来,即内有蕴热外感风热,表里皆实之证。与防风通圣散相类为解表通里疏风清热之剂,但方中药味组成体现了眼科用药特点即众多退翳明目和清肝平肝药物,如蝉衣、木贼、密蒙花、刺蒺藜及生石决明、草决明。

为了将此方加减化裁变成汤剂用于临床治疗眼病,故必须剖析该方药物组成。其方中黄连、山栀子、连翘、黄芩、黄柏等苦寒之品为君,以清三焦实火;以防风、荆芥、蔓荆子、白芷、薄荷以祛风止痛为臣;以蝉衣、木贼、刺蒺藜、密蒙花退翳明目,当归、赤芍、川芎、生地行血凉血,润燥为佐;以生石决、草决明清肝,旋覆花、甘草理气散结为使,诸药共奏清热泻火,散风活血平肝明目退翳之功。具体使用应根据何脏何腑之热相应清热药而选择,但方中缺少清肝热之品,故肝经热者可选加胆草、青黛、秦皮、芦荟,而祛风药中应辨明针对风寒或风热,因该方中荆芥、防风、白芷为散风寒,而菊花、蔓荆子、薄荷为疏风热,而从中选择用之。如热毒炽盛肿痛焮热者可酌加清热解毒之品如银花、公英、地丁、鱼腥草等;而退翳药中应辨明新翳及老翳而后选用;血分药则应根据需要,活血则用川芎、赤芍,理血则选当归,养血则为白芍、生地。这样就可根据具体外障眼病作为内有蕴热外感风邪的通用方施用于临床。如沙眼初期以乳头为主者,眦部结膜炎,急性卡他性结膜炎,流行性角结膜炎,流行性出血性结膜炎,翼状胬肉,单纯疱疹病毒性角膜炎,多种角膜炎恢复期,卡他性角膜溃疡,细菌性角膜溃疡等。

(一) 急性卡他性结膜炎

【病案举例】

患者吴某,女,32岁。主诉双眼磨痛眵多,下午加重已三日,点眼药水效不明显。检查,双眼睑轻度红肿,双睑结膜充血明显,球结膜周边充血水肿(++),穹窿部有脓性分泌物,角膜瞳孔(—),指压Tn,全身有口渴心烦,小便黄,脉数有力,质红苔黄,此系心肺蕴热复感风邪所致,予以清热祛风表里双解仿明目蒺藜丸为治。局部滴用抗生素眼药水,嘱其与他人隔离,忌食辛辣烟酒。

处方　防风10g　薄荷(后下)10g　蝉衣8g　黄芩10g　黄连8g　赤芍10g　归尾10g　连翘12g　杏仁10g　生甘草8g

3剂,水煎服,局部点氧氟沙星眼药水6次/日(双),睡前点红霉素眼膏。

二诊　经治后,双眼肿痛及分泌物大减,检查,眼睑红肿已消,睑球结膜充血(+),水肿(一),角膜透明,前方再进三剂,继续局部点药。

三诊　症状全消,检查双眼已无充血,视力正常,脉数,苔薄黄,汤剂可停,改服明目蒺藜丸早晚饭后各服一袋。点药照用两周后可停,忌食辛辣以善其后。

(二) 眦部结膜炎

【病案举例】

孙某,女,26岁。主诉右眼内眦红磨不适一周,点眼药效不明显。全身有口干,烦热,溲赤,便秘,月事正常。检查:右眼内眦局限性充血,色较鲜红,余均(一),脉数有力,质红苔黄稍干,此系大眦赤脉传睛属心火亢盛兼挟风邪而致,予以清心肺之热,兼以祛风退翳,仿明目蒺藜丸加减,煎汤内服局部点利福平眼水,忌食辛辣厚味。

处方　黄连10g　栀子10g　生草8g　防风10g　连翘10g　赤芍10g　生地12g　木贼8g　白蒺藜10g　草决明10g

3剂,煎汤内服。

二诊　内眦赤脉已消,痛磨大减,心烦口渴亦减,大便已润。检查,右眼内眦充血(+),余(一),上方三剂,点药同前,三剂服完后可改服明目蒺藜丸,早晚各一袋。

障翳散(浙江省药品检验所)

组成　炉甘石(水飞)　牛胆干膏　羊胆干膏　珍珠　琥珀　天然冰片　麝香　硼砂　海螵蛸　黄连素(小檗碱)　核黄素(维生素B_2)　淮山药　无水硫酸钙　地力粉　丹参　红花　茺蔚子　青葙子　决明子　蝉衣　没药　黄芪　昆布　海藻　木通

注意　忌用量过多,且不可点于下睑穹窿部,否则会有损黑睛,如点后磨疼不适可停药,隔日再详细按点用方法点用,点量宜少,如仍感磨疼不适即不可点用或请开具药方,医生检查后按医嘱执行(或点或停)。

而此方乃外用粉剂,即所谓干眼药。本方特点基本是按传统外用散剂工艺制备而成,其药味组成大多为传统干眼药的常用药物(伍用部分现代加工成品或半成品如羊胆干膏等),已列为非处方药。适应证为初期老年性白内障及角膜翳(即角膜炎经治疗已结瘢后三个月即所谓光滑瓷白者)。其方剂组成中因老年性白内障之形成每多与精气不足有关,而角膜翳乃黑睛病患愈合遗留之瘢痕,往往与精液两亏相关,故用牛羊胆膏、核黄素、淮山药以养阴明目固本为君;因元气无力推举精血上承,久则玄府脉道瘀阻,角膜翳形成也会阻碍正常气血运行,故臣用活血行滞散结之品,如丹参、红花、没药、黄芪等煎汁将炉甘石渍于其中,以退翳明目,助气行滞祛瘀;再佐以消障退翳之群药如珍珠、琥珀、硼砂、海螵蛸、地力粉等;取麝香、冰片辛窜上达病所以为使。全方配伍以达到养阴明目,退翳行滞,退瘀消障之功。或问传统中医眼科外用药目前市售的仍有不少品种如八宝眼药、拨云散、眼药锭、洗眼蚕茧等,为什么不进行介绍。祁老认为原因是这些品种受地域市场营销限制，一般很难买到，有的产品因其销售不畅或因成品价格昂贵，药味缺乏，厂家已不再生产。另外上述外用药制备工艺均遵古炮制，点后疗效及安全性等方面，也缺乏临床验证资料，故不能盲目介绍。但也不能否认或遗弃不用，希望同行对传统眼科外用药有心得经验者，将总结资料，特别是外用散剂，寄往《中国中医眼科杂志》，祁老将竭力推荐。如广东某医生，即将陆南山教授《眼科临证证录》中的外用干眼药，冰香散及退云散制成院内制剂，直到现在还坚持使用，其效果相当不错，其文章已刊登在《中国中医眼科杂志》上，请上网查询。

至于为什么介绍障翳散呢，第一，它基本上保持了干眼药的原貌；第二，由于粉剂在往眼内点施时，有一定难度，尤其是老年患者，为此障翳散进行了改革，即将粉剂溶于配制好的溶剂瓶内，摇匀后即可滴用，从而方便了使用，而且也大大减轻了粉剂对眼部特别是角膜的刺激，故提高了一定的安全性。祁老曾观察了一例老年性白内障患者，该老年人曾坚持滴用障翳散 5 年之久，不但视力有所进步，而且自觉点后清亮爽快。障翳散除上述功效外，还可将粉末调成糊状涂于睑缘以治疗慢性睑缘炎，以及慢性结膜炎伴奇痒者。如患者使用后自觉刺激症状明显者，授以正确使用方法后，仍刺激症状不减则可停用 1～2 日，再点后仍不适应者应停用。

第三章　自拟经验方

散霰通用方

组成　山楂　神曲　莱菔子　鸡内金　连翘　防风　清半夏

用法　水煎，早晚饭后温服（应视小儿年龄以适合剂量和汤液量）。

本方主治胞生痰核即霰粒肿（睑板腺囊肿），其散者即使痰核消散之意，而通用乃指不论初发、多发、反复发作，而形成肉芽息肉、继发感染，术后形成瘢痕者，皆可应用此方加减而获治。或问组方思路，其一是根据“五轮学说”，该病发于上下眼睑，其部分为五轮中的肉轮，内应脾胃，故脾胃功能失常，尤其是儿童，常可罹患本病。眼科古籍即载有此病《原机启微》中称为“血气不分混而遂结之病”主张手术后口服防风散结汤；《审视瑶函》称为“睥生痰核”包括在“目疣”一节中，用防风散结汤及清胃汤治之；教材称之为“胞生痰核”用化坚二陈汤治之，而核大者主张手术治疗。

祁老认为此系小儿常患之目疾，每可自行消散，而大者不消者，可以手术切除，实小疾也。但常有反复发作者，其病眼胞睑痰核环生，且手术不能防止再发，甚者手术多次，亦再有复发者为手术所不及，致使家长无奈，小儿苦痛，且有碍容颜，故不可小觑。经过临床观察询问病史，结合五轮学说，其发病多与脾胃运化功能失调有关。因病位在上胞下睑，内应脾胃，即为痰核，亦应责之脾胃。其病机多为饮食不节，或过食肥甘厚味滋养过度，或过食生冷，致使脾胃蕴热或呆滞不化，湿热蕴结成痰，上乘胞睑，气血经络受阻，而酿成此疾，故治当消食导滞化痰之法仿化坚二陈汤（详见眼科常用方）和保和丸组成该方。但另有脾胃素弱而过食肥甘生冷而致者，则宜于上方酌加太子参、茯苓、白术、炒砂仁等；如痰核较大，日久酿发息肉者，可原方加僵蚕、浙贝、皂刺以增化结软坚之力；如痰核皮色红赤肿痛者，此乃继发感染，则原方加清热解毒之品，如银花、白芷、地丁等，慎用苦寒以防伤胃致使痰核僵化；如单纯痰核皮色红赤不痛者，则原方加三七（冲服）、海浮石等。但必须叮嘱家长一定要节制饮食，谨防过度营养，忌食辛辣甜甘厚味。总之本病重在调整脾胃功能，注重辨证施治，兼以培养患儿正确饮食习惯及结构，而手术乃治标之策，不可以此为主。

（一）饮食不节，过食肥甘

【病案举例】

患儿朱某，女，4 岁半。于 2001 年 3 月 20 日患儿同祖母来就诊求治白内障，祁老见其患儿双睑上下痰核环生，特询问其祖母为何不予治疗。其祖母谓患儿曾在某医院做过3次手术，至今仍接二连三患生霰粒肿，其父母无暇为她看病，谓反正因不影响视力，不愿再施手术。问之该患儿素好肥食，少进菜蔬，平素大便秘结，且嗜饮可乐。祁老观其面色红赤丰满，两胞上下痰核环生，苔黄稍干，脉数有力。祁老为患儿开具下方，并嘱少食肥甘，停服可乐，按时服药，可随其祖母来诊，不收诊费，其祖母甚悦。

处方　防风6g　焦三仙各4g　鸡内金4g　连翘6g　黄连3g　清半夏4g　莱菔子5g　僵蚕5g

7剂，水煎服。

二诊　患儿随其祖母再诊白内障，祖母谓按医嘱调整饮食并服上方，检查患眼痰核明显缩小，眼睑皮色略红，再服上方5剂。

三诊　因其祖母住院做白内障手术，其母带患儿就诊，查看其双眼痰核均消，大便已正常，嘱患儿千万要注意饮食及眼部卫生，可用焦三仙煮水代茶饮。

（二）脾虚不运，痰核蕴结

【病案举例】

患儿黄某，男，5岁。于2002年4月15日来诊。其父谓患儿右眼上下胞睑患生霰粒肿已经月余，左下睑半月前手术切除，至今仍未全消。某医院建议右眼手术治疗，邻居建议请服中药，视患儿面色不荣，脉细，苔白质淡。右上下胞睑生痰核如绿豆许，其父并述患儿饮食不旺，且不食蔬菜，大便不成形。此为脾胃虚弱，湿邪停滞蕴积成痰，上乘胞睑，予以健胃醒脾，运湿化痰予以上方加减。

处方　防风5g　砂仁3g　茯苓8g　太子参6g　白术5g　炒砂仁10g　陈皮4g　清半夏4g

7剂，水煎服。

二诊　其父述患儿诊后，饮食较前增进，便已成形，检视痰核已明显缩小，左睑术后残留肿块已无，上方加浙贝5g、连翘5g，7剂水煎服。

三诊　患儿饮食大便均属正常，左眼肿核已消，嘱可早晚饭后口服参苓白术丸半袋，少进肥甘黏腻之品，多食蔬菜以全其功。

（三）痰热蕴结　复感风邪

【病案举例】

患儿付某，男，9岁。2003年10月15日就诊。右上睑霰粒已有时日，近日突发肿赤疼痛。检视右上睑红赤肿疼，相应睑内微突且紫赤，此系痰热蕴结复感风邪所致，予以上方加以清热解毒散结。

处方　焦三仙各5g　防风8g　鸡内金5g　连翘8g　清夏5g　黄连4g　赤芍8g　皂角刺10g　白芷8g　枳壳5g　花粉6g

5剂，水煎服。

二诊　右上睑红肿已消，唯留痰核，予前方去黄连、白芷、赤芍，七剂水煎服以促痰核平复。

清肺退赤丸

组成　桑皮　黄芩　山栀　连翘　牛蒡子　花粉　桔梗　生甘草　丹皮　生地　赤芍　归尾

清肺退赤丸为东直门医院眼科院内制剂。研制于20世纪60年代，至今已逾40年。该方系由《审视瑶函·目疣》中金疳的主治方泻肺汤加味而来，主要用来治疗白睛中的病变，如慢性结膜炎（白涩症）、泡疹性结膜炎（金疳）、浅层巩膜炎（火疳）、球结膜下出血（白睛溢血）等。而泻肺汤乃源于钱仲阳《小儿药证直诀》的泻白散（又名泻肺散）。其组成为地骨皮、炒桑白皮各一两，炙甘草一钱，为粗末加粳米一撮水煎，食前服。功能清泻肺热，止咳平喘。治肺热咳嗽，甚则气喘，皮肤蒸热，午后尤甚，舌红，苔黄，脉细数。《审视瑶函》泻肺汤仿其方义，于方中加黄芩以增清泻肺热之力，热盛则伤阴，故加麦冬、知母，而桔梗伍入可引药上行于目。我们在使用此方治疗儿童泡性结膜炎确有疗效。但在治疗成人患者，特别是病情严重者，如巨大疱疹或浅层巩膜炎而效果往往不显。究其原因恐方中泻肺清热之力不足，故在泻肺汤中加用桑皮，由于肺气不利则血滞不行，故加丹皮、生地、赤芍、归尾以增行滞退赤之功；金火二疳，白睛病生颗粒结节，非佐化结软坚不足以消散，故加连翘、牛蒡子、花粉；而加入栀子、生草则可清利三焦导热下行，使邪排有出路，全方共奏清肺利气散结退赤之功，从而扩大了治疗病种，并提高了疗效。如若将此丸剂处方变成汤剂，则可视病情辨证加减，如用于小儿泡性结膜炎，则可酌加杏仁、麦冬，减去山栀、牛蒡子、归尾。

祁老回忆曾经给西学中眼科医生讲用此方治疗疱疹性结膜炎后，因当时可的松眼药水货源紧张，有时断档，无碍只得开具此方，经服药后效果不错。尔后有的医生见到泡性结膜炎，不论有无可的松眼水，统统应用此方。如系泡性结膜炎（白膜侵睛）可加草决明、白蒺藜以清肝退翳。若金疳反复发作或病缠绵难愈，颗粒淡红不实，疼痛较轻者，此系肺脾功能不足，卫外失职而致，其治不宜套用此方，应用培土生金之法，酌加杏仁、防风、桔梗即可收效。若系火疳结节高隆，瘀赤痛甚者，可加葶苈子、桃仁、红花、夏枯草、炮山甲、生石膏，以增泻肺清热祛瘀散结之力。若因剧烈咳嗽而致白睛溢血，亦可用此方，去归尾、赤芍、花粉、山栀，加杏仁、紫菀、款冬花、蝉蜕、紫草即可。若便秘而致者，可原方去归尾、赤芍，加熟军、草决明以泻大肠之结热。总之，凡由肺气不利，郁热而致白睛疾患，均可根据辨证与辨病原则使用本方加减进行治疗。

（一）单纯性浅层巩膜炎（火疳）

【病案举例】

患者王某，男，45岁。1974年6月就诊。主诉左眼胀痛，外眦肿赤三天。经医务室给予氯霉素眼水、红霉素眼膏治疗无效，故来就诊。检查：视力右1.0，左0.8，眼压正常，右眼前节(－)，左眼上睑轻度水肿，外眦部表层巩膜及其相应球结膜局限性充血及水肿，色紫红，其巩膜表层血管迂曲扩张，局部明显压痛，角膜前房瞳孔检查均未见异常。诊断为单纯性巩膜外层炎(火疳)。询问病史，患者回忆多年前左眼也曾有过类似病变，具体治疗不详。无风湿及过敏疾患引发的诱因。仅因近日备课熬夜紧张，食、睡、便均可，脉细稍滑，苔薄白质正常，此系肺气不利郁而上熏白睛而致，予以清肺利气兼以退赤散结，清肺退赤汤兼配可的松眼液滴眼。

处方 桑皮 10g 黄芩 10g 山栀 10g 连翘 12g 牛蒡子 10g 花粉 10g 桔梗 6g 生甘草 6g 丹皮 10g 生地 12g 赤芍 10g 归尾 10g

5 剂。

二诊 服药后，自觉有所减轻，检查患眼红肿减半，压痛大减，效不更方，再予 5 剂。

三诊 服药后肿痛已无，自觉眼部轻松如常，检视患眼，火疳基本平复，脉细苔薄白，上方减山栀、归尾、牛蒡子，加沙参、百合以润肺阴。

处方 桑皮 10g 黄芩 10g 连翘 10g 花粉 10g 桔梗 6g 生草 6g 丹皮 10g 生地 10g 赤芍 10g 百合 15g 沙参 10g

5 剂，嘱服药后如无不适，可不再诊。

(二) 反复再发结膜下出血

【病案举例】

患者吕某，女，62 岁。2008 年 6 月初就诊。主诉右眼白睛反复出血已近二月。西医院诊治，血压、血糖均正常，无便秘、咳嗽及外伤，仅给予消炎药水，至今出血仍不吸收，且有所加重。检查：视力双 1.0，眼压正常，右眼偏内眦及下方结膜下成片状鲜红色出血，下方部分呈橙黄色，角膜前房瞳孔均正常，小瞳孔眼底乳头正常，可见视网膜动脉细，反光增强，压迫征不明显，诊为右眼结膜下反复出血。询问全身情况，得知患者耳聋，但能言语且表达清楚，故用书写代言，得知该眼以前也曾出过血，但一般一周即可自行消退。此次出血 2 个月不吸收且反复，诱因不明。饮食清淡不食辛辣厚味，大便乃习惯性便秘，脉细稍弦，苔薄黄质偏红。此系肺气不利，郁热上扰，兼以年老脉络脆弱所致，予以清肺利气兼以润燥为治。仿《审视瑶函》泻肺汤加减以治之。

处方 桑皮 10g 黄芩 8g 麦冬 12g 知母 6g 百合 12g 阿胶(烊化)6g 紫草 10g 桔梗 6g

7 剂。

二诊 服药后，白睛出血已大部分吸收，全身舌脉同前，原方 5 剂，每剂分 2 日服。

三诊 右眼出血全部吸收，嘱原方再进 5 剂(仍 2 日服一剂)。无再出血可不用服药。

眼表病变熏洗通用方

组成　黄连10g　防风10g　硼砂2g　桔梗8g　赤芍10g　蝉蜕8g　银花15g　生草6g

说明　熏洗剂是中医眼科外治法中的一种最为常用的剂型，它主要由植物药制成（也可配用某些矿物药如硼砂等），意在取其清扬发散之性，以达到驱风清热、凉血活血、解毒退翳作用。由于它取材方便经济，制剂操作简单，效果可靠，毒副作用小，而且可以随证加减，灵活运用，有时也可用内服所剩药渣进行熏洗，故在中医眼科外治法中最为常用。由于熏洗剂的药液直接接触患部，还可借助药液的温热发挥作用而取得药物及热疗的双重作用，在眼科书籍中屡有记载。如《太平惠民和剂局方》中的"汤泡散"，《眼科锦囊》中的"艾连洗"，《眼科切要》的"攻明汤"等。它对广大眼疾患者特别是外障眼病的治疗可谓"功不可没"。由于近代种类繁多，功能各异，使用方便，疗效可观的西药滴眼液问世，中药眼科熏洗剂几乎被遗忘甚至于湮没，但目前由于西药滴眼液的滥用而产生的耐药性，以及毒副作用和过敏反应，似乎中药熏洗剂就有了用武之地。

方解　《一草亭目科全书》中谓："外障者，风凝，热积，血滞也，法当除风，散热，活血明目"。熏洗通用方功能基本与《一草亭》相类，酌加解毒之品即银花，桔梗除引药上行外尚能宣肺祛痰，利咽排脓之功，且外障眼疾与肺关系密切。

适应证及药物加减

(1) 常见病及药物加减：干眼症加杏仁、玄参、生甘草；角膜炎加白蒺藜、蒙花、钩藤、木贼；慢性结膜炎加黄芩、杏仁、菊花；浅层巩膜炎加黄芩、夏枯草、萆薢；疱疹性眼病加大青叶、板蓝根、茵陈、炉甘石，清开灵。

(2) 另外局部常见症状及药物加减：红肿眵多加连翘、地丁、生石膏；痛重加元胡、姜黄；热泪多加白蒺藜、木贼；冷泪多加蒙花、蒙生仁；痒甚加白蒺藜、全蝎、凌霄花；硬结包块加大贝母(捣粉)、花粉；睑痉挛加钩藤、全蝎、葛根、天麻；干涩易疲劳加杏仁、玄参、蒙花、葛根。

制备方法　先服后熏洗者用其药渣，煮沸后过滤到另一容器中(忌用铁器)，以免药渣进入眼内产生刺激，因煎煮太过之残渣药力不佳，最好用煎服一次的药渣用作熏洗。

只用于熏洗者将药物装入纱布袋中，用适量凉水浸泡半小时再进行煎煮，一般文火20分钟即可，不宜太过，否则药气散发太过而影响药效，20分钟过后，将药液离火端下放置木凳上，即可应用。

熏洗方法　将煎煮好的药液离火端下放在准备好的木凳上，先用热气熏蒸患眼，保持一定距离(防止过热易烫伤患眼)，熏蒸过程可微开患眼；待水温下降，热气已散，以手触药液能耐受时即可使用洗法。根据施用此法的患者感受，洗眼不能理解为用药液冲洗结膜囊，而是用手蘸药液撩淋患眼，眼睑及周围皮肤，如药液进入眼内自觉刺激不明显时，可适当睁大患眼，如刺激重者可闭患眼，经过熏洗后大多患者自觉舒适，而且症状减轻。如熏洗后感不适或症状加重时，授以正确熏洗法再用此法，仍感不适症状加重者则应停用，有的患者不用撩淋而用热汤湿敷亦可，直至药液冷却即可停止，下次同样将药液煮开、端下，操作同前，一般每日可熏洗2次为宜。

疗程与禁忌　产生疗效后应继续使用，待病情痊愈后，可再施用一次以巩固疗效，如果为慢性眼病者，病情大减后可逐渐递减次数直至痊愈。禁忌乃指眼睑皮肤有损伤，眼部有新鲜出血者(包括眼内)或有反复出血倾向的眼疾患者，不宜使用本法，经过临床实践用此法很少有过敏者，如洗后有过敏或使用不当产生的烫伤者应不宜再用，老年及儿童患者可由家人代为施用。

注　熏洗法是作为治疗的一种辅助治疗，故使用本法根据病情需要，不必强调常用此法，尤其是某些棘手眼疾综合疗法是非常必要的，用西药眼水滴用无效者，可单用此法，不必伍用西药，但散瞳剂及激素类药物不在此列。

(一) 右上睑缘肉芽肿(霰粒肿穿破后)

【病案举例】

吴某，女，29岁。主诉右上眼患霰粒肿已月余，近日发现上睑缘边际，高出一舌状肉芽，自觉疼痛，按之有血性分泌物。就诊于某医院诊后给以眼药膏外涂，待炎症消失后手术治疗，但需从外眼睑施术，患者因怕术后留有瘢痕影响美容，能否服药消散免于手术，故求治于中医。检查:双眼视力1.2，右上睑偏外可触及圆形质较硬囊状肿物不与皮肤粘连，无压痛，相应睑结膜呈蓝色，上睑缘偏鼻侧有舌状呈肉芽状肿物，皮肤呈红色尖端有血痂附着，压疼(+)，肉芽根部隐见囊样结节。诊断右上睑边霰粒肿继发肉芽肿，轻度继发感染。全身无明显不适，脉稍滑，苔薄黄质偏红，此系胞生痰核兼风热外邪侵扰而致，予以散风清热解毒局部熏洗方法之。

处方　黄连8g　防风10g　硼砂2g　桔梗6g　赤芍10g　银花15g　皂角刺12g　生草6g

5剂，煎汤熏洗每日2次，忌食辛辣。

二诊　熏洗后患部痛除，肿消，检查患眼红肿消退，仍有轻度压痛，闭眼外观几乎如常，上方加花粉以增散结之力，继续熏洗湿热敷。

三诊　右眼边肉芽已吸收根部硬结已缩小，外侧之囊肿同前，继续煎汤作湿热敷。

(二) 卡他性结膜炎

【病案举例】

李某，男，75岁。主诉近一周来，双眼沙涩，灼热不适，且分泌物呈脓样，揩之又生，稍久即将上下睑粘连而致目睛难开，点氧氟沙星水及膏连续三日，病情不减，眼眵有增多之势。检查:双视力0.6，双睑缘明显黏稠脓性分泌物附着，结膜囊有黄色黏稠分泌物，双眼睑结膜充血(++)，球结膜周边充血(+)，角膜透明，前房及瞳孔(-)，瞳孔区隐见晶状体纱幕样混浊，双指测眼压正常，诊断双卡他性结膜炎，双老年性白内障(初期)。询问得老人近日自觉上火，喜饮，便秘溲黄，脉数稍滑，苔黄舌质偏红，系肺胃湿热上扰而致。缘由"眵多热结肺气实",予以熏洗通用方加黄芩、滑石,先口服后熏洗。

处方 黄连 6g 防风 10g 硼砂 2g 桔梗 6g 赤芍 8g 蝉蜕 6g 银花 15g 生草 6g 黄芩 10g 滑石 10g

3 剂水煎后,食后口服一次,继则用所剩药渣再煎过滤后先熏后洗,忌食辛辣烟酒厚味。

二诊 经上述治疗后目眵已无,自觉痛热及异物感消失,且便已爽,甚喜。嘱上方再进三剂,服后熏洗同前,饮食宜忌同前。

(三) 病毒性角膜炎

【病案举例】

患者张某,女,58 岁。于 2007 年 10 月 9 日门诊(就诊)。主诉右眼红痛伴畏光流泪且反复发作已近二年多,近日又作,曾于多家医院就诊,点用多种眼药水效果不佳,品种不详。询问复发诱因,谓多与劳累或感冒有关,此次发作即感冒后发作,检查右眼视力眼前指数,上睑缘有秃睫及倒睫,睑结膜充血(++),球结膜混合充血(++),角膜染色呈弥漫地图样着色,角膜知觉下降及斑翳形成,有血管侵入,隐见瞳孔,经美多丽散瞳可散大。左眼视力 1.0,外眼(—)。诊断右眼单纯疱疹性角膜炎,右眼角膜斑翳,右眼睑倒睫。大便略干,余无不适,脉数,苔薄白,此系风热之邪上扰,诱发余毒而致,予以熏洗通用方三剂熏洗外用,局部点更昔洛韦凝胶日三次,氧氟沙星药水及眼膏,美多丽眼水散瞳,电解倒睫,忌食辛辣油腻。

处方 黄连 10g 防风 10g 白蒺藜 10g 蒙花 10g 桔梗 6g 硼砂 2g 银花 20g 赤芍 10g

3 剂,水煎熏洗。

二诊 经治疗眼部有痛及刺激症状明显减轻,检查,眼球结膜充血(+),角膜染色较前减少,瞳孔散大(药物性),全身脉舌色同前,效不更方,原方 5 剂熏洗同前,外用点药照用。

三诊 主诉眼部疼痛已无且视物较前清楚(视力 0.1),眼球结膜充血(+),角膜染色仅有散在浅着色,新生血管亦减少。因急于回家请再于开药,上方加生草 6g、木贼 10g、生苡仁 20g、白术 4g,10 剂,嘱煎后先服再用药渣熏洗患眼,外用滴剂继点,一周后递减。

一个月后因右上睑有睫毛倒入,再诊请拔睫毛。检查,视力 0.15,除上睑有两根细小睫毛倒入,余则无明显炎症表现。

止 劄 饮

组成 防风 天麻 僵蚕 焦三仙 茯苓 木瓜 白芍

目劄(同目眨)乃指眼睑频频眨动,不能自主为主要症状的眼病,以儿童为多见。

此病在《审视瑶函》一书中论述较详，如谓：“按目劄者，肝有风也，风入于目，上下左右如风吹，不轻不重而不能任，故目连劄也。此恙有四：两目连劄，或色赤，或时拭眉，此胆经风热，欲作肝疳也，用四味肥儿丸加龙胆草而瘥。有雀目眼劄，服煮肝饮兼四味肥儿丸而明目不劄也。有发搐目劄，属肝胆经风热，先用柴胡清肝散治，兼六味地黄丸，补其肾而愈，因受惊眼劄或搐，先用小柴胡汤加芫荑，黄连以清肝热兼六味地黄丸以补其而痊。”教材目劄一节，在沿袭以上论述外还增加了如下内容：“目劄只是一个症状，必有其原发病。若由沙眼，慢性结膜炎，浅层点状角膜炎等引起者，经治疗一般预后良好。若系角膜软化症，失治则预后不良，若习惯不良者，只要注意教育使其纠正即成。”

祁老近年来接待儿童目劄者，并不少见，应用上方多能有效，而且认为“目劄”不是一个症状，可能是一个病，原因是此类患儿经过检查，视力多属正常。而慢性结膜炎，沙眼者并不多见(有的按此治疗的目劄大多不减甚至加重)。至于因维生素缺乏即酿成疳积上目者，临床所见不多，有浅层点状角膜炎，或内眦赘皮睫毛倒入者，则不应属于目劄范围，即眼前节正常者多，全身舌脉异常者多表现不显，而主要表现为不自主的眨眼甚至伴有咧嘴扭颈。产生此病的原因主要是近年来生活条件明显改善，饮食不节，荣养过剩以及环境污染和声像影视不断引进，学习超前使用目力不当有关。祁老认为目劄其病多显形于外，但其病则藏于内，病位在脾与肝，因眼睑为肉轮内应于脾，劄者乃为“风掉”之列，属风甚，其脏在肝。病机是饮食不节则伤脾，过度使用目力则伤肝。治则为健脾柔肝，用焦三仙、茯苓，若便溏体弱者加山药、白术、炒苡仁；便秘，苔黄加焦槟榔，枳壳；养肝用白芍，木瓜；血虚脉弱者加当归柴胡；熄风解痉用防风、天麻、僵蚕；目劄兼有抽动者加钩藤、伸筋草；若起病急，目劄兼有抽动者为肝风挟痰可加法夏、天竺黄；如有抽鼻者可加辛夷、牛蒡子以疏风通窍。当然在治疗过程纠正饮食不节及省用目力等调护工作也属必要。

【病案举例】

患儿孙某，男，8岁。主诉近两周来发现患儿双目眨频繁。曾于某医院诊为慢性结膜炎，点妥布霉素及重组人表皮生长因子衍生物滴眼液，一周症不减，且伴有抽鼻扭颈现象。患儿易急躁，检查视力双1.0，睑结膜两眦有少许滤泡，球结膜(－)，角膜(－)，眼压指压Tn，诊断为“目劄”。询问得知近日，饮食欠规律，有挑食习惯，大便日一行，脉弦细，苔薄白质偏红，此系饮食不节，因放假在家看电视及玩游戏机过多，过度用目而致脾失健运，肝血失养，予以止劄饮内服，配以调节饮食，不看电脑为治。

处方　防风10g　天麻5g　僵蚕5g　焦三仙各4g　茯苓8g　木瓜6g　白芍8g　柴胡5g　钩藤10g　伸筋草6g

7剂水煎服，局部可点用前药，注意饮食规律，少看电脑及游戏机。

二诊　经治疗，目劄大为减轻，有时仍有，效不更方，再进5剂，余则同前。

软坚散结方

组成　防风 10g　陈皮 8g　清半夏 10g　茯苓 12g　连翘 10g　杏仁 10g　焦三仙各 6g　牡蛎(先煎)15g　浙贝 10g　白术 10g　香附 10g　川芎 8g

用法　水煎服,早晚饭后各服一次。

软坚散结法及其有关药物已在上篇有关章节进行了比较详细的介绍,下面仅就本方组方渊源、方解及重要配伍加减介绍如下:

本方是在继承的基础上结合具体实践而逐渐形成的,而不是杜撰随意拼凑而成,其渊源与枳实导滞汤、香砂枳术丸、保和丸、六郁汤有关。本方乃在二陈汤基础上加白术,其旨在健脾燥湿化痰,再加理气之香附,川芎因欲求其散,必通其气,连翘、杏仁、焦三仙、浙贝、牡蛎乃为散结软坚之品,全方共奏散结软坚之功。

散结软坚之法主治有关眼病甚多,将其治疗加减择其要者分述如下:眼部疮疡肿疖,可加荆芥、白芷、花粉、鱼腥草、银花;泡性结膜炎及巩膜炎者可加黄芩、瓜蒌皮、牛蒡子,夏枯草;眼底增殖性改变及硬性渗出者可加栝楼皮、花粉、海藻、海浮石、鸡内金;视网膜血管阻塞性疾病加在前病基础上加活血化瘀之品;眼底某些退行性眼病可加茺蔚子、王不留行、玄参、鳖甲、毛冬青、漏芦;眼底钝挫伤后期可加泽兰 、三七、地龙、槟榔等。

(一) 深层巩膜炎

【病案举例】

患者相某,女,53 岁。主诉右眼深层巩膜炎复发两周余。曾于某医院结膜下注射地塞米松(5 次)无效,而来求治于中医。症见右眼黑睛边际二点处,白睛深层局部充血呈紫红色,局部肿胀隆起,明显压痛,左眼巩膜呈青蓝色,黑睛边际有舌形混浊,胸胁胀闷,鼻干气热,便秘溲赤,颈有瘿瘤,脉数有力,舌苔薄黄质红,证属肺热亢盛,气机不利,血行不畅,故血滞留于白睛而发本病,治当泻肺利气兼以散结。

处方　桑皮、杏仁、牛蒡子、连翘、黄芩、地骨皮、白蒺藜各 10g　红花、防风各 8g　生甘草 6g

7 剂水煎服。递减地塞米松。

二诊　药后白睛红赤大减,结节隆起明显减退,原方再进 5 剂。

三诊　经治疗后病势基本痊愈,半年后随诊,右白睛已呈瓷白色而愈。

(二) 视网膜中央静脉阻塞

【病案举例】

仲某,女,18 岁。入院检查:左视力 0.04,前节(一),左眼底视盘红边界不清,以视盘为中心呈放射火焰状大片出血,静脉迂曲怒张,黄斑水肿,下方呈放射状。纳呆,月经提前，苔薄白边有齿痕，脉细，曾辨为气虚血滞，脉络受阻，血溢络外先后用活血化瘀通络和温化水湿之法，服汤剂百余剂，并于发病后2个月加用强地松口服，球后注射地塞米松35次，因效果不佳而停用。经内科会诊，改用滋阴补气，软坚散结之法。

处方　生芪30g　枸杞、茯苓各15g　菟丝子、山茱萸、牛膝、泽泻、柴胡、浙贝、海藻、昆布、牡蛎、法半夏、地龙各10g　桑寄生15g

7剂水煎服。

二诊　视力提高至0.2，视盘周围及黄斑水肿明显减退，出血无减轻，全身无不适，前方再进7剂。

三诊　视力提高至0.6，眼底视盘边界可辨，黄斑仍有水肿，出血吸收而代之为黄白色硬性渗出，因家中有事而出院。上方生芪加至30g，去海藻、昆布加当归10g，15剂，回家继服。半年后复查视力0.7，眼底出血全部吸收，静脉有白鞘，网膜仍有黄白色渗出，黄斑色素紊乱。嘱黄芪煎汤送服四物五子丸，以巩固病情，提高视力。

（三）眼部钝挫伤玻璃体积血后期

【病案举例】

程某，男，11岁。左眼被空竹击中，当时到某医院急诊，诊为左眼前房积血，玻璃体积血。经治疗目前前房积血已吸收，但玻璃体积血不吸收，视力仅为手动，故请中医治疗。检查：左眼前指数，眼压正常，眼前节(－)。B超提示：左眼玻璃体积血，部分机化。此系撞击伤目，脉络受损而致，予以除风益损汤加减。

处方　防风、藁本、前胡、生地、白芍、当归各6g　仙鹤草12g　三七粉(另包，冲服)2g　焦三仙各4g　浙贝5g

7剂水煎服。

二诊　视力0.2，眼底隐见黄光，询问视力提高，全身无不适，上方加花粉6g，7剂。

三诊　视力0.3，眼底可见玻璃体内有条絮样机化混浊，余窥不满意，全身脉苔正常，上方加焦槟榔5g、连翘6g、皂角刺6g，7剂水煎服。

四诊　视力0.5，眼底可见玻璃体有条絮状混浊，为防止玻璃体机体条索牵拉造成视网膜脱离及提高网膜功能，前方加潼蒺藜、枸杞，并嘱可一剂药分两日服。

处方　防风、藁本、白芍、当归、生地各5g　潼蒺藜8g　枸杞10g　三七粉(另包，冲服)2g　清半夏5g　焦四仙各4g　皂刺6g

7剂水煎服，每日服半剂。

五诊　视力提高到0.8，眼底玻璃体亦有条状阴影，黄斑中心可见有少量色素，全身(－)，将上药加石斛8g制成水丸，每日早、中、晚各服4g，以巩固病情。

眼部挫伤通用方

组成　当归10g　赤白芍各10g　川芎8g　生地12g　前胡8g　防风10g　藁本

8g 川连 4g 丹皮 10g 连翘 10g 生甘草 6g

用法 水煎服，早、晚饭后温服。

眼部钝挫伤属中医撞击伤目范围，因致伤物多为钝性物质，故无穿通之虞。因眼部所受外力大小，及所伤部位不同，故其伤势可轻可重，轻者不治自愈，重者往往预后不良。中医眼科在此方面论述颇多，其中《原机启微》所论甚详，该书对眼部外伤专列一节名为“为物所伤之病”，谓曰：“今为物所伤，则皮毛肉腠之间，为隙必甚，所伤之际，岂无七情内移，而为卫气衰惫之原，二者俱召，风安不从，故伤于目之上下左右者，则目之上下左右俱病，当总作除风益损汤主之。”该节对眼外伤不但论及外眼而且涉及内眼，对眼周围不同部位受伤与其相应的经络联系起来，以此作为用药加减的依据。

由于此方治疗眼部外伤效果比较理想，故屡有报道。但认真分析该方者不多，特别是该方为什么用前胡，而论之更少。前胡虽有疏散风热之力，但方中已有防风、藁本，而且教材及《中华本草》均将此药列入“化痰止咳平喘”章节中。为此祁老查阅了有关书籍，如《原机启微》在本方方解中谓：“前胡、防风通疗风邪，俾不凝留为使。”《名医引录》：“主疗痰满，胸隔中痞，心胶结气，风头痛，去痰实，下气，治伤寒寒热，推陈致新，明目益精。”《本草正义》谓：“前胡微苦而降，以下气消痰为长，故能散结而泄痞满。”由此可知，前胡伍于本方一则驱散风热，二则散结，即消散因伤血脉壅滞所致气滞血凝痰结。藁本除驱风外尚可引诸药上达巅顶作用于目也。该方组成之原理，即眼部受伤乃特别是钝挫，从宏观上看无非是伤其血脉与经络，而外伤同时易引风热入侵，故祁老在除风益损汤原方基础上加味组成“眼部挫伤通用方”，其药味组成见前。

具体加减是凡病情紧急出血多者可原方加制大黄 10g 以通止其血；前房积血新鲜者减川芎、赤芍，重用生地、白芍，加槐花末 10g、紫草茸 10g；出血日久吸收缓慢者重用川芎、当归或归尾；虹膜肿胀发炎、瞳孔紧小者加蔓荆子 10g、防已 10g、白芷 10g、茺蔚子 10g，瞳孔散大者加五味子 10g、山萸肉 10g；视网膜振荡水肿者加生苡仁 15g、赤小豆 10g；水肿迟迟不消退者加五苓散；眼底出血较多且吸收缓慢者加大贝母 10g、丹参 15g；形成机化条索者或硬性渗出者加花粉 10g、海浮石 10g、昆布 10g、内金 8g；体虚气弱者加生黄芪 25g、太子参 12g；角膜血染者加三七粉 3g、木贼 10g、白蒺藜 12g；视功能差者加黄精 12g、茺蔚子 12g、枸杞 15g、桑寄生 15g。

（一）眼部钝挫伤前房积血

【病案举例】

孙某，男，15 岁。左眼被篮球击中，来急诊求治。检查：右眼（一），左眼视力眼前指数，眼睑肿胀，伴皮下瘀血，眼睑开合不利，球结膜下出血，角膜浅擦伤，前房积血已达 2/3，不见瞳孔，指测眼压 Tn，全身无不适，诊为左眼钝挫伤，并前房积血。局部点氯霉素眼水，涂红霉素眼膏，防止感染，半卧位少动为宜。口服中药眼部挫伤通用方加减，急煎，明日来诊。

处方　防风 10g　藁本 8g　前胡 10g　仙鹤草 20g　生地 15g　白芍 12g　黄连 6g　丹皮 10g　连翘 12g　生草 6g

二诊　左眼视力 0.2，眼部皮下瘀血呈青紫色，稍能睁开，球结膜下出血角膜透明，前方出血 1/2 隐见瞳孔，对光反应迟钝，眼底欠清但有红光反映，指压 Tn，全身(一)，原方加茺蔚子 10g，3 剂，平卧少动，点药同前。

三诊　左视力 0.6，前房积血沉于前房下方，瞳孔稍大对光反应(一)，眼底可见视盘(一)，黄斑中心凹不清，无明显水肿。全身(一)，原方加生炒苡仁各 15g、防己 8g，5 剂再诊余同前。

四诊　左视力 1.0，眼部瘀血明显吸收，开合自如，结膜下出血吸收，前房积血全部吸收，视力(一)，眼底(一)，原方 6 剂，一个月复诊测眼压及视力瞳孔眼底均(一)。

(二) 眼部钝挫伤黄斑振荡

【病案举例】

胡某，男，25 岁。右眼昨晚被玩具碰伤，继则发现视物如雾，且变形。今日清晨起来仍感视物变形且雾视感。检查，左眼(一)，右眼视力 0.5，眼压正常，球结膜下，轻度出血，角膜轻度擦伤。前房深浅正常，闪光(+)，瞳孔(一)，散瞳后眼底属屈光间质清楚，乳头边界清楚，视网膜静脉稍饱满，黄斑中心不见，其后极部水肿增厚，呈乳白色雾样混浊，边界不清，诊断为右眼钝伤后黄斑振荡。全身(一)，此系外伤后眼内脉络损伤而致，予以"眼部挫伤通用方"加防己、蔓荆子、三七、生苡仁、茯苓，水煎内服 3 剂。

处方　防风己各 10g　前胡 10g　藁本 10g　三七粉(另包，冲服)3g　赤芍 10g　当归 10g　生地 15g　蔓荆子 10g　生苡仁 20g　茯苓 15g

5 剂水煎服，嘱少用目力。

二诊　服药后视物较前清雾视感减轻，变形减少，检查视力 0.8，眼压正常，小瞳孔看眼底，黄斑区水肿较前减，原方再进 5 剂，再诊。

三诊　右眼与左眼无明显视物变形及雾视感，视力 1.0，眼压正常，散瞳眼底乳头(一)，血管(一)，黄斑中心以隐见水肿消失，有少量呈色素改变，属停服中药改服明目地黄丸，早晚各一粒饭后服。

(三) 眼钝挫伤后瞳孔散大

【病案举例】

柴某，女，31 岁。左眼被羽毛球击伤后已近 2 个月，至今视力眼压均正常，唯瞳孔散大不收。检查，右(一)，左眼视力 0.6，小孔 1.0，外眼(一)，角膜透明前房(一)，瞳孔边缘整齐，散大约 6mm，对光反应无，眼压正常，诊断为左眼外伤后瞳孔散大，此系外伤脉络受损，瞳神约束失灵所致，予以眼部挫伤通用方加五味、三七汁、山萸以治之。

处方　当归 10g　白芍 20g　川芎 6g　生地 15g　前胡 10g　藁本 10g　山萸 15g

五味子 10g　防风已各 10g

7 剂水煎服，早晚饭后各服一次。

二诊　服药后无不适，检查，瞳孔仍散大无对光反应，眼压(一)，脉细，苔薄白质淡有齿痕，素体虚乏力，便不成形，予以上方加生芪 30g、山药 20g 以增益气固卫之功，进 7 剂。

三诊　服药后自觉体虚乏力大减，唯仍感患眼怕光视物不清。检查：左侧瞳孔对光可有轻度收缩。上药已见成效，原方再进 10 剂。

四诊　服药后自觉怕光好转，视物亦较前清楚。全身(一)，瞳孔已缩小为 5mm，对光反应较右眼迟钝，眼压(一)，眼底(一)，脉缓苔薄，原方继服 7 剂。

五诊　检查，左视力 1.0，瞳孔 4.5mm(接近右眼)，对光反应良好。嘱原方每剂分二日服，连服半个月可以停药，省用目力以巩固疗效。

单纯性青光眼方

组成　当归 10g　白芍 12g　柴胡 6g　茯苓 12g　白术 10g　薄荷(后下)6g　丹皮 10g　栀子 8g　车前子(包)10g　远志 6g　炒枣仁 15g　枸杞 15g　香附 10g　珍珠母 30g

慢性单纯性青光眼属原发性青光眼开角型。如果发现，西医多采取局部点药，必要时可行手术。一般很少考虑全身因素，而本病恰恰与血管神经紊乱，中枢调节失调，生活不规律或用眼不当关系密切。因此在必要时局部治疗外，配合合理的中药治疗实属必要。所谓合理，主要是指正确的辨证论治，但眼病患者，早期自觉症状多不明显，这会给辨证论治带来难度，但只要医患密切合作，耐心地进行问诊，结合舌脉是有可能办到的。

根据临床观察和有关报道，不少早期患者或患病前后多有失眠多梦，情绪异常，心烦口苦，胸胁满闷，视力疲劳，眼胀头痛，饮食无味，女子月事失调等，一种或是数种症状出现。归纳上述诸症，其病位主要在肝，涉及心脾，而核心在于肝郁气滞，肝郁郁气滞则会目胀头痛，胸胁胀满，月事不调，头晕目眩。肝木即旺多传于脾，脾虚则运化失常故致全身倦怠，口干，纳呆，呕恶，大便失调，甚则后天失养，血无以生，故目失所养而视力疲劳或下降。至于心悸失眠，心烦则为心血不足所致，故治当调和肝脾，养心安神。

故拟丹栀逍遥散的基础上加味，名为单纯性青光眼方。其中当归、白芍、枸杞、枣仁以柔肝养血；柴胡、香附、薄荷、栀子以清肝解郁；茯苓、白术、车前子以培土运湿，远志、珍珠母以安心宁神，丹皮可疏通瘀滞，全方共奏调和肝脾，养心安神之功。因慢性单纯性青光眼系慢性较隐蔽的眼病，需较长时间调理方可有效，故可将此方制成水丸以方便服用。如有条件治疗开始可以在此方基础上结合患者具体情况进行辨证加减，以汤剂为宜。待病情稳定，眼压正常，再以所用之方配成丸剂以利患者维护视力功能。

【病案举例】

陈某,女,35岁,工人。1977年11月因眼胀、头痛、心动疲劳,心烦呕恶。经本市某医院测眼压右37.31mmHg,左34.39mmHg,诊为青光眼。给1%匹罗卡品滴眼,开始能控制眼压,但后来眼压间断升高,至1978年3月眼压右35mmHg,左43mmHg,改点2%匹罗卡品6次/日,还曾口服甘油。到1979年1月眼压又高右25.81mmHg,左43.28mmHg,予醋唑酰胺250mg,2次/日,并动员手术。因患者不愿手术,于2月7日来我院请中医治疗。主诉头痛,眼胀,心烦,呕恶,脉弦细,苔薄白。检查视力为远0.8,视野向心缩小,眼底视盘边界齐,生理凹陷扩大并偏向鼻侧,房角为宽角,瞳孔缩小(药物性),诊断为双单纯性青光眼。中医辨证为肝郁气滞,脾土受侮兼以心血不足所致,予以调和肝脾养心安神,仿单纯性青光眼方水煎内服,局部点用2%的毛果芸香碱滴眼,并嘱安心治疗调节性情配合治疗。

处方　当归10g　白芍15g　柴胡8g　茯苓15g　白术10g　薄荷(后入)8g　丹皮10g　栀子8g　车前子(包)15g　远志8g　炒枣仁30g　香附8g　珍珠母(先煎)30g　炙甘草6g

7剂水煎服。

二诊　经治疗自觉全身及眼部症状减轻,且月经已来3日,检查眼压右22.38mmHg,左24.38 mmHg,舌脉同前,前方加龙眼肉12g、山萸肉12g,7剂。2%毛果芸香碱改为右眼3次,左眼4次。

三诊　视力双1.0,眼压22.38mmHg,全身症状有所改善。舌脉同前,嘱2%毛果芸香碱早晚各一次,原方7剂。

四诊　视力1.0,眼压20.55mmHg,全身症状改善,视力疲劳已无,舌脉同前,前方7剂,可不用局部滴药。

五诊　再诊视力1.0,眼压20.55mmHg,全身及眼部症状基本消除,嘱可将前方改为每两日口服一剂。

六诊　视力眼压均正常,舌脉同前,便调,月经顺,将汤剂按比例配成水,每日早、中、晚各服6g,定期检查。

注　单纯性青光眼方治疗慢性单纯性青光眼的文章发表于《北京中医学院学报》1980年第3期。

糖尿病视网膜病变出血阻断方

组成　阿胶(烊化)10g　仙鹤草30g　白芍15g　玄参15g　杏仁10g　白蔻6g

糖尿病性视网膜病变反复出血多见于增殖期,其中原因乃缘于新生血管,对此西医多以光凝作为主要治疗手段。但临床多见有做过多次激光治疗者,甚至达6次以上,仍不能控制其反复出血。而中医对此有的提出活血化瘀,有的则在方剂中加用姜黄或郁金、蒙花等，有的则提出可按病久入络之络脉治疗如此等等，其思路可能都离不开视网膜新生血管。祁老根据临床实践结合中医理论提出，糖尿病视网膜病变进入到增殖期与患病眼球内形成“内燥”有关的假说。

关于燥的论述：“外燥”比较丰富，如喻嘉言提出的“清燥救肺汤”即是，到了吴鞠通则更为详尽，而“内燥”所论相对不多，比较详细系统论述的仅见清石寿棠在其所著《医原》中提到：“阴血虚则营养无资而成内燥，气结则血亦结，血结则营运不用而成内燥……并提出内燥与肺、胃、肾关系密切。”而“诸涩枯涸，干劲皴揭，皆属于燥”，也有参考意义。综上所述“内燥”产生多由阴血耗伤而营运无资，循环障碍，瘀血内阻，致使津血不能滋润脉络而致，故使眼球内脉络脆弱，柔韧失常，而极易破裂出血。对此病态脆弱易脆之脉络，只宜维护补益滋润为治，法取润燥养血柔肝。

故取味甘性平之阿胶以补血润燥，白芍苦酸微寒以养血柔肝为君；仙鹤草苦涩平以收敛止血补虚为臣；杏仁苦微温以润燥降气，玄参甘苦咸微寒以清热凉血滋阴解毒为佐；为防上药滋腻则伍用白蔻为使以理气醒脾。故祁老凡见因糖网病性视网膜病变进入增殖期而反复出血者，常以此方为基础再结合患者整体情况参伍相应的药物。因糖尿病性视网膜病变进入增殖期，其整体情况多虚实兼杂，寒热交错，其治疗必当辨证论治，而“糖网出血阻断方”基本是针对“内燥”而设，故临证用药必须辨证与辨病相结合才能取得疗效。

【病案举例】

赵某，女，51岁。糖尿病已近20年，目前注射胰岛素维持血糖平稳，左眼因患眼底反复出血，已经失明两年，眼压高达50mmHg以上，点降压眼药仍不能控制，近一年来右眼又发现眼底出血，已作激光治疗4次，但仍间断出血，视力明显下降，故请中医治疗。检查：右眼视力0.1，眼压15.4mmHg，外眼(—)，散瞳后晶体周边楔形混浊，眼底乳头(—)，视网膜散在片状浅出血，颞上方出血几乎满布已波及黄斑区，并有散在硬渗及棉絮样渗出，周边网膜可见激光斑。左眼无光感，眼压50mmHg以上，混合充血，角膜水肿隐见瞳孔椭圆形散大，晶体混浊。全身表现体偏胖，面色萎黄，脉细无力，苔白质胖而齿痕明显，睡眠差，大便无力而秘结，动则自汗，全身倦怠乏力，月事一年来数月而至且量少色暗，此系脾虚气弱，血运乏力，致使气滞血瘀，眼内血脉无资而酿内燥，予以补脾益气润燥养血为治。

处方　生炙黄芪各20g　山药20g　白术10g　党参12g　仙鹤草20g　阿胶(烊化)10g　杏桃仁各10g　白芍15g　当归10g　夜交藤30g　桑寄生15g　玄参12g　白蔻6g

7剂，水煎服，继用胰岛素及左眼局部滴用降压药水并加派立明滴眼液2次/日。

二诊　服药后自觉睡眠改善，大便较前有力，视物亦清楚一些，汗仍多，检查：右眼视力0.1^{+1}，眼底与前诊同，左眼压35mmHg，脉苔同前，前方加生龙牡各15g，14剂，余同前。

三诊　服药后全身改善明显，唯汗多，视力清楚些，未见再出血，检查：视力右

0.2，散瞳眼底出血明显吸收，黄斑区可见散在硬渗斑及增殖膜，左眼压25mmHg，脉细苔白质胖淡，原方加肉苁蓉10g、菟丝子10g以温补肾阳，因脾虚日久必累及肾，14剂，水煎内服。

四诊　视力提高，右0.3，右眼底无新鲜出血。左眼压在点降眼压药的情况下，已下降为17mmHg，角膜清亮。全身出汗明显减少，大便每日一行，倦怠乏力已无，血糖控制在正常范围。至此右眼已不再出血，且视力提高，患者甚为满意，为巩固疗效前方再进半个月，如无不适可将原方每剂分两日服。随访四个月右眼视力仍为0.3，且没再出血。

参考文献

曹建辉．1993．证治准绳眼目集．北京：中医古籍出版社

陈达夫．1978．中医眼科六经法要．成都：四川人民出版社

傅仁宇．1959．审视瑶函．上海：上海科学技术出版社

顾锡．1960．银海指南．北京：人民卫生出版社

国家中医药管理局《中华本草》编委会．1998．中华本草精选本．上海：上海科学技术出版社

黄叔仁．1979．眼病的辨证论治．合肥：安徽科学技术出版社

焦树德．1998．用药心得十讲．北京：人民卫生出版社

李熊飞校注．1998．秘传眼科龙木论校注．北京：人民卫生出版社

廖品正．1992．中医眼科学．北京：人民卫生出版社

刘渡舟．1998．刘渡舟医学全集．台北：启业书局

刘怀栋，张彬，魏素英．1994．庞赞襄中医眼科经验．石家庄：河北科学技术出版社

卢丙辰，张邓明．1987．目经大成．北京：中医古籍出版社

陆南山．1979．眼科临证录．上海：上海科学技术出版社

任应秋．1980．中医各家学说．上海：上海科学技术出版社

孙思邈．1954．银海精微．上海：锦章书局

唐由之，肖国士．1996．中医眼科全书．北京：人民卫生出版社

韦企平，沙凤桐．2002．中医百年百名中医临床家丛书·韦文贵 韦玉英．北京：中国中医药出版社

杨钧．1993．现代眼科手册．北京：人民卫生出版社